Angelika Pokropp-Hippen / **Wege zum Schattenkind**

fe-medien, kisslegg

1. Auflage 2014

Hauptstraße 22, 88353 Kisslegg
Gestaltung: Renate Geisler

Tilebild © digital-fineart – Fotolia.com
Druck: orthdruk, Bialystok, Polen
Printed in Germany

ISBN: 978-3-86357-094-1

Angelika Pokropp-Hippen

Wege zum Schattenkind

Inhalt

Widmung

Dieses Buch ist allen Menschen gewidmet, welche an Abtreibungswunden leiden, und jenen, welche sich für die Wahrnehmung und Heilung dieser Wunden einsetzen. Ich danke allen, welche durch Gespräch, Beteiligung am Buch und Gebet zur Entstehung beigetragen haben. Insbesondere danke ich den betroffenen Frauen für ihr Vertrauen und ihre Mitwirkung sowie meiner Familie für ihre Unterstützung.

Ich danke auch Herrn Bernhard Müller und dem Team des Fe-Verlages, Kisslegg, zur Erstellung des Buches.

Am heutigen Fest der Muttergottes vom Guten Rat stelle ich das Buch unter den besonderen Schutz der Gottesmutter als Mutter des Lebens in Christus. Ich möchte das Gebet des am 27.4.2014 am Fest der göttlichen Barmherzigkeit heiliggesprochenen Papstes Johannes Paul II. am Ende seiner Enzyklika Evangelium vitae aus dem Jahre 1995 dem Buch mit der Bitte um seine Fürbitte für die Anliegen des Lebensschutzes voranstellen.

In diesem Schreiben wendet sich Papst Johannes Paul II. ausdrücklich an alle Menschen guten Willens. Er lädt über alle Grenzen der Konfessionen hinweg ein, sich für die Kultur des Lebens einzusetzen.[1] In der Enzyklika spricht er auch Frauen nach einer Abtreibung an und ermutigt sie zum Neuanfang in ihrer Beziehung zu Gott, zum Leben und zu ihrem ungeborenen Kind. Seine Worte: „Es ist nichts verloren … euer Kind lebt im Herrn“[2] machen Frauen Mut, den Weg der Heilung und Versöhnung zu gehen. Er sieht in Frauen, welche an Abtreibungswunden leiden, sogar die berufenen Zeuginnen für eine neue Betrach-

---

[1] Enzyklika Evangelium vitae, Papst Johannes Paul II., 25.3.1995, Kapitel IV, Abschnitt 105.

[2] Enzyklika Evangelium vitae, Papst Johannes Paul II., 25.3.1995, Kapitel IV, Abschnitt 100.

tungsweise des Lebens, für das Recht aller auf Leben.[3] In diesem Sinne ist das Buch ökumenisch offen für Menschen aller Konfessionen und für alle ,welche auf der Suche sind nach Gott und einer authentischen Gottesbeziehung, um eine Zivilisation der Wahrheit und der Liebe zu errichten.[4]

Münster, 26.4.2014

---

[3] S. Fußnote 2.

[4] S. Fußnote 2.

Aus:

Evangelium vitae, Johannes Paul II., 25.3.2015,
Kapitel IV, Abschnitt 105

O Maria, Morgenröte der neuen Welt,
Mutter der Lebendigen,
Dir vertrauen wir die Sache des Lebens an:
o Mutter, blicke auf die grenzenlose Zahl
von Kindern, denen verwehrt wird,
geboren zu werden,
von Armen, die es schwer haben zu leben,
von Männern und Frauen,
die Opfer unmenschlicher Gewalt wurden,
von Alten und Kranken,
die aus Gleichgültigkeit
oder angeblichem Mitleid getötet wurden.
Bewirke, dass alle,
die an deinen Sohn glauben,
den Menschen unserer Zeit
mit Freimut und Liebe
das Evangelium vom Leben verkünden können.
Vermittle ihnen die Gnade, es anzunehmen
als je neues Geschenk,
die Freude, es über ihr ganzes Dasein hinweg
in Dankbarkeit zu feiern,
und den Mut, es mit mühseliger Ausdauer
zu bezeugen,
um zusammen mit allen Menschen
guten Willens

die Zivilisation der Wahrheit und der Liebe
zu errichten,
zum Lob und zur Herrlichkeit Gottes,
des Schöpfers und Freundes des Lebens.

Gegeben zu Rom, bei Sankt Peter, am 25. März 1995, dem Hochfest der Verkündigung des Herrn, im siebzehnten Jahr meines Pontifikats.

IOANNES PAULUS PP. II

Vorwort

Heilung ist ein Geschehen, das Körper, Geist und Seele einbezieht. Bei einer Abtreibung kommt es zu einer vielschichtigen Verletzung. Die betroffene Frau beginnt zu trauern, wenn sie entdeckt, dass sie nicht „etwas“, sondern „jemand“ verloren hat. Die Trauerarbeit wird erschwert durch das Einwilligen in die Tötung des ungeborenen Kindes und die Verantwortung dafür, die oft als Schuld empfunden wird. Die Betroffenheit kann so groß sein, dass die natürlichen Phasen der Trauerbearbeitung nicht stattfinden können. Auf dem Weg zur Heilung sind dann zuerst die emotionalen Blockaden zu bearbeiten. Abtreibungsfolgen müssen auch in einem größeren Zusammenhang wie der Familie zur Sprache kommen. Es müssen die Rolle des Partners und Kindsvaters im Schwangerschaftskonflikt und bei der Abtreibung sowie die verletzten Gefühle der Frau besprochen werden. Schuldgefühle gegenüber dem nicht geborenen Kind sowie sein Fehlen in der Familie sollten thematisiert werden. Empfindungen wie Enttäuschung, Wut und Verzweiflung spielen oft eine Rolle. Die Trauerarbeit fällt oft leichter, wenn ein Ort der Erinnerung an das ungeborene Kind eingerichtet oder aufgesucht wird. Die Namensgebung für das Ungeborene ist ein wichtiger Schritt, um dem Kind seine personale Würde zurückzugeben. Trauerrituale führen das Kind, welches durch Abtreibung „entsorgt“ wurde, wieder der umsorgenden Liebe seiner Mutter zu. Das Sprechen zur Überwindung von Gefühlsbarrieren kann durch Selbsthilfegruppen gefördert werden. Bei psychischen Folgeerkrankungen wie dem „Post-Abortion-Syndrom“ (engl., abgekürzt „PAS“) sollte professionelle Hilfe möglich sein. Der Weg zum Glauben an einen vergebenden Gott ist nach meiner Erfahrung die wichtigste Hilfe, um Schritt für Schritt den Verlust des Kindes zu akzeptieren. Die Hoffnung, dem Kind in der Ewigkeit in Liebe zu begegnen, hilft, die schmerzlichen Schritte von der Trauer hin zum Leben mit dem Verlust zu gehen. Therapeutische und seelsorgerische Begleitung von an PAS leidenden Frauen muss dringend angeboten werden. In diesem Buch soll ein ganzheitlicher Blick auf die Frau und ihr ungeborenes Kind versucht werden. Die Gesamtheit der Thematik wird aus meiner Sicht als Ärztin und Psychotherapeutin mit langjähriger Erfahrung im Umgang mit Frauen im Schwangerschaftskonflikt und nach Abtreibung betrachtet. Ich bin in eigener Praxis seit 1993 tätig und stehe Frauen ärztlich und psychotherapeutisch zur Seite, welche nach einer Abtreibung an der Folgeerkrankung nach Abtreibung (PAS) leiden. Dieses Buch soll dazu beitragen, dieses Krankheitsbild bekannt zu machen, um eine effektive Behandlung der betroffenen Frauen zu ermöglichen, was eine vorurteilsfreie Wahrnehmung der Symptomatik einer psychischen Erkrankung nach einem Schwangerschaftsabbruch voraussetzt. Neben Sachtexten, welche aus Vorträgen zu verschiedenen Aspekten des Schwangerschaftskonflikts, der Abtreibung und den möglichen Folgen stammen, enthält das Buch auch Erfahrungsberichte betroffener Frauen sowie Beiträge der Hebamme Maria Grundberger und weiterer Fachfrauen, welche im helfenden Kontext stehen. Gedichte und Gebete sowie Bilder von Frauen, welche in der psychotherapeutischen Bearbeitung entstanden sind, runden die Beiträge ab. Die Inhalte in den Sachtexten wiederholen sich in einigen Fällen. Dies wurde belassen, um die Nutzung eines abgeschlossenen Vortragtextes zu erleichtern. Das Buch versteht sich als Lesebuch sowohl für fachlich interessierte Menschen als auch für Betroffene und deren Angehörige. Ich habe bewusst Sachtexte und Gebete, Fallbeispiele und Gedichte zusammengestellt. Dies entspricht meiner christlichen Grundhaltung, durch „ora et labora“, durch Gebet und Arbeit, der Kultur des Lebens zu dienen. Auf diese Weise möchte ich einen Beitrag leisten zur Überwindung der Abgrenzung zwischen wissenschaftlichem Denken und christlicher Identität in gelebtem Glauben. „Ich bin es gewohnt, mich zwischen die Stühle zu setzen“ – so kann ich meine Erfahrung mit diesem ganzheitlichen Ansatz beschreiben, an welchem ich trotzdem festhalte, da er meinem Selbstverständnis als gläubiger Ärztin und Psychotherapeutin entspricht. In diesem Sinne soll das Buch auch ein Lesebuch sein, um Mut zu machen, Zeugnis für das Reich Gottes zu geben, deren kostbarster Schatz der Mensch ist, geboren und ungeboren.

An mein Schattenkind

Für die Frauen mit Wunden nach Abtreibung

Ich suche Dich,
mein Schattenkind,
in den Augen der Kinder,
die geboren wurden.

Ich träume von Dir,
dass Du mich anschaust,
dass ich Dich berühre,
dass wir uns umarmen,
dass ein Kuss,
warm und lebendig,
die Kälte vertreibt.

Ich suche Deine Hand,
mein Schattenkind,

und spüre die Leere
in meinem Herzen,
in meinem Leben.
Wo ist Dein Lachen,
wo ist Dein Weinen,
wer tröstet Dich
in der Dunkelheit?

Wer tröstet mich,
schuldig geworden
an Deinem Tod,
schuldig geworden
an Deinem Leben.

Darf ich getröstet werden?

Manchmal, nachts, da höre ich,
wie Deine Stimme
mir leise sagt,
dass Du mich lieb hast,
dass alles gut wird
in der Liebe Gottes,
der Dein Leben erneuert.

Dann kommt der Tag
ohne Dein Dasein
an meiner Seite,
mit Deinem Schatten
auf meiner Seele,

mit Deinem Lächeln
in meiner Sehnsucht.

Dein Name
steht
in meinem Herzen
für alle Zeit.

Gedicht 1: An mein Schattenkind

Bitte um Vergebung

Wir danken Dir, Herr,
für die wunderbare Schöpfung,
für das Geschenk des Lebens.

Dein Wort hat alles erschaffen,
Dein Licht lässt alles werden.

Wir bitten Dich –
vergib uns, wo wir das Leben
nicht geachtet haben
in Gedanken und Worten,
im Handeln und im Unterlassen.

Vergib uns, wo wir das Leben
nicht geschützt haben

in Gedanken und Worten,
im Handeln und im Unterlassen.

Vergib uns, wo wir das Leben
nicht angenommen haben
in Gedanken und Worten,
im Handeln und im Unterlassen.
Wir wollen unsere Schuld
in Reue vor Dich bringen,
Herr Jesus Christus,
und in Stille
um Dein Erbarmen bitten. Amen.

Gebet 1: Bitte um Vergebung

Teil 1

Berichte betroffener Frauen

Beiträge für die Kolumne der Zeitschrift der SHMK, Basel

Die folgenden fünf Berichte wurden in den Jahren 2013/2014 in der Zeitschrift SHMK, Nachrichten der Schweizerischen Hilfe für Mutter und Kind, Basel, veröffentlicht.

Sie geben einen Überblick zum Thema „Post-Abortion-Syndrom". Eine Übersetzung dieser Texte liegt in italienisch und französisch vor.

Ärztin spricht über PAS

Teil 1, Nr. 71 SHMK

Das Leid der Frauen

In meiner Praxis begegne ich oft einem Krankheitsbild, bei dem entweder körperliche oder psychische Symptome überwiegen. In vielen Fällen erkenne ich einen zeitlichen Zusammenhang zwischen Beginn der Symptomentwicklung und einer Abtreibung. Vielmals zeigt sich nach mehrfachen Abtreibungen eine Zunahme der Symptomstärke oder auch der Symptomvielfalt. Verschiedene Fachärzte fanden häufig keine organische Ursache. Die Frauen, die mich aufsuchen, leiden zum Teil schon sehr lange an diesen unklaren Krankheitsbildern und haben mitunter schon operative Eingriffe hinter sich. Viele Patientinnen entwickeln die Symptome nicht sofort, sondern nach längerer Zeit. In zahlreichen Fällen stimmen die Symptome dieser Folgeerkrankung nach Abtreibung (engl. *Post-Abortion-Syndrome,* kurz *PAS)* mit dem Befund überein, wie er für die posttraumatische Belastungsstörung (engl. *Post-Traumatic-Stress-Disorder, PTSD)* festgelegt ist. Der Zusammenhang mit dem Trauma (der Abtreibung) wird in der Medizin allerdings oft noch verdrängt.

PAS und PTSD gehen mit spontanen Erinnerungen an das Trauma

einher. Diese werden oft durch Reize ausgelöst und führen zu körperlichen und psychischen Stressreaktionen. Es besteht eine Neigung, die Erinnerung zu vermeiden. Verdrängung einhergehend mit Isolationsneigung, steigender Suchtentwicklung und erhöhter Depressions- und Suizidgefahr sind ebenso typisch wie eine erhöhte innere Anspannung mit Abnahme der Konzentration, steigende Aggression und Angstattacken.

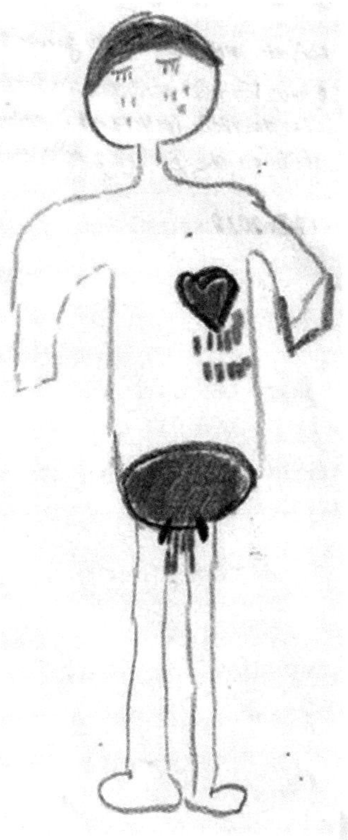

Abbildung 1: Verletzungen nach Abtreibung

Studien aus den USA geben die Häufigkeit von PTSD in der Bevölkerung mit 12 bis 14 % an. Für die Schweiz wären das rund eine Million Personen. Unter diesen Personen sind in der Regel 2/3 Frauen und 1/3 Männer. Hier spielt die Traumatisierung durch Abtreibungen sowie durch unglückliche Verläufe von Schwangerschaft und Geburt eine Rolle für die höhere Betroffenheit bei Frauen. In der Schwangerenkonfliktberatung sollte über das Risiko, nach einer Abtreibung an PAS zu erkranken, umfassend informiert werden. Sollten sich nach der Abtreibung die typischen Symptome entwickeln, bedürfen die Frauen einer qualifizierten Behandlung.

Das hier abgedruckte Bild, das eine PAS-Betroffene zu Beginn unserer therapeutischen Arbeit malte, zeigt, wie sie tief verletzt an einem blutenden Herzen, einem blutenden Schoß und einer Wunde des Kopfes leidet. Ihre ganze Persönlichkeit ist von der Trauer und der Schuld, die sie über den Tod ihres Kindes empfindet, belastet. Sie hat keine Hände, was ihre Hilflosigkeit und depressive Antriebsstörung verdeutlicht. Ihr fehlt auch der Mund, sie ist sprachlos, ihrem inneren Erleben in der ständigen Wiederholung der Gedanken an die Abtreibung ausgeliefert. Von der Psychotherapie erhofft sie sich ein hilfreiches Gegenüber und die Erfahrung, dass ihre seit Jahren verdrängten Symptome und Gefühle Ausdruck finden dürfen.

Ärztin spricht über PAS Teil 2, Nr. 72 SHMK

Schuld, Scham und Sehnsucht

Eine Abtreibung belastet die Frau psychisch stark und kann zur Folgeerkrankung führen, zum „Post-Abortion-Syndrom" (engl. kurz: PAS). Auslöser (trigger) lassen bisweilen unwillkürlich innere Bilder auftreten und damit verbundene Gefühle wie Angst und Panikattacken. So wurde eine Lehrerin durch die Kinder in ihrer Grundschulklasse ständig an ihr abgetriebenes Kind erinnert, das gleich alt gewesen wäre. Nach der Abtreibung verminderte sich ihr Selbstwertgefühl derart, dass sie sich sogar das Autofahren nicht mehr zutraute und schließlich berufsunfähig wurde. Eine Therapie, die nicht auf das Trauma der Abtreibung einging, führte zu einer Symptomverschiebung: Die Patientin konnte zwar wieder Auto fahren, litt nun aber an Angst vor Krebs. Erst eine Psychotherapie, welche die Abtreibung und deren Begleitumstände einbezog, machte die Frau fähig, das Trauma zu verarbeiten und sich wieder dem Leben zuzuwenden. Die persönliche Mitverantwortung an der Abtreibung erschwert die Überwindung des Traumas. Oft können sich die Frauen (und Männer) nicht verzeihen, wenn sie erkennen, dass sie ein Kind abgetrieben haben.

Drei Faktoren sind es, welche die Heilung beeinträchtigen: Schuld, Scham und Sehnsucht nach dem Kind. Ein Ehepaar war lange verheiratet, als die Frau schwanger wurde. Zwei „ergebnisoffene“ Beratungsgespräche machten der Frau nicht jenen Mut zum Leben mit dem Kind, den sie suchte. Der Ehemann wollte wieder eine Frau, die frei von Konflikten wegen der Schwangerschaft war, und drang auf Abtreibung. Nach dem Eingriff erwachte sie mit dem Gefühl einer großen inneren Leere und dem Gedanken: „Ich habe mein Leben abgeschnitten.“ Sie wurde schwer depressiv. Beide Partner dachten an Selbstmord. Die Ehe geriet in eine große Krise. Der Mann erkannte, dass er, statt Frau und Kind zu schützen, egoistisch gehandelt hatte. Ein Ersatzkind sollte helfen, die Sehnsucht nach dem verlorenen Kind zu mildern. Die Geburt verlief kompliziert und das Baby musste für einige Tage in die Kinderklinik. Die Mutter entwickelte sofort Verlustängste. Diese sind oft Ausdruck unbewusster Bestrafungsfantasien. Die Eltern lebten mit dem Kind in einer Atmosphäre ständigen Streites und dem inneren Auftrag, aneinander zu leiden. Das Leben durfte nicht mehr schön sein, weil das erste Kind nicht leben durfte. Die Psychotherapie machte diese Zusammenhänge bewusst. Das Bild (siehe nebenan), in dem die Frau ihre Gefühlslage malte, zeigt sie in einem Käfig. Sie ist ohne Hände und Füße, handlungsunfähig, ohne Bodenhaftung. Ihr Mund ist traurig. Sie sieht sich im Blut des Kindes im Käfig ihrer Scham und Schuld gefangen. Andere Frauen, so sagt sie, litten auch so: „Wir müssen endlich diese Käfigtüren des Verschweigens öffnen und davon sprechen, wie sehr man nach einer Abtreibung leiden kann.“

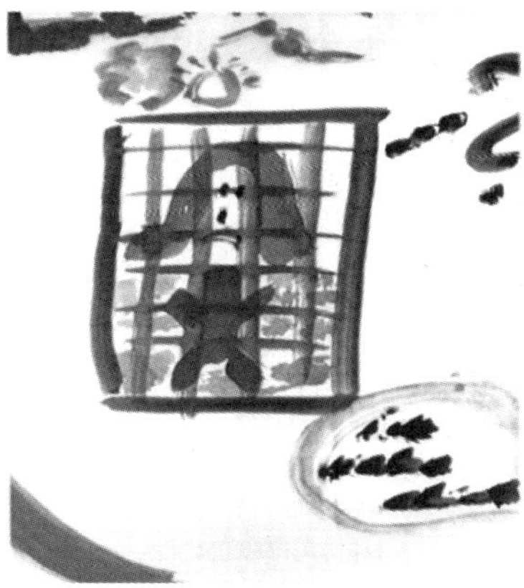

Abbildung 2: Im Käfig der Schuld

Was uns die Forscher sagen

Die Folgeerkrankung nach Abtreibung wird international in Studien untersucht. Das Elliot-Institut (Springfield, USA, 1994) führte eine Studie an 260 Frauen von 15 bis 35 Jahren aus 35 verschiedenen Staaten der USA durch. 92,60 % der befragten Frauen litten an starken Schuldgefühlen, 88,20 % gaben an, Depressionen zu haben, 82,30 % haben ihr Selbstwertgefühl verloren, 55,80 % dachten an Selbstmord, 66 % beendeten nach der Abtreibung die Beziehung zu ihrem Partner, 40,60 % begannen, Drogen zu nehmen, und 36,50 % flüchteten in den Alkohol. Eine Studie von David M. Fergusson (Christchurch, Neuseeland, 2006) weist nach, das fast jede zweite Frau nach einer Abtreibung psychisch erkrankt und ein enger Zusammenhang zwischen Depressionen, Angstzuständen, Suizidgefährdung, Suchtverhalten und einer Abtreibung besteht. Aus einer Gruppe von 1265 Mädchen mit Geburtsjahrgang 1977 wurden 41 Prozent der Mädchen bis zum Alter von 25 Jahren schwanger. 14,6 Prozent ließen ihr Kind abtreiben. Von jenen 90 Frauen, die eine Abtreibung vornehmen ließen, entwickelten 42 Prozent innerhalb der nächsten vier Jahre eine schwere Depression. Der Drogen- und Alkoholmissbrauch stieg bei dieser Gruppe von Frauen signifikant an. Diese Verhaltensweisen und Erkrankungen könnten auf keine früheren Erlebnisse zurückgeführt werden. Für Fergusson ist es ein Skandal, dass „die psychischen Folgen eines Eingriffs, der bei jeder zehnten Frau durchgeführt wird, kaum studiert oder evaluiert werden". Für eine Langzeitstudie begleitete der Soziologe Willy Pedersen (Universität Oslo, Norwegen, 2008) während 11 Jahren 768 Frauen im Alter von 15 bis 27 Jahren. Vor allem junge Frauen, die abtreiben ließen, neigen später stärker zu Depression. Pedersen wies außerdem nach, dass das Suchtverhalten (Alkohol und Drogen bei jungen Frauen) nach einer Abtreibung signifikant höher war als bei jenen, die sich für ihr Kind entschieden. Eine Patientin suchte mich nach vierzig Jahren auf, weil sie von ihrem abgetriebenen Kind träumt und ständig unter Trauer und Schuldgefühlen leidet. Ihr Ehemann und der 20 Jahre alte Sohn wissen nichts von der Abtreibung als junges Mädchen in der 13. Schwangerschaftswoche. Ihre Mutter hatte sie allein mit dem Zug nach Amsterdam geschickt, wo eine Frau sie abholte und zur Klinik brachte. Die Beziehung zur Mutter blieb das ganze Leben lang belastet. Warum hat sie mich allein gelassen? Warum hat mir niemand geholfen? Der Glaube an Gott konnte ihr in den letzten Jahren Trost und Hoffnung schenken ,aber die Patientin leidet immer noch an einer depressiven Erkrankung. „Mein ganzes Leben war und ist überschattet von dieser Tat. Warum ließ man mich so allein?“ Sie gab dem Kind einen Namen für Mädchen und Junge und bat zusammen mit einem Seelsorger Gott um Verzeihung. Sie hat das Kind um Vergebung gebeten und muss Schritt für Schritt lernen, sich selbst zu vergeben und denen, die ihr nicht geholfen haben.

Wege zur Heilung

Heilung ist ein Geschehen, das Körper, Geist und Seele einbezieht. Sie führt zum Verarbeiten der Verletzung, zu einer reiferen Persönlichkeit. In einer Abtreibung kommt es zu einer vielschichtigen Verletzung. Die betroffene Frau beginnt zu trauern, wenn sie entdeckt, dass sie nicht „etwas", sondern „jemand" verloren hat. Die Trauerarbeit wird erschwert durch das Einwilligen in die Tötung des ungeborenen Kindes und die Verantwortung dafür, die oft als Schuld empfunden wird.

Die Betroffenheit kann so groß sein, dass die natürlichen Phasen der Trauerbearbeitung nicht stattfinden können. Auf dem Weg zur Heilung sind dann zuerst die emotionalen Blockaden zu bearbeiten. Abtreibungsfolgen müssen auch in einem größeren Zusammenhang zur Sprache kommen. So sollen die Rolle des Partners und Kindsvaters im Schwangerschaftskonflikt und bei der Abtreibung sowie die verletzten Gefühle der Frau besprochen werden. Empfindungen wie Enttäuschung, Wut und Verzweiflung spielen oft eine Rolle.

Die Schuld gegenüber dem nicht geborenen Kind sowie sein Fehlen in der Familie sollten bedacht werden. Eine Patientin suchte mich wegen depressiver Erkrankung mit Angstsymptomen und körperlichen Beschwerden auf. Sie hatte nach einer Fehlgeburt und zwei Geburten drei Abtreibungen. Nach jeder Abtreibung verstärkten sich ihre Schmerzen im Unterleib und ihre Ängste. Dreißig Jahre wurde der Bezug mit den Abtreibungen nicht erkannt. Die Frau wurde vollständig von den Symptomen befreit, nachdem sie ihre verdrängten Gefühle in der Therapie bearbeiten und mit einem Seelsorger Gott um Vergebung bitten konnte. Auch die Verantwortung des egoistischen Ehemannes, der sie nicht unterstützte und die Abtreibungen durch einen Freund organisierte, wurde benannt.

Die Trauerarbeit fällt oft leichter, wenn ein Ort der Erinnerung an das ungeborene Kind eingerichtet oder aufgesucht wird. Die Namensgebung für das Ungeborene ist ein wichtiger Schritt, um dem Kind seine personale Würde zurückzugeben. Trauerrituale führen das Kind, welches durch Abtreibung „entsorgt" wurde, wieder der umsorgenden Liebe seiner Mutter zu.

Das Sprechen zur Überwindung von Gefühlsbarrieren kann durch Selbsthilfegruppen gefördert werden. Bei depressiven Erkrankungen sollte professionelle Hilfe möglich sein. Nach meiner Erfahrung ist der Weg zum Glauben an einen vergebenden Gott die wichtigste Hilfe, um Schritt für Schritt den Verlust des Kindes zu akzeptieren. Die Hoffnung, dem Kind in der Ewigkeit in Liebe zu begegnen, hilft, die schmerzlichen Schritte von der Trauer hin zum Leben mit dem Verlust zu gehen. Therapeutische und seelsorgerische Begleitung von an PAS leidenden Frauen muss dringend angeboten werden.

Ärztin spricht über PAS Teil 5, Nr. 76 SHMK

PAS gibt es auch bei Männern

In Film „Maria und ihre Kinder“ steht ein Mann vor einer Arztpraxis und weint erschüttert. Er hat alles versucht, um das Leben seines ungeborenen Kindes zu retten. Doch die ehemalige Partnerin will abtreiben. Per Gerichtsbeschluss hatte sie erwirkt, dass sich ihr der werdende Vater nur bis auf Sichtweite nähern darf. Er hat auch Verbot, per Anruf Kontakt aufzunehmen. Nur das Briefeschreiben ist ihm erlaubt, aber seine Worte konnten die Schwangere nicht umstimmen. Nun ist sie in der Abtreibungspraxis. Der letzte Versuch des Mannes, mit dem Abtreibungsarzt zu reden, wurde mit der Androhung beantwortet, die Polizei zu rufen. Machtlos und hilflos muss nun der Vater miterleben, wie sein ungeborenes Kind getötet wird. Mehrfach ließen mich Männer im Gespräch an ihrer Trauer, Hilflosigkeit und Wut teilhaben. Der Selbstwert eines Mannes wird durch die völlige Ohnmacht, sein Kind vor dem Tod retten zu können, tief verletzt. Es gehört meiner Ansicht nach zur Identität des Mannes, durch Schutz und Verteidigung von Frau und Kindern dem Erhalt des Lebens zu dienen. Wird ihm diese Rolle vollständig genommen, gleicht das einer Persönlichkeitsverletzung mit der Gefahr einer Identitätskrise. Der entrechtete Mann wird durch solche Verletzungen in neuen Beziehungen belastet. Es gibt aber auch den Mann, der zunächst die Frau zur Abtreibung drängt und später mit ihr erkennt, was er verloren hat. Ein solches Paar war bei mir in Behandlung. Ich bat den Ehemann der nach einer Abtreibung schwer depressiv erkrankten Patientin, in Skizzen darzustellen, wie er die Beziehung zu seiner Frau sieht und wie er seine Frau erlebt. Die erste Skizze veranschaulicht die Neigung der Frau, sich wegen ihrer Schuldgefühle selbst zu verletzen.

Die zweite Skizze bringt die Paarsituation zum Ausdruck. Der Mann lässt sich von der Ehefrau bestrafen, weil er sich sein Versagen nicht vergeben kann. Die dritte Skizze zeigt, wie der Ehemann mit der Frau Richtung Zukunft (Sonne) gehen möchte. Doch die Frau kann sich nur im Blick zurück lebendig fühlen, hat nur dann ein Gesicht. Männer, welche die Abtreibung des ungeborenen Kindes später bereuen, haben noch weniger Möglichkeiten als Frauen, ihren Gefühlen Ausdruck zu geben. Sie nehmen diesen Schatten mit ins weitere Leben und ihre Rolle als Partner und Vater. Im Lied „Happy Birthday" bringt die kalifornische Band Flipsyde die Gefühle eines Mannes zum Ausdruck, der die Abtreibung seines ersten Kindes bereut. Männer werden als Partner und Väter stark vom Umgang mit ungeborenen Kindern und ihrer Rolle darin berührt. Sie vermögen für die Verletzungen ihrer Gefühle oft keine Worte zu finden. Die Heilung wird zudem erschwert, weil von PAS betroffenen Männern kaum professionelle Hilfe angeboten wird.

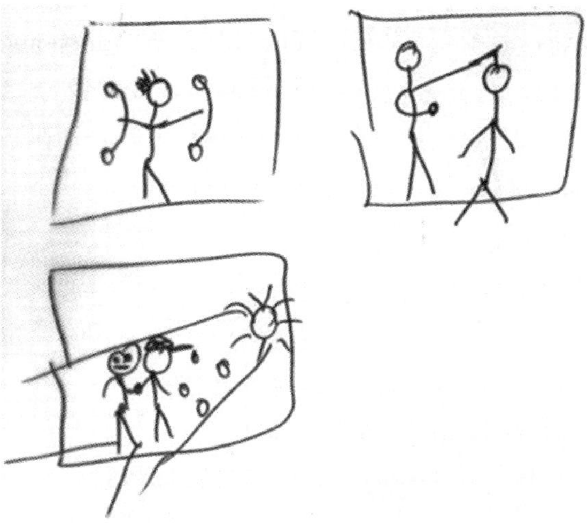

Abbildung 3: Beziehungsstörung nach einer Abtreibung (gezeichnet von dem Vater)

Wege zur Diagnose

Das Post-Abortion-Syndrom, kurz „PAS“, ist eine Form der posttraumatischen Belastungsstörung. In beiden Fällen ist der akute Beginn innerhalb von ein bis drei Monaten typisch. Bei der chronischen Form zeigt sich die Symptomentwicklung mehr als drei Monate nach dem Trauma. Beim verzögerten Beginn treten die Symptome erst sechs Monate bis Jahre nach dem Trauma auf. Dies kann es besonders schwierig machen, den Zusammenhang mit dem Trauma zu erkennen. Es gibt vier Kriterien, die für die Diagnose der posttraumatischen Belastungsstörung häufig verwendet werden.[5] Das Eindringen (*Intrusion*) meint das unwillkürliche Sich-Aufdrängen von traumatischen Erinnerungsbildern und Emotionen. Diese Bilder können auch durch Albträume oder kurze Erinnerungssequenzen wie Flashbacks zum Ausdruck kommen. Das Erinnern wird oft durch Auslöser (trigger) bewirkt und ruft im Körper heftige Stressreaktionen hervor, die bis zu Panikattacken reichen können. Eine Patientin wurde als Lehrerin durch die Kinder in ihrer Grundschulklasse immer wieder an ihr abgetriebenes Kind erinnert, das im gleichen Alter gewesen wäre. Sie entwickelte so starke Ängste, dass sie nicht mehr im Stande war, mit dem Auto zur Schule zu fahren und berufsunfähig wurde.

Bei der *Vermeidung* versuchen Betroffene emotional belastenden Reaktionen auszuweichen. So versuchen sie, sich nicht durch die Medien zu konfrontieren. Diese Verdrängung ist aber nicht immer möglich. Es kann nach einer Traumatisierung zum kompletten oder teilweisen Vergessen der Geschehnisse im Tagesbewusstsein kommen.

---

[5] Vgl. Felix Harder, Werner Tschan, Die posttraumatische Belastungsstörung (PTSD) in der hausärztlichen Praxis, Erkennen – Verstehen – Behandeln (Teil 1), SchweizMedForum 2004,4, S. 392ff., 417ff.

Emotionales Erstarren (*numbing*) als Reaktion auf ein Trauma geht mit sozialem Rückzug, Isolation und Abstumpfung einher. Das Risiko zum Verlust sozialer Bindungen ist groß. Entsprechend steigt die Gefahr zur Entwicklung von Depression und Sucht. Es kann sich nach einem Trauma eine Übererregung (*hyperarousal*) entwickeln. Die Stresshormone rufen einen Zustand des Überwachseins, Schlafstörungen und Konzentrationsstörungen hervor. Emotionale Labilität und eine erniedrigte Schwelle für aggressive Ausbrüche können sich zeigen. Bei PTSD ist die Gefahr, eine Abhängigkeitserkrankung zu entwickeln gegenüber dem Risiko für die Allgemeinbevölkerung, um bis zu 80 Prozent erhöht. Die Depressionsgefahr steigt um rund fünfzig Prozent. Die Suizidgefahr ist etwa fünfzehn- bis zwanzigfach größer.[6]

Definition des Post-Abortion-Syndroms (PAS)

> **Das Post-Abortion-Syndrom (PAS) ist eine seelische Erkrankung nach Abtreibung mit psychosomatischer Symptomatik, die in einem zeitlich variablen Intervall auftritt. Das PAS ist eine Sonderform der posttraumatischen Belastungsstörung (engl. Post-Traumatic-Stress-Disorder, Abk. PTSD). Der Zusammenhang mit dem Trauma (Abtreibung) wird oft verdrängt.**[7]

---

[6] S. Fußnote 1, S. 395.

[7] Vgl. Angelika Pokropp-Hippen, Lebensschutz oder kollektiver Selbstbetrug?, Hrsg. Bernward Büchner, Claudia Kaminski, BVL 2006, Das Post-Abortion-Syndrom und sein Bezug zur posttraumatischen Belastungsstörung, S. 43.

Betroffene Frauen berichten

1. Fallbericht

Das Haus, in dem ich aufwuchs, war geprägt von Gewalt, Hass und Streit. Mein Vater war Alkoholiker. Immer wieder kam es zu Gewaltausbrüchen, wobei auch Gegenstände durch die Gegend flogen, die mich schwer verletzten. Meine gesamte Kindheit und Jugendzeit war von viel Leid und Angst geprägt.

Mit 18 Jahre, lernte ich den Vater meines ungeborenen Kindes kennen. Unsere Beziehung dauerte mehrere Monate. Mir ging es den ganzen Sommer über schlecht, meine Regel blieb aus. Dass ich schwanger sein könnte, habe ich verdrängt. Ich wollte es nicht wahrhaben. Voller Angst bin ich dann doch zum Frauenarzt gegangen. Ich habe immer noch gehofft, dass ich nicht schwanger bin. Nach der Untersuchung sagte der Arzt, dass ich ein Kind erwarte. Wie betäubt verließ ich die Praxis. Angst und Panik hielten mich gefangen, was sollte ich tun? Auf den Weg zurück zu meiner Arbeitsstelle kam mir der Gedanke an Abtreibung. Bei der Arbeit habe ich erst einmal so getan als wäre nichts. Am Abend habe ich es meiner Schwester erzählt. Ratlos saßen wir in unserem Zimmer. Dann kam meine Mutter dazu, und ich habe es ihr gesagt. Sie hat mich nur angesehen und geschrien: Lass abtreiben! Am nächsten Tag bin ich noch einmal zu dem Frauenarzt gegangen. Warum ich das tat, kann ich nicht mehr sagen. Vielleicht habe ich noch auf Hilfe gehofft, die ich nicht bekam. Die Tür der Praxis war verschlossen, ich klingelte. Dann kam der Arzt und sagte, er habe keine Zeit, und schickte mich weg. Das war´s. Ab jetzt drehte sich alles nur noch darum, alles schnell hinter mich zu bringen. Wie hypnotisiert bereitete ich alles vor. Meine Mutter gab mir das Geld, ich brauchte ungefähr tausend DM. Ich fuhr mit dem

Zug nach Amsterdam. Wie traumatisiert und mit Scheuklappen versehen, stieg ich aus dem Zug und lief durch den Bahnhof zum Taxistand. Ich gab dem Taxifahrer den Zettel, auf dem die Adresse stand. Ich stieg aus dem Taxi und ging in die Klinik. Es kam zu Untersuchung und Befragung. Am nächsten Tag sollte die Abtreibung vorgenommen werden. Ich musste im Warteraum warten, bis eine Frau kam, die mich mitnahm. Bei ihr sollte ich über Nacht bleiben. In dieser Nacht spürte ich mein Kind das erste Mal. Ich habe mich mit aller Kraft dagegen gewehrt, ich wollte mein Kind nicht spüren und habe es sogar abgelehnt. Vielleicht war ich zu verzweifelt, ich fühlte mich zu keinen normalen klaren Gedanken mehr imstande. Am nächsten Tag wurde die Abtreibung unter Vollnarkose vorgenommen. Als ich wieder zu mir kam, war eine totale Leere in mir und ich hatte unsagbare Schmerzen. Alles war voller Blut. Ich habe geglaubt, ich sterbe, und ich wollte es vielleicht sogar. Ich blieb eine Nacht in der Klinik. Am Morgen kam eine andere Frau und nahm mich mit. Bei ihr blieb ich noch eine Nacht. Am nächsten Tag brachte sie mich zum Bahnhof. Ich kann mein Gefühl kaum beschreiben, wie einsam und allein gelassen ich damals war. Die Abtreibung hatte einen tiefen seelischen Schmerz hinterlassen. Nach dem Eingriff habe ich noch lange Zeit an Magersucht gelitten. Die schlimmste und schmerzlichste Zeit war die Zeit, als mein Kind eigentlich zur Welt kommen sollte. Wenn ich Frauen mit einen Kinderwagen sah oder Neugeborene, hätte ich am liebsten laut angefangen zu schreien. Da begann der stumme Schrei in meiner Seele, den niemand hören durfte. Die seelische Isolation hat begonnen. Bloß nichts anmerken lassen, niemand durfte davon erfahren, ich hatte keinen, mit dem ich darüber reden konnte. Schweigen, Schweigen, Schweigen, eingeschlossen in mich selbst. Und immer wieder die Versuche, alles zu verdrängen. Den Schmerz auszuhalten, wenn ich Kinder sah, die in dem Alter waren, in dem mein Kind hätte auch sein können, war unerträglich. Es gab in meinen Leben keinen Tag mehr, an dem ich nicht an mein Kind dachte. Schuldgefühle überfielen mich. Die Wunde wurde immer größer, riss immer weiter auf und blutet unaufhörlich. Den innerlichen Schrei, die Tränen hat niemand gehört und gesehen. Der Seelenschmerz ist kaum zu beschreiben.

1991 wurde ich schwanger mit meinem Sohn. Mein Mann und ich freuten uns sehr auf das Kind. Gleichzeitig überfiel mich auch eine tiefe Traurigkeit und Seelenschmerz. Ich musste auch an mein abgetriebenes Kind denken. Ich konnte seit der Zeit der Abtreibung keine Bilder von Föten und Embryos sehen und nun wurde ich damit konfrontiert. Wenn ich zur Untersuchung ging und Ultraschallaufnahmen von meinem Kind sah, das in mir heranwuchs, vermischten sich Freude und Schmerz. Die Geburt meines Sohnes verlief auch nicht ganz unproblematisch. Die Wunden der Abtreibung begleiten ein Leben lang und der Schmerz ist tief verborgen in der Seele. Und es tut immer weh, egal, wie viel Zeit auch vergeht. Die Tatsache, dass ich mein Kind abtreiben ließ, ist mir bis heute unerträglich. Es fällt mir schwer, damit zu leben, dass ich mich schuldig gemacht habe an dem grauenvollen Tod meines Kindes. Ein normales Leben nach einer Abtreibung gibt es nicht mehr. Ich habe lange gebraucht, allen zu verzeihen, die sich an der Abtreibung meines Kindes mit schuldig gemacht haben. Besonders meiner Mutter. Wenn ich heute über mein Leben nachdenke, weiß ich, ohne den Schutz der Mutter des Herrn und die Gnade und barmherzige Liebe, die ich von Gott empfangen durfte, hätte ich nicht überlebt. Gott, Dir nahe zu sein, ist mein Glück.

„Unsere Seele ist wie ein Vogel dem Netz des Jägers entkommen: das Netz ist zerrissen und wir sind frei“ (Ps 124,7).

Ich appelliere an alle Frauen, die vor der Entscheidung stehen, ihr Kind abtreiben zu lassen: Tut das nicht, es gibt so viele Hilfen. Entscheidet euch für euer Kind, ihr werdet anschließend froh sein – was bei einer

Abtreibung nicht der Fall ist. Ich kann aus Erfahrung sagen: Ihr werdet ein Leben lang darunter leiden.

Die Seele eures Kindes bleibt in euch, der Seelenschmerz (die Abtreibungswunde) wird zu einem unerträglichen Schmerz, der euch bis zu eurem Lebensende begleiten wird.

Aus diesem Schmerz kann euch nur Gott befreien.

Lasst das Bild, das ich gemalt habe, eine Mahnung für euch sein!
Monika Wessels

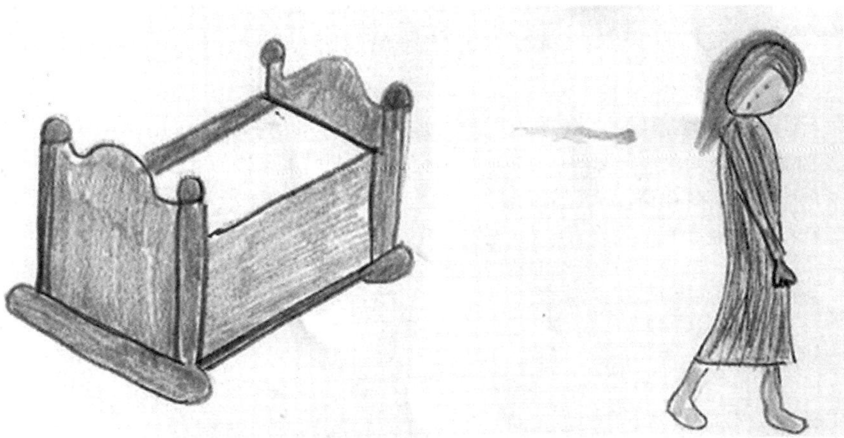

Abbildung 4: Die leere Wiege

Liebe/er Klara / Simon

Nie sah ich deine Augen, nie sah ich dein Lächeln.

Wie hättest du wohl ausgesehen, wem wärest du ähnlich? Welche Haarfarbe hättest du wohl gehabt? Was wäre aus dir geworden.

Ich würde mein Leben dafür hergeben, wenn ich nur alles rückgängig machen könnte.

All den Schmerz, den dein kleiner Leib durchlitten hat. Wie furchtbar muss das für dich gewesen sein, als du in meinem Leib getötet wurdest, und ich habe dich nicht geschützt, sondern habe dich einfach dem Tod schutzlos ausgeliefert.

Bitte, bitte verzeih mir, mein Kind! Was für eine Bitte, du sollst deiner Mutter verzeihen, die dich töten ließ. Ich könnte es sogar verstehen, wenn du es nicht tun würdest. Bitte glaube mir, ich habe dich unendlich lieb, und wünsche mir nur eins, dass du bei Gott glücklich bist. Glücklicher, als du hier auf der Erde je geworden wärest.

Du lebst jetzt im Licht. Wenn ich für dich eine Kerze anzünde, sind wir mit dieser Kerze verbunden. Vielleicht kannst du mich ja sehen. Ich kann nicht beschreiben, wie weh das tut, und wie tief der Schmerz ist, damit leben zu müssen, dass ich dir das angetan habe. Mein liebes Kind, ich warte darauf, dass ich dich irgendwann in die Arme nehmen darf und dir all die Liebe geben kann, die ich dir hier auf der Erde nicht geben konnte.

Ich liebe dich, mein kleiner Engel.

Deine Mutter

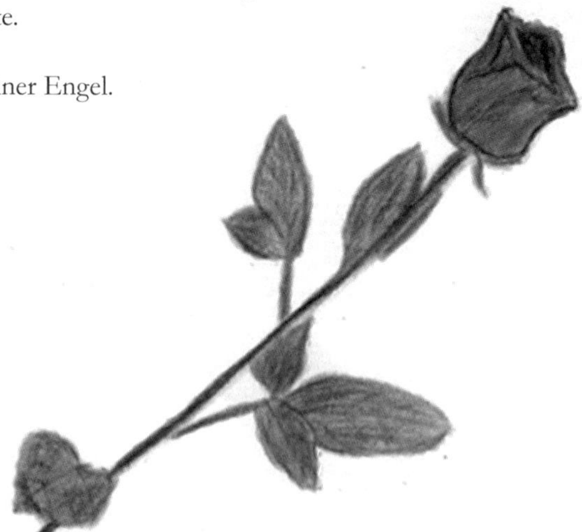

Abbildung 5: Eine Rose für Klara / Simon

An mein abgetriebenes Kind Klara/Simon

Mein Kind, wir haben dich in Liebe gezeugt,
als unsere Liebe am größten war.
Es war eine sehr schöne, zärtliche Zeit, als du
in mir entstanden ist. Dein Vater und ich,
wir waren sehr verliebt. Daran habe ich geglaubt.
Und dann, was geschah dann, als sich herausstellte,
dass du in mir warst? Wir haben dich nicht
angenommen.
Wir ließen es geschehen, dass du getötet wurdest.
Du hast in mir einen grauenvollen Tod erleiden
müssen und keiner hat dich geschützt.
Du warst doch ein Geschenk unserer Liebe, die so
schön war. Mit deinem Tod war auch unsere Liebe
zerstört. Und zurück blieb nur Trauer, Leid und
Schmerz.

Denn ein Leben ohne Liebe
ist ein Spiel ohne Glück.

Das Schicksal schlug zu
und zu spät sah ich ein,
was mit uns geschah.

Ich fiel tief auf den Boden,
zerstört lag ich da.
Die Nacht der Tränen,
sie war lang, so lang.

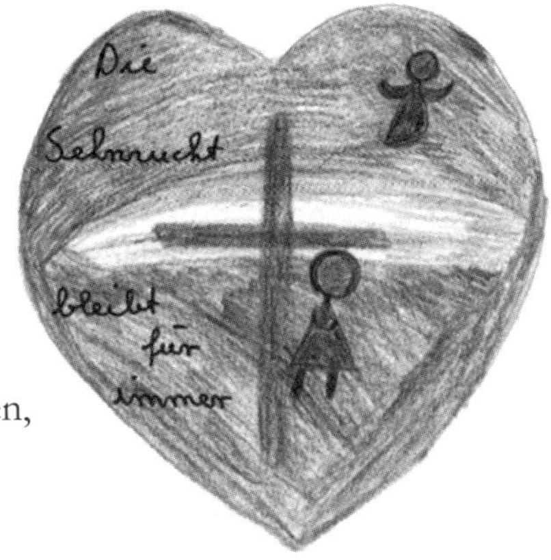

Die Sehnsucht bleibt für immer

Denn ein Leben ohne Liebe
ist ein Spiel ohne Glück,
bei dem man immer verliert.

Du kommst nicht zurück
und mir bleibt nur die
Sehnsucht nach dir,
mein Kind,
die Sehnsucht nach dir.

Ich hab dich verloren,
für immer verloren,
mein Kind!

Monika Wessels 12.03.2014

Gedicht 2: An mein abgetriebenes Kind

Als mein Sohn einige Wochen alt war, bekam ich Neurodermitis an den Händen. Die Haut riss auf und es bildeteten sich offene Stellen. Ich musste eine Spezielcreme auftragen und Baumwollhandschuhe tragen. Die Abheilung dauerte mehrere Monate. Mir ging es in dieser Zeit psychisch nicht gut, ich habe viel geweint und musste häufig an mein ungeborenes Kind denken. Das fing schon in der Schwangerschaft an. Die Geburt meines Kindes war auch sehr problematisch.

Da sagte er zu dem Mann mit der verdorrten Hand: Steh auf und stell dich in die Mitte. Streck deine Hand aus! Er streckte sie aus und seine Hand war wieder gesund (Mk 3,1–6).

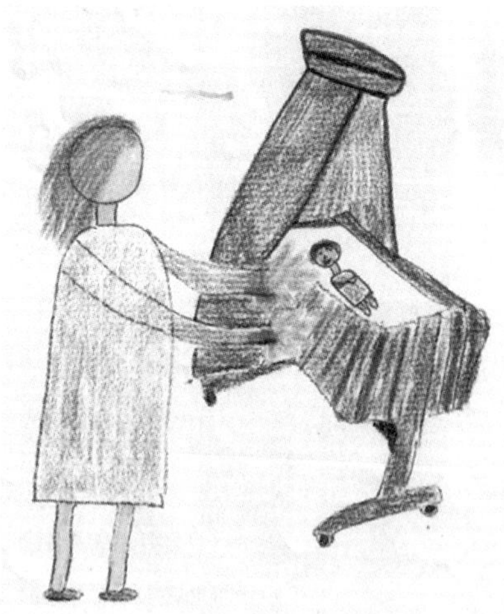

Abbildung 6: Kontaktstörung zum geborenen Kind

Nach der Hautentzündung beider Hände fuhr die Patientin mit Freunden erstmals nach der Abtreibung nach Amsterdam. Dort begannen heftige Durchfälle, welche ein Jahr lang anhielten.

2. Fallbericht

Die Patientin ist ca. Mitte 60 und sucht mich auf, weil sie die vier Abtreibungen nicht vergessen kann. Sie leidet an Antriebsstörungen und Schlafstörungen. Sie neigt zu Selbstabwertung und Selbstbestrafungsfantasien. Sie hat Angst um ihre drei lebenden Kinder und ihre Enkelkinder, weil sie ein Strafgericht Gottes an ihrer Familie befürchtet.

Sie ist in erster Ehe verheiratet. Ihr Ehemann war der Vater aller Kinder. Sie heirateten, als das erste Kind unterwegs war, da war die Patientin 20 Jahre alt. Zwei Jahre später wurde das zweite Kind geboren.

1. Abtreibung

Als die Patientin zum dritten Mal wieder zwei Jahre später schwanger war, hatte sie Angst vor der Reaktion der Menschen. In ihrer Gegend war es üblich, nur zwei Kinder zu haben.

„Es sollte Peter heißen." „Mit drei Kindern galt man als asozial." „Ich hatte Angst, ausgelacht zu werden."

Für den Ehemann hatte die Frau an den Schwangerschaften die Schuld. „Eine Frau ist für ihn sowieso nur Mittel zum Zweck. Er wurde selbst von seinem Vater viel geschlagen, begann früh zu trinken. Dann musste ich ihn behandeln wie ein rohes Ei."

Mein Mann brachte mich zum Arzt. Er hat selbst eine Tochter gehabt. Seine Frau war immer dabei. Er hat nicht von einem Kind gesprochen. Er hat mir erklärt, es ist nur Gelee."

In dem kommunistisch regierten Land, in welchem sie damals wohnte, war sie, wie sie sagt, aufgewachsen in Angst und lernte früh, den Mund zu halten und still zu sein. Die Familie besuchte heimlich Gottesdienste. „Die Priester sprachen sehr schön, aber es gab zum Thema Abtreibung keine Aufklärung." Später hat sie in der Schwangerschaft einer Nichte im Ultraschall im dritten Monat Köpfchen und Hände und Beine gesehen. Da wusste sie, dass es nicht wahr ist.

„Nach der ersten Abtreibung war ich viel krank, ständig Probleme. Bei dem Abtreibungsarzt mussten wir viel Geld zahlen."

2. und 3. Abtreibung

Zwei Jahre später und wieder zwei Jahre später war sie erneut schwanger. „Mein Mann gab ihr erneut die Schuld, obwohl er nur ab und zu ein Kondom verwendete."

Er begleitete seine Frau wieder zu dem Abtreibungsarzt.

Mit dreißig Jahren war sie wieder schwanger und brachte dieses Kind als ihr drittes lebendes Kind zur Welt. „Da habe ich durchgehalten, obwohl die Leute redeten."

In dieser Zeit zog die Familie nach Westdeutschland.

4. Abtreibung

Mit 32 Jahren war die Patientin wieder schwanger. Sie wollte dieses Kind zur Welt bringen. Als sie in den ersten drei Monaten eine Blutung bekam, riet der Arzt zur Abtreibung, da das Kind behindert sein könnte. So wurde auch dieses Kind durch Abtreibung getötet.

Die Patientin litt unter ihren Schuldgefühlen, unter der Kälte in der Familie und den häufigen aggressiven Ausfällen ihres zum Jähzorn neigenden Mannes. Sie beichtete mehrfach die Abtreibungen, aber leidet unter dem Gefühl, dass ihr zwar Gott vergeben könne, aber sie sich selber nie. Zwei Träume aus jüngster Zeit enthalten Sequenzen, welche symbolisch in Zusammenhang mit dem Post-Abortion-Syndrom stehen.

Traum 1

„Ein Baby, dünn und klein wie nach der Geburt, liegt auf dem Rücken und schreit.

Ich drehe es auf den Bauch, da wird es grau und steif. Es ist tot."

In der Familie waren kurz zuvor zwei Babys geboren worden. Die Patientin hat ständig Angst, dass Gott aus Strafe ein Kind sterben lassen wird. Ihre Bestrafungsfantasien, aber auch aggressive Anteile kommen in der Tatsache zum Ausdruck, dass das Neugeborene stirbt, als die Patientin es berührt.

Traum 2

Ich bin mit mehreren Menschen im Wald. Dort bekommen eine andere Frau und ich ein Baby.

„Ich lege mein Baby in eine Mulde unter einen Baum. Eine Katze kommt, sie hat ganz böse Augen. Sie schaut böse auf das Kind und schüttet es mit Erde zu. Ich schrie und lief zur Katze. Die Katze war sehr frech, sie hatte keine Angst vor mir. Die ist nicht weggelaufen. Ich nahm das Baby hoch und fragte mich: Warum gerade ich?"

Auch in diesem Traum geht es um die Auseinandersetzung mit aggressiven Anteilen, in diesem Falle symbolisch durch die böse Katze dargestellt. Der Patientin ist heute ihre eigene Aggression fremd, mit welcher sie ihre vier ungeborenen Kinder dem Tod durch Abtreibung überließ. Sie versucht, auf der Symbolebene ihr Neugeborenes zu schützen, und fragt sich, warum der Angriff gegen ihr Kind erfolgte, was sie als einen Angriff gegen das eigene Selbst erlebte (warum ich?). In dieser Identifikation des eigenen Selbst mit dem neugeborenen Kind ist, tiefenpsychologisch gedeutet, auch beschrieben, wie sich Mutter und Kind auf einer archaischen Ebene in der Schwangerschaft begegnen: zutiefst miteinander verbunden. Der Angriff, die Bedrohung des einen (im Traum das Kind) wird auch als Angriff auf das eigene Selbst erlebt (warum ich?).

Hier kommt zum Ausdruck, wie sehr die tödliche Verletzung des Kindes bei einer Abtreibung oder der Verlust eines Kindes durch eine Fehl- oder Frühgeburt immer zugleich eine Traumatisierung des Selbst der Mutter bedeuten. Es kommt auch zum Ausdruck, welch aggressives Potenzial (dargestellt durch die böse, bedrohende Katze) entwickelt werden muss, damit die archaische Verbindung zwischen Mutter und Kind preisgegeben wird, um das Kind dem Tod zu überlassen.

Die Patientin stammt aus einfachen Verhältnissen in einem seinerzeit kommunistisch regierten Land des früheren Ostblocks. Sie wurde mit Schuld und Strafe erzogen und lernte früh, ihren eigenen Willen zu verschweigen und zu gehorchen. Eine Aufklärung fand nicht statt. Die Entwicklung eines Embryos war nie Thema gewesen. Sie konnte ihren Wunsch, ihren Kindern das Leben zu schenken, nicht gegen den Ehemann und die für eine größere Familie ablehnende Umgebung durchsetzen. Die Patientin lebt in Schuld- und Bestrafungsfantasien und bestraft sich seit über dreißig Jahren durch eine depressive Entwicklung mit autoaggressiven Anteilen und Somatisierungsneigung. Sie leidet nach eigenen Angaben unter chronischen Rücken-, Kopf- und Gelenkschmerzen, welche „ ihr niemand nehmen kann".

Eine von mir begonnene Schmerzbehandlung mit einem Antidepressivum, welches zugleich die Schmerzwahrnehmung dämpft, scheint nach über dreißig Jahren erstmals Erleichterung zu bringen. Die Patientin erinnert sich, wie die chronischen Kopfschmerzen nach der ersten Abtreibung mit 24 Jahren begonnen haben.

Da entsprechend ihrer Erziehung auch ihr Gottesbild von einem strafenden Gott dominiert wird, kann sie den ersehnten Erlösungsimpulsen keinen Raum geben und kommt deswegen in die Psychotherapie. Sie glaubt, dass ihre abgetriebenen Kinder bei Gott leben und kann über das Gebet Trost und innere Verbindung zu ihren Kindern erfahren. Die Bestrafungsfantasien sind aber trotz der häufigen Beichten und vieler hl. Messen noch dominant.

Die Patientin berichtet, sie habe bei allen sieben Schwangerschaften gespürt, dass sie schwanger war. Bei den vier Schwangerschaften, welche durch Abtreibung beendet wurden, sagte sie heute: „Aber ich wollte es nicht wissen."

„Seit dem 1. Abbruch war ich immer krank. Ich war sehr gekränkt in vielen Richtungen. Nach dem dritten Abbruch brauchte ich immer mehr Tabletten zur Beruhigung. Ich zitterte, ich konnte gar nichts. Niemand sprach von einem Zusammenhang mit den Abtreibungen. Ich kam 1977 in ein Krankenhaus wegen einem Geschwür im Dünndarm (Ulcus Duodeni), ich konnte nicht essen. Dort sah ich, wie Frauen nach der Abtreibung im Krankenhaus wie Vieh in Narkose in die Betten geschmissen wurden. Ich dachte: Schweine behandelt man besser als die Frauen. Ich habe mich so geschämt."

Die vierte Abtreibung fand in Deutschland statt.

„Als ich mit 39 Jahren schwanger war und die Blutung hatte, ging ich zu meinem Frauenarzt, welcher auch Abtreibungen machte. Ich hatte mir einen Mutterpass geholt, ich wollte zu dem Kind stehen. Aber als die Blutung kam, meinte er: „Besser, Sie haben das Kind nicht. Es könnte behindert sein." Ich fragte, ob der Arzt sie denn über die Möglichkeit einer vorgeburtlichen Untersuchung aufgeklärt habe. „Darüber hat er mir nichts gesagt."

So verlor die Patientin ihr viertes ungeborenes Kind.

Ungefähr zwanzig Jahre später hörte die Patientin vor vier oder fünf Jahren in einer Predigt von ungeborenen Kindern. Sie wollte ihre ungeborenen Kinder taufen lassen und fand einen Priester.

Sie leidet darunter, dass ihr Ehemann keine Reue wegen der Abtreibungen empfindet und dass er ihr alle Schuld zuschiebt. Aber in letzter Zeit können sie ein wenig gemeinsam beten und der Ehemann fährt sie auch aus einer anderen Stadt zu den therapeutischen Sitzungen. Ihre geborenen Kinder wissen nichts von den vier abgetriebenen Geschwisterkindern. Die Patientin weiß nicht, ob sie ihnen eines Tages davon berichten soll, sie schämt sich so sehr. Wenn sie hört, dass junge Menschen von Abtreibung sprechen, als wenn das normal sei, würde sie am liebsten laut schreien. Sie muss immer noch oft wegen der Kinder weinen.

3. Fallbericht

Ich stamme aus einer Bauernfamilie – eine Großfamilie mit Eltern, Großeltern, Uroma, Onkel und vielen Helfern und wurde zusammen mit meinem Zwillingsbruder als eines von sieben Kindern geboren. Neben dem Zwillingsbruder habe ich noch vier weitere Brüder und eine Schwester. Meine Mutter hatte nach uns noch eine Totgeburt. Eine Schwester ist kurz nach der Geburt gestorben. Meine Kindheit beschreibe ich eher als unglücklich. Ich habe häufig Angst und Schamgefühle gehabt. Ich war schüchtern und musste früh Verantwortung für die Geschwister übernehmen. Ich fühlte mich oft allein gelassen. Wenn ich Hilfe gebraucht hätte, hatte keiner Zeit für mich. Ich habe alles mit mir allein ausgemacht. Das Ansehen meiner Eltern und die Meinung der Nachbarn waren sehr wichtig. Meine Mutter war sehr religiös. Es wurde wenig gesprochen, vieles verschwiegen. Ich hatte viel Wut, Ärger und Enttäuschung. Als ich meine erste Periode bekam, erzählte ich es meiner Mutter. Ich schämte mich, ekelte mich und fand es nicht schön, erwachsen zu werden. Ich hatte große Angst vor einer Schwangerschaft und vor der Heirat ein Kind zu bekommen. Mit 19 Jahren lernte ich meinen jetzigen Mann kennen. Er war damals Student. Ich war stolz und freute mich. Ich konnte die Sexualität nicht so genießen, und war froh wenn es vorbei war. Ich hatte aber Angst und Scham, es zu sagen, dass ich es nicht schön finde. Somit habe ich mich verstellt und war nicht ehrlich zu mir. Ich fühlte mich ausgenutzt, missbraucht, um ihm eine Freude zu machen. Mit 20 Jahren wurde ich schwanger. Es brach für mich eine Welt zusammen. Heiraten zu müssen, das war eine Schande für mich. Mein Mann fand es gut und meinte zu mir: „Lass uns doch heiraten!" Nach einigen Wochen bekam ich Blutungen und verlor das Baby. Ich war danach erst einmal erleichtert und die Heirat wurde verschoben. Als ich 23 Jahre alt war, heirateten wir und zogen zusammen. Wir wollten nach vier Jahren Ehe gerne Kinder. Ich war stolz, schwanger zu sein, ein neues Leben in meinem Bauch zu spüren, und es ging mir während der Schwangerschaft gut. Ich war überglücklich, als unsere Tochter geboren wurde. Ein Geschenk Gottes. Ich stillte sie ein halbes Jahr und sie machte uns viel Freude. Nach 18 Monaten wurde unser Sohn geboren. Es war wunderbar, ein kleines Baby zu gebären. Wir freuten uns wieder und waren erfüllt und glücklich. Dann wünschten wir uns noch ein drittes Kind und bekamen einen Sohn. Ich war 34 Jahre alt, die Ehe kriselte. Ich war oft sehr müde, lustlos, depressiv und hatte das Gefühl, es nicht zu schaffen. Mein Mann ist selbstständig und hatte viel Arbeit sowie wenig Zeit für die Familie. Ich war antriebslos und traurig, einsam und wütend auf meinen Mann. Freude und Lebendigkeit gingen verloren. Der sexuelle Kontakt zu meinem Mann ist schwierig. Sobald ich merke, er möchte Zärtlichkeit und Berührung, beginne ich zu blockieren und ziehe mich zurück. Dann habe ich auch Schuldgefühle, weil ich denke und glaube, ich bin an allem schuld, wie unsere Ehe geworden ist. Es ist keine Spannung und Freude an der Sexualität da. Das ist auch nicht für mich Erfüllung. Nach dem Auszug unserer Kinder lebe ich mit meinem Mann allein in einem großen Haus. Es ist wieder ein Neuanfang ohne Kinder. Eigentlich hätten wir ein viertes Kind, das noch zu Hause leben würde. Mit 42 Jahren wurde ich ungewollt schwanger, es war ein großer Schock für mich. Ich wollte kein Kind mehr. Ich wollte wieder berufstätig werden so wie alle meine Freunde und Bekannten. Ich wollte wieder dazugehören. Mein Mann ging mit mir zum Frauenarzt. Er gab mir ein Schreiben für die Beratungsstelle „Pro Familia“ mit, die wir aufsuchten. Dort gab man uns die Adresse von einem Arzt der Schwangerschaftsabbrüche macht. Bei Ankunft in der Arztpraxis sagte ich zu meinem Mann: „Ich bin mir unsicher, ob dies die richtige Entscheidung ist.“ Er sagte zu mir: „Du hast dich doch entschieden." Ich ging mit. Der Eingriff war sehr schmerzhaft und furchtbar. Mein Mann war anwesend. Ich konnte und durfte niemand davon erzählen, was geschehen war. Somit wurde alles verschwiegen und ich musste damit leben. Was wäre jetzt, wenn ich das Kind bekommen hätte? Es wäre heute 18 Jahre alt. Ich glaube, es wäre ein Mädchen geworden. Es tut mir heute unendlich leid, wie ich mich damals entschieden habe. Dass ich das Kind habe wegmachen lassen. Dass es keine Berechtigung hatte zu leben. Ein Geschenk Gottes, was ich nicht annehmen konnte. Durch diese Abtreibung ist auch ein großer Teil von mir gestorben. Bei der Fehlgeburt war es anders, da die Blutungen von allein gekommen sind, ohne dass ich etwas getan habe. Ich glaube, es war von Gott gewollt. Mit der seelischen Last nach der Abtreibung wollte und konnte ich nicht mehr leben. Somit besuchte ich Seminare und wollte mich besser kennen lernen. Ich bekam immer mehr das Gefühl, es ist etwas nicht in Ordnung, und ich hatte große Schuldgefühle. Die Ehe war nicht meine emotionale Stütze.

Mit 45 Jahren bekam ich eine dreiwöchige Kur, wo ich das erste Mal im Kloster mit einem Mönch über meine Situation gesprochen habe. Danach begann für mich eine Psychotherapie über zwei Jahre, wo ich mit Missbrauch in meiner Kindheit zu tun hatte. Während dieser Zeit nahm ich Medikamente. Nach Beendigung der ambulanten Psychotherapie war ich in einer sechswöchigen stationären Behandlung in einer Klinik für psychosomatische Medizin und Psychotherapie. In der Klinik hatte ich mit dem Thema Missbrauch und Paarprobleme zu tun. Ich war 52 Jahre alt. Man hat mir geraten, weiter ambulante Psychotherapie zu machen. Sechs Jahre später bekam ich erneut eine stationäre Behandlung. Dort sprach ich meine Abtreibung an. Es hat mich sehr viel Mut gekostet, es in der Kerngruppe anzusprechen. Danach hatte ich nicht mehr das große Vertrauen in die Gruppe. Ich zog mich mehr zurück und fühlte mich wie eine Mörderin. Ich hatte auch viel zu tun mit Abschiednehmen und Trauer. Meine Therapeutin sagte mir beim Abschlussgespräch der siebenwöchigen Behandlung, dass ich mir diesen Schwangerschaftsabbruch selber nicht verzeihen würde. Ich hatte dann keine Zeit mehr, in der Klinik dieses Thema weiter zu bearbeiten. Das machte mich sehr traurig, enttäuscht, verzweifelt und durcheinander. Zu Hause besuchte ich meinen Arzt und erzählte von meinen Schuldgefühlen wegen der Abtreibung. Er gab mir eine Adresse von einer ambulanten Psychotherapie bei Fr. Dr. med. Angelika Pokropp-Hippen. Ich freute mich, dass ich weiter Hilfe bekam. Ich besuchte ein Wochenendseminar für Frauen nach Abtreibung: „Wege zum Schattenkind" in einem Kloster mit Frau Dr. Pokropp-Hippen, einer weiteren Psychotherapeutin und einem katholischen Priester. Ich fühlte mich dort gut aufgehoben, geschützt und habe Vertrauen gewonnen, über meine Ängste, Probleme und vieles mehr zu sprechen. Ich bin dankbar, dass ich das Seminar kennen gelernt habe. Heute tut es mir unendlich leid, wie alles gekommen ist. Durch diese Erfahrungen im Kloster habe ich wieder mehr Selbstvertrauen gewonnen. Es tat mir gut, mit anderen betroffenen Frauen ins Gespräch zu finden und gemeinsam neue Erfahrungen der Bearbeitung und der Vergebung der Abtreibung zu machen. Ich habe auch mehr Zugang zur Trauer um die Kinder gespürt. Früher war mehr Ablenkung mein Leben, um alles zu vergessen und zu verdrängen, es nicht wahrhaben zu wollen. Ich nahm falsch Rücksicht, wo ich auch mich verloren habe. Heute fühle ich mich mehr mit den ungeborenen und geborenen Kindern verbunden, liebe sie und werde sie in meinem Herzen tragen. Jetzt habe ich fünf Kinder – fünf Geschenke.

Die Patientin stellt sich mit dem ungeborenen Kind im Arm dar, welches „im Licht geborgen ist".

„Ich habe in den letzten Jahren versucht, den aufbrechenden Schmerz zu unterdrücken und zu verdrängen. Ich habe geglaubt, es irgendwann zu vergessen. Der Schmerz ist da, aber ich konnte ihn nicht aussprechen. Es ist wie ein Teufelskreislauf: eingesperrt zu sein in einem Dämmerschlaf."

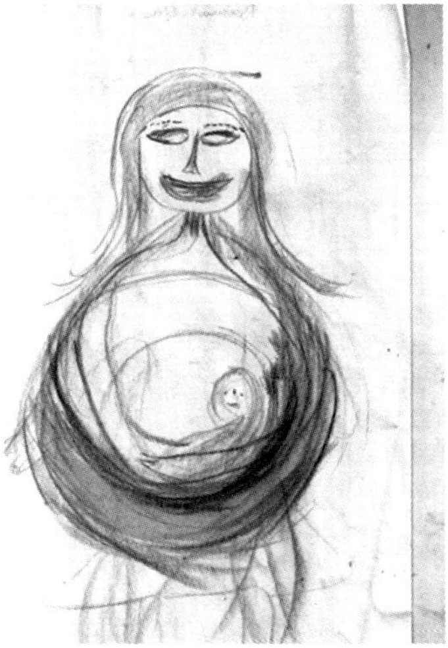

Abbildung 7: Das verlorene Kind

4. Fallbericht

Ich hatte eine behütete Kindheit und eine zum Teil strenge Erziehung.

In meiner Entwicklung war ich immer hinterher, würde somit in der Schule von den Mitschülern zum Großteil nicht für voll genommen. Meine Rolle war die des Außenseiters, sicher auch, weil ich sehr brav war.

Das Ausziehen von zu Hause zwecks Studiums änderte das alles. Plötzlich interessierten sich die Männer für mich. Außerdem war ich frei und niemandem mehr Rechenschaft schuldig, über gar nichts. Ich begann ein vergnügtes, unbeschwertes Leben, was ich immer mehr genoss, trotz des sehr stressigen Studiums. Als das Studium abgeschlossen war und ich nicht mehr lernen musste, hatte mein Leben nur noch einen Inhalt: Vergnügen. Vor allem mit Männern.

Irgendwann wurde ich schwanger. Ich hatte gerade eine unverbindliche Affäre begonnen. Zu der Zeit nahm ich nicht die Pille, hatte mich aber in meiner Naivität nicht genügend über den Verlauf des weiblichen Zyklus informiert. Als ich nun den positiven Test sah, wusste ich sofort: „Nein, das will ich auf keinen Fall."

Ich hatte ja jetzt ein (meiner Meinung nach) großartiges Leben – das eines verantwortungsfreien Kindes, das den ganzen Tag spielen und Spaß haben kann –, mein Studium war längst abgeschlossen und ich hatte nur eine winzige Stelle angenommen, um viel freie Zeit zum Vergnügen und Faulenzen zu haben. Und das sollte doch durch ein Kind nicht zerstört werden!

Muttersein war damals für mich so ziemlich das Unattraktivste, was eine Frau aus ihrem Leben machen kann …

Damals glaubte ich auch an Seelenwanderung, der betroffene Mann auch, und so redeten wir es uns schön, das, was wir dann taten. Die Seele kann ja irgendwann gerne wiederkommen, sagten wir uns, kein Problem.

Die so genannte Beratung bei Pro Familia war eigentlich keine Beratung, muss ich heute sagen, sondern nur ein „ah, das ist also Ihr Wunsch, nun gut, also wir zeigen Ihnen, was zu tun ist." Es war keine Entscheidung. Entscheiden kann man sich nur zwischen mindestens zwei Möglichkeiten. Es gab aber für mich nur eine einzige.

Hätte mir damals jemand erklärt, dass ich im Begriff bin, einen Mord zu begehen! An einem wehrlosen Menschen … Hätte mir jemand von der Würde der Frau, besonders als Mutter, und was Ehe ist, was die Schöpfung ist, all das – erzählt, ich hätte zumindest doch die Chance gehabt, anders zu entscheiden, hätte vermutlich ja auch von vornherein ganz anders gelebt …

Nach dem Eingriff hatte ich Alpträume von Embryos, das legte sich dann aber, und ich verdrängte und vergaß. Eine nahestehende Person sagte mir ein paar Monate später, ich hätte etwas wie einen Panzer um mich herum bekommen. Doch was sollte ich dagegen tun? Dass das etwas mit der Abtreibung zu tun haben sollte, wäre mir niemals in den Sinn gekommen und hätte ich auch weit von mir gewiesen. So lebte ich mein Leben als vergnügungssüchtige Femme fatale weiter und geriet immer tiefer in diesen Strudel hinein.

Oft empfand ich mein Leben wie einen Traum oder besser, wie ein herrliches Abenteuer. Ich tat alles, wozu ich gerade Lust hatte.

Vier Jahre später, im Begriff, umzuziehen und eine neue Ausbildung zu beginnen, wurde ich erneut schwanger. Diesen Mann liebte ich überhaupt nicht, auch passte er in keinerlei Hinsicht zu mir. Aber ich dachte, oh nein, nicht noch eine Abtreibung. Also fragte ich ihn, ob er sich das vorstellen könnte mit dem Kind etc. Nein, konnte er nicht. Also war klar, was ich wieder tun würde. Als ich danach aus der Narkose erwachte, fühlte ich eine absurde Freude. Ach, ich war so erleichtert. Es tut sehr weh, das heute so zu schreiben.

Da ich nur diese Freude spürte und froh, so froh! war, das Kind nicht zu haben, sondern das wunderbare neue Leben in der großen Stadt – herrlich fand ich es –, bot ich bei Pro Familia sogar meine Mithilfe an, um betroffene Schwangere, die Angst vor nachfolgender Reue oder psychischen Problemen haben, zur Abtreibung zu ermutigen – da die Abtreibung für mich unkompliziert und positiv (!) gewesen war (ohne direkte Nachwirkung, zunächst).

Ach! Wie bin ich froh, dass es aufgrund von Zeitmangel nie dazu gekommen ist.

Da ich bald wieder einen Freund hatte, wollte ich jetzt klüger sein als vorher. Ich fand die Akupressurpunkte heraus, die man während einer Schwangerschaft keinesfalls reizen darf, da sonst evtl. frühzeitige Wehen ausgelöst werden. Wenn ich nun in einem Zyklus mal unsicher war, ob vielleicht was „passiert“ war, betätigte ich diese Punkte und löste so die Blutung aus. Ob das die Periode war oder eine abgebrochene Schwangerschaft, wusste ich ja nie und fühlte mich daher unschuldig. Es war ja quasi nur eine verspätete Periode, sagte ich mir.

Nun war ich unabhängig von Ärzten oder Apotheken. Ich machte einfach allein „mein Ding".

Niemals kam ich auf die Idee, dass ich vermutlich vielen kleinen Kindern das Leben nahm. Ich lebte damals noch immer religionslos und glaubte an mehrere Leben.

An die Abtreibungen dachte ich nicht mehr, und wenn, dann redete ich mir ein, es sei für alle doch das Beste so gewesen.

Obwohl es mir äußerlich gut ging mit meinem Leben, hatte ich öfter Probleme mit Stimmungsschwankungen. Die Phasen der Schwermut wurden immer stärker. Ich ging meinen Hobbys und sonstigen Interessen nicht mehr nach und fing langsam an, mich von Freunden und Bekannten zurückzuziehen. Auch merkte ich irgendwann, dass ich gar nicht mit kleinen Kindern umgehen kann. Ich begann, Kinder zu fürchten, weil sie mich verunsicherten.

Oft war ich nicht richtig anwesend, fühlte mich wie jemand, der alles von außen beobachtet. Manchmal wusste ich gar nicht, was ich überhaupt fühle. Und innerlich blieb ich irgendwie in der Entwicklung stehen, ging nicht mehr weiter.

Dazu kam eine gewisse Anziehungskraft für tote Dinge. Meine liebste Jahreszeit begann, wenn die Bäume alles Laub verloren hatten und draußen kein Zeichen von Leben mehr zu sehen, alles grau in grau, war. Ich liebte das! Und fürchtete den Frühling, die Knospen und Keimlinge waren für mich entsetzlich. Der Sommer stresste mich, all das Leben draußen war mir zu viel. Ich konnte mich noch nicht mal mehr wirklich über die Blumen freuen … Wenn ich wusste, bald kommt der Herbst, ging es besser. Der war mein Freund, mein Vertrauter! So war es tatsächlich.

Als ich älter wurde und alle um mich herum Familien hatten, begann das Thema Kinder ein Alptraum für mich zu werden. Es wurde langsam doch schmerzlich, zu wissen, dass es hätte anders sein können. Eine lange Phase des „Ach hätte ich doch" begann. Das war sehr, sehr schlimm. Es hält bis heute an.

Als ich zum Glauben kam, wurden mir dann weiter die Augen geöffnet über das, was ich getan hatte. Das war dann noch schmerzlicher.

Trotz Beichte kam ich mit dem Thema nicht zur Ruhe. Ich schleppte es weiter mit mir rum, und es ging mir immer schlechter damit.

Nun fing ich an, mir die Dinge in Erinnerung zu rufen. Das machte es nicht besser. Hätte ich doch nur, hätte ich doch nur …

Ich fing an, Gott anzuklagen. Warum hast Du mir niemanden über den Weg geschickt, der mich davon hätte abhalten können? Niemanden, der für mein kleines unschuldiges Kindlein Partei ergriffen und es gerettet hat, so wie man es ja öfter mal in christlichen Zeitschriften/Radio hört … Warum bin ich nicht Jahre früher zum Glauben gekommen, sondern erst jetzt, wo es für meine Kindlein zu spät ist? Warum ist mir damals kein Priester begegnet, der mich zurückgehalten hat?

Mit diesen und ähnlichen Fragen zermarterte ich mich immer mehr.

Als ich eines Tages bei Radio Horeb eine Sendung zum Thema Post-Abortion-Syndrom hörte, habe ich geweint, vor Erschütterung und Erleichterung. Ich fühlte mich so gesehen und verstanden. Und als von einem Seminar die Rede war – es hieß sehr treffend „Wege zum Schattenkind" –, wusste ich, da muss, MUSS ich hin, egal, was dem im Wege steht.

Das Seminar war das Wichtigste und Beste, was ich für mich in den letzten Jahren gemacht habe. Es hat angefangen, so manches in meinem Inneren zu sortieren. Es hat in manchen Bereichen Ruhe gegeben. Vor allem Hoffnung. Nämlich die Hoffnung, unsere lieben Kinder eines

Tages im Himmel wiederzusehen. Das lenkt den Blick in die Zukunft – statt des bleiernen Starrens in der Vergangenheit. Das hilft, sich vom „hätte ich doch" zu lösen. Und wir haben unseren Kindern Namen gegeben, das war bei mir ein großer Moment der Wende. Vorher war alles so namenlos. Ich ahne jetzt, dass es riesige Wunden sind, die wir uns zufügten. Es war etwas Entsetzliches, was ich da getan habe.

Immer wieder muss ich an mein armes Kind denken, wie es bei mir im Mutterleib, der doch Schutz hätte sein müssen, brutal ermordet, zerrissen, zerfetzt wurde. Ich habe ihm einfach das Recht auf sein Leben verwehrt! Habe ich eigentlich gedacht, ich sei Herr über Leben und Tod? …

Was wohl aus ihm geworden wäre, hätte ich es am Leben gelassen? Und was dann wohl aus mir geworden wäre!?

… Und sicher hat es unglaublich gelitten, körperlich, aber auch seelisch …

Und das alles habe ich auch noch mehrfach getan! Wie soll ich mir das vergeben? Klar, dass ich mit dieser Einstellung trotz Beichte nicht zur Ruhe und inneren Heilung gekommen bin.

Doch das hat nun angefangen. Ganz intensiv.

Nie habe ich die Kraft der Sakramente und überhaupt die Kraft des katholischen Glaubens so in Tiefe und Fülle wahrgenommen wie an diesen beiden Tagen. Besonders stark war es in der heiligen Messe, der Kommunion natürlich und bei der Anbetung.

Ich denke aber auch an die Frauen, die ähnliche Probleme haben und keinen Glauben haben, der ihnen so sehr helfen würde …

Aber schon allein andere Frauen kennen zu lernen mit denselben Problemen, sich mal aussprechen zu können, war sehr trostreich für mich. Als ich vom Seminar nach Hause fuhr, hatte ich für alles immer nur ein Wort. Danke. Ich konnte es nicht oft genug denken. Danke, danke.

Ich weiß, dass der Weg zur Heilung hiermit erst begonnen hat. Mag sein, dass es noch ein langer Weg ist. Aber was nun innerlich in Bewegung gekommen ist, ist so enorm, dass ich voll freudiger Hoffnung bin.

Margareta S.

Erfahrungsbericht der Ehe-, Familien- und Lebensberaterin Adelheid Kentrup

In den vielen Jahren meiner Beratungstätigkeit bin ich immer wieder mit Frauen und Männern konfrontiert worden, die mit den Folgen der Abtreibungsproblematik nicht zurechtkamen. Für gewöhnlich werden zunächst andere Schwierigkeiten vorgetragen und angesprochen, bevor die Betroffenen dann auf Nachfrage einräumen, dass sie unter dem Post-Abortion-Syndrom (PAS) leiden. Auf das PAS (Trauma nach Abtreibung) bin ich das erste Mal Anfang der 90er-Jahre in einem Gespräch mit der Autorin Karin Struck aufmerksam geworden. Seit dem ließ mich dieses Thema nicht mehr los und seine Relevanz wurde mir auch im Rahmen meiner therapeutischen Tätigkeit zunehmend deutlich. Durch Gespräche mit Frau Dr. Pokropp-Hippen, die eine ausgewiesene Fachfrau auf diesem Gebiet ist, und durch die Lektüre ihrer Ausarbeitungen, konnte ich mein Hintergrundwissen erheblich vertiefen und dieses dann in meinen Beratungsgesprächen hilfreich einbringen. Im Folgenden eine Auswahl gehäuft auftretender Fälle aus der Praxis: Ein Paar kam mit massiven Beziehungsschwierigkeiten in meine Praxis. Im Laufe der Zeit wurde evident, dass die Frau bereits zweimal vor der Eheschließung den Verdacht hatte, schwanger zu sein von ihrem Mann. Dieser konnte sich ein Leben mit Kindern zu der Zeit jedoch noch nicht vorstellen. Auf sein Drängen hin suchte sie ihren

Gynäkologen auf, der ihr ohne weitere Aussprache die so genannte „Pille danach“ verschrieb. Noch heute plagen die Frau Schuldgefühle, gepaart mit unterdrückter Wut gegen den Ehemann und den Arzt. Ein anderes Paar durchlebt während der Beratung die Höhen und Tiefen seiner Freundschaft. Es ergab sich, dass die Frau zeitgleich schwanger wurde. Sie war bereits Mutter eines Kindes aus einer anderen Beziehung. Somit war sie sich nicht schlüssig, ob sie das Kind austragen sollte. Ihr Lebensgefährte freute sich auf das Kind. In meiner Praxis erfuhren sie jede Unterstützung in dem Sinne, das Kind auszutragen. Nichtsdestotrotz suchte die Frau später eine öffentliche Schwangerschaftsberatungsstelle auf. Dort wurde sie in ihrer Unsicherheit bzgl. möglicher Probleme im Zusammenleben bestätigt, was sie letztlich dazu veranlasste, eine Abtreibung vornehmen zu lassen. Ihr Freund, der sich bis zum Schluss für die Aufrechterhaltung der Schwangerschaft eingesetzt hatte, war ob ihrer egoistischen Entscheidung über die Maßen enttäuscht und unglücklich, sodass er die Beziehung mit ihr nicht aufrechterhalten konnte. Ein anderes Paar konnte auf natürlichem Wege keine Kinder bekommen und entschloss sich deshalb zur In-vitro-Fertilisation (eine Methode zur künstlichen Befruchtung). Trotz mehrfacher Behandlung blieb der Kinderwunsch unerfüllt. Das hatte zur Konsequenz, dass das Paar weitere Versuche wegen der starken Belastung physisch und psychisch nicht mehr durchstehen wollte und konnte. Somit stand die Entscheidung an, was mit den restlichen – bereits befruchteten – Eizellen geschehen sollte. Es gab unterschiedliche Auffassungen darüber, wann menschliches Leben beginnt. Das wirkte sich enorm belastend auf beider Beziehung aus. Meine Erfahrungen lassen die Erkenntnis zu, dass reine psychotherapeutische Hilfen unzulänglich sind, um die Probleme der Betroffenen nachhaltig zu lösen. Ergänzend ist eine seelsorgerische Begleitung der Klienten hilfreich und notwendig, um mit dem Schuldproblem fertig zu werden. In solchen Fällen mache ich unter anderem auch aufmerksam auf das Seminar „Wege zum Schattenkind“. Denn dort haben Frauen und Männer die Gelegenheit, sich ohne Vorbehalte zu öffnen und die Schuldgefühle endgültig loszuwerden, indem sie mit Gott ins Reine kommen.

Vogel der Traurigkeit

Du, Vogel der Traurigkeit,
ich habe Dich gewärmt,
ich habe Dich getränkt,
Du hast von meinem Herzen gegessen.
Ich habe Dir meine Träume geschenkt
und mein Lachen.
Ich habe Dir meine Farbe gegeben
und meine Worte.

Du, Vogel der Traurigkeit,
mit einem Nest in meinen Gedanken,
fliege weiter, fliege fort
mit Deinen Kindern.
Es wird bald Winter sein
und eines Tages
soll es Frühling werden
ohne Dein Lied.

Gedicht 3: Vogel der Traurigkeit

Teil 2

Schwangerschafts-konflikt

Vor der Abtreibungsklinik

Fäustlestr. in München, 14. Mai 2010

Der Himmel ist grau wie ein bleiernes Leichentuch. Der Himmel weint leise viele Tränen.

Pfützen spiegeln die Tristesse ins Uferlose. Maria und ich laufen auf dem Gehsteig, welcher den Weg vor der Abtreibungsklinik pflastert. Maria kennt hier seit über zehn Jahren jeden Stein. Ich bete hier heute zum ersten Mal, war zuvor nur als kurzer Besucher da. Ich trage ein Schild um den Hals. Ein Foto mit dem Kopf eines neugeborenen Kindes, welcher zärtlich gehalten wird. Wie schützend liegen die Hände seitlich am Köpfchen. In den Räumen der ersten Etage wird solch ein Köpfchen mit der Zange zerquetscht, nur weil es einige Monate jünger und einige Zentimeter kleiner ist. Der reelle Wahnsinn mitten in einer Großstadt in Deutschland. Ein Fahrradgeschäft liegt auf dem Weg zur Toreinfahrt ohne Wiederkehr für ungeborene Kinder. Maria erzählt, dass sie hier oft Frauen stehen sieht, die minutenlang wie ins Leere durch die Schaufensterscheibe in das Ladenlokal starren. Sie stehen äußerlich ruhig, während innerlich die Entscheidung fällt zwischen Leben und Tod. „Leben und Tod lege ich euch vor …"

Neben der Toreinfahrt ist das Schild einer praktischen Ärztin. Sie grüßt Maria nicht mehr, da ein paar Mal ihre Patientinnen von Gehsteigberatern versehentlich angesprochen wurden. Sie möchte nicht das ungeborene Leben schützen, sondern ihre Einnahmequelle.

Gegenüber ist eine Kneipe. Sie wirkt wie ausgestorben an diesem Freitagmorgen. In der ersten Etage wird ein Fenster geputzt. Saubere Fensterscheiben, um das Haus mit der Toreinfahrt besser sehen zu können. Ein schmales, blasses Mädchen geht scheu an der Kneipe entlang und wirft kurz einen Blick zu uns herüber. Maria und ich stehen rechts und links an der Toreinfahrt. Es ist zugig und kalt, sehr kalt. Der Regen weint immer noch in die Pfützen, ich drücke meinen Rücken gegen die Hauswand, um vom Dach, so gut es geht, geschützt zu werden vor der Nässe. Das Sammelsurium der Namensschilder hinter mir zeigt Normalität und Grauen nebeneinander. Der Verlag, der Verein und Dr. Friedrich Stapf, Erdgeschoss und erste Etage.

Meine Aufgabe ist es, schweigend zu beten, während Maria versucht, Frauen anzusprechen, die durch die Toreinfahrt gehen wollen – sei es zur Beratung, sei es zur Abtreibung. Ich beginne mit dem schmerzhaften Rosenkranz und denke, dass ich selten so nah am Herzen der leidenden Gottesmutter unter dem Kreuz gebetet habe wie hier. Kurz ziehen Ängste durch meine Fantasie. Da könnte jemand ein Gewehr auf mich richten, wie ich mit dem Schild mit dem Kinderbild um den Hals hier an der Toreinfahrt bete. Oder auf Maria, die man in dieser Gegend kennt. Ein moslemisch gekleidetes Ehepaar geht vorbei und beide grüßen Maria mit Respekt.

Maria grüßt auf Urdu, der pakistanischen Muttersprache. Sie hat das siebte Kind des Ehepaares vor der Abtreibung gerettet.

Ein anderes Ehepaar kommt aus der Toreinfahrt: Der Mann stützt leicht die Frau, deren Gesicht leere Augen zeigt und eine Totenblässe. Er schiebt sie in ein Auto und fährt davon. Maria beantwortet meinen fragenden Blick: „Ja, die Frau hat gerade abgetrieben.“ Der Wind weht eisig in mein Gesicht und ich friere trotz mehrerer Pullover. Auch Maria zieht sich noch wärmer an. „Nirgendwo ist es so kalt wie auf dieser Straße“, so sagt sie.

Ich sehe vor meinem geistigen Auge die Statue eines römischen Gottes aus dem Heidelberger Schloss. Als dort vor zwei Jahren der Preis des Lebens verliehen wurde, zierte den Festraum dieser Gott, ein kleines

Kind mit groben Händen zum Munde führend. Damals dachte ich, dass dieser Raum mit dem kinderfressenden Gott nicht besser hätte gewählt sein können. Nun sah ich dieses Maul vor meinem geistigen Auge. Groß und gierig verschwand ein Kind nach dem anderen in seinem nimmer satten Schlund und fauliger Todesgeruch entstieg zwischen gelben Zähnen.

Hier sterben Kinder. Hier werden sie dem Todesengel in den Schlund geworfen.

Ein Auto hielt, drei Personen kamen über die Straße. Ein Paar in den Vierzigern und ein junges Mädchen hinter ihnen. Das Mädchen ging apathisch und stumm. Die Frau schaute auf das Bild vor meinem Körper und dann in meine Augen. Sie sah zutiefst traurig und beladen aus, beladen von Schuldgefühl. Auch Verzweiflung war in ihrem Blick. Sie hielt sich rechts und links die Hände an die Ohren, als ob sie nichts hören wolle. Maria rief ihr etwas nach, dass das Kind schon lebe. Schon war die Prozession in der Toreinfahrt verschwunden, um dem Todesgott das kindliche Opfer zu bringen. Der Mann hatte so normal ausgesehen. Wie viel Fassade kann wie viel Grauen verbergen?

Ein Mann ging mit seinem ernst wirkenden Sohn an uns vorbei. Maria wollte ihm Informationsmaterial zum Lebenlassen geben. Er sagte, sie anschauend, er habe nichts damit zu tun. Maria fragte: „Und warum kommen Sie da heraus?“ Er steckte sich eine Zigarette an und ging mit hoch gezogenen Schultern die Straße hinab, der Junge lief neben ihm. Später setzte er den Jungen in das Auto und ging allein durch die Toreinfahrt zu dem Haus, mit welchem er nichts zu tun hatte. Er kam mit einer bleichen Frau zurück, die im Sitz des Autos klein wurde. Der Mann fuhr fort. Das Geschwisterkind des Jungen war gerade gestorben.

„Der Du für uns das schwere Kreuz getragen hast …“ Maria wirkte wie verkrochen in die vielen Lagen ihrer Kleidung. Die Ringelstrickmütze auf ihrem Haar wollte nicht zu ihren traurigen Augen passen. Eine farbige Frau ging schnell allein Richtung Abtreibungspraxis. Maria wollte ihr Informationsmaterial geben. Sie wurde schroff auf Englisch angefahren. Wieder wurde es still.

„Ich glaube an Gott" – der Rosenkranz zur göttlichen Barmherzigkeit. Herr, wenn Du, weil Du barmherzig bist, schicke uns den Wandel der Herzen. Hier und jetzt. Lass nicht zu, dass hier und anderswo die wehrlosesten und unschuldigsten aller Menschen sterben. Lass nicht zu, dass all diese Seelen der Mütter und Väter vom Geist des Todes verdunkelt sind. Rette auch die Seele des Abtreibungsarztes und seiner Helfer, weil Dein Sohn auch für sie, gerade für sie, gestorben ist.

Wenn, ja wenn sie umkehren und bereuen. Was ist schwerer – dies oder Berge versetzen?

Mich streift etwas wie der Hauch eines Grußes. Es ist, als ob eine Kinderseele sich bedankt für das Gebet und Abschied nimmt, nachdem sein Körper und sein irdisches Schicksal aus dem Buch des Lebens gestrichen wurden.

Eine Sprechstundenhilfe kommt heraus, geht zurück. Die Kamera des Abtreibungsarztes ist weiter auf uns gerichtet. Maria geht kurz zum Zentrum. Ich stehe allein vor der Klinik. Was, wenn jetzt, genau jetzt, mein Wort, mein Blick, meine Geste lebensrettend richtig sein sollen? Abgeben, Loslassen: Nicht ich bin Herr über Leben und Tod. Ich kann nur mein Bestes versuchen. Maria kommt zurück und mit ihr ein Hauch von Wärme an diesen eiskalten Ort.

Ein Mädchen kommt, allein. Sie wirkt jung, hat weiche Züge. Etwas Freundliches, Lichtvolles geht von ihr aus. Sie will an Maria vorbei, wird von ihr angesprochen. Ich versinke noch tiefer in das Gebet: „der Du den Heiligen Geist gesandt hast". „Komm, Heiliger Geist, komm – durch das starke Herz der unbefleckten Mutter vom Sieg. Komm und hilf, komm und lass sich dieses Gespräch entwickeln." Maria schafft es, mit dem Mädchen ein Gespräch zu führen. Sie ist 19 Jahre jung, sie hat Montag einen Abtreibungstermin und will die Tablette holen, welche sie vor der Abtreibung einnehmen soll. Sie weiß, dass da ein Kind heranwächst, aber das sei der falsche Zeitpunkt. Sie beende gerade die Ausbildung. Ihr Freund, der sei so hin und her gerissen. Der habe Drogen genommen, als das Kind gezeugt wurde. Nun habe sie Angst, das Kind könne behindert sein. Ihre Mutter, die sei auch dagegen. Die habe gerade selbst eine Fehlgeburt gehabt und die Tante auch. Sie habe auch einen Cousin mit großgezogen und ihren kleinen Bruder. Sie wisse, wie viel Arbeit und Verantwortung das sei.

Maria spricht davon, dass es nach der Abtreibung einen Schatten auf ihrem Leben geben würde und dass die Gefahr bestünde, an den Folgen der Abtreibung psychisch zu erkranken. Sie bittet mich zu dem Gespräch hinzu. Ich bestätige die Gefahr der Erkrankung an den Folgen der Abtreibung und dass ich viele Frauen mit dem Post-Abortion-Syndrom behandle als Ärztin und Psychotherapeutin. Die Mutter sei so beherrschend, gegen die könne sie sich nicht wehren, meint Jaimie (Name geändert). Ich erwidere, dass man durch solch eine Krise auch an Reife und Autonomie im Umgang mit der Mutter gewinnen könne, dass eine psychotherapeutische Behandlung helfen könne. Maria beschreibt die Möglichkeit einer Unterbringung in einer Wohnsituation ohne die Mutter. Der Freund, so Jaimie, habe sowieso überlegt, mit ihr zusammenzuziehen. Er ist Handwerker, gerade im Einsatz bei einem Notfall. Er sei so unentschlossen in Bezug auf das Kind. Ich rate ihr, auf ihr Herz zu hören, dann würde sich sein Herz dem Ihrigen anschließen, wenn er sie liebt. Wir berichten auch von der Realität der Situation, dass sie die Grausamkeit der Tötung ihres ungeborenen Kindes über sich ergehen lassen müsse und somit auch ihr Kind und sich schützen dürfe. Sie erfährt, dass es Hilfen gibt, finanziell, menschlich. Sie wirkt so verloren. Ich mach meine Wunderbare Medaille vom Armband und schenke sie ihr mit den Worten, dass die Gottesmutter für alle besonders viele Gnaden verschenken dürfe, welche sich voll Vertrauen an sie wenden, und dass ich jeden Morgen für alle bete, welchen ich diese geweihte Medaille jemals gegeben habe. Nun gehörten ihr ungeborenes Kind und sie dazu. Sie freut sich und nimmt die Medaille und Infomaterial von Maria und von mir zur Medaille dankbar an. Maria rät ihr, alles gut in der Tasche zu verstauen, sonst würde es ihr in der Klinik wieder abgenommen. Im Stillen bete ich immer weiter, dass wir das Herz dieser jungen Frau nachhaltig erreichen können. Ich sehe vor meinem geistigen Auge ihre kleine Tochter und als ich ausspreche, dass ich glaube, sie würde eine Tochter bekommen, erfahre ich, dass ihr Freund auch diese Meinung hat. Maria fragt nach der Handynummer von Jaimie. Diese meint, sie dürfe nur wenigen ihre Telefonnummer geben, die Mutter verbiete es und ihr Guthaben sei fast weg. Maria lässt nicht locker und verspricht, ihr 15 Euro Guthaben zu schicken, wenn sie ihr die Handynummer gäbe und wählt auch sofort die Nummer, um ein Klingelzeichen zu hören. Sie möchte sichergehen, dass ein Kontakt möglich ist, und hat ihre Nummer Jaimie geschickt. Jaimie geht nun in die Abtreibungsklinik, um sich die tödliche Tablette zu holen. Wir haben sie über die Folgen der Einnahme aufgeklärt. Beim Abschied kommt sie auf mich zu und ich nehme sie in den Arm. Als sie gegangen ist, läuten die Glocken. Wir beten den Engel des Herrn. Unsere Zeit ist vorbei, wir gehen zurück zum Lebenszentrum. Beim Türken um die Ecke essen wir etwas Warmes. Eine Frau begleitet uns, welche vor acht Jahren ihr einziges Kind abtrieb und nach München gezogen ist, um neben ihrer Arbeit als Krankenschwester regelmäßig vor der Abtreibungsklinik zu beten. Sie erzählt von ihrem Traum in der Schwangerschaft, wo ein kleiner

Junge auf sie zulief und sie herzlich küsste. In ihrem Arm hat sie ihren Sohn niemals gehalten. Wir lauschen einem türkischen Lied und spüren die Kälte, welche nur langsam und schmerzlich vergeht.

Eine Geschichte an einem beliebigen Tag vor einem Ort des Todes in Deutschland.

Liebe Janine!

Liebe Janine!

Danke für Deine Nachricht und danke für das Vertrauen, das Du mir entgegenbringst. Du bist eine tolle Mutter für Deine zwei Kinder, das glaube ich.

Viele Frauen trauern wirklich nach der Abtreibung so sehr, dass sie den anderen Kindern nicht mehr gerecht werden können. Deine Kleinen brauchen doch eine stabile Mutter. Du hast mir gesagt, es war immer dein Traum, Hebamme werden zu wollen. Hebamme zu sein, ist eine Herausforderung, ein tägliches Engagement für das Leben. Du sagtest mir, dass Du zu diesem Kind keine Bindung hast. Glaube mir, viele Frauen haben gerade auch aufgrund der veränderten hormonellen Situation am Anfang keine Bindung zu dem Baby. Spätestens wenn es nach der Geburt auf deinem Bauch liegt, mit dem Mund Deine Brust sucht, wirst du weinen und nie bereuen, ihm das schönste Geschenk gegeben zu haben, das man als Mutter geben kann. Du hast Deinem Baby, obwohl ungeplant – das Leben geschenkt –, gegen alle Überzeugungen, die dich davon abhalten lassen wollen. Das ist viel mehr wert, als jetzt die Ausbildung zu machen. Du wirst ansonsten bei jeder Geburt, die Du begleitest, schmerzlich an Dein Baby erinnert. Wie willst Du eine Frau trösten, die z. B. mehrere Fehlgeburten hat, und Du weißt, dass Dein Baby hätte leben können? Glaub mir, Du kannst Dein Gewissen nicht überlisten. Hebamme heißt auch weise Frau. Ich war in Afrika, dort werden die Hebammen als die Mütter Afrikas bezeichnet. Eine Hebamme ist nur dann kompetent, wenn sie viele Kinder hat.

Du hast mir gestern gesagt, dass Du so sehr hoffst, dass Du eine Fehlgeburt hast, damit Du keine Schuld hast. Aber es geht nicht weg. Ich weiß nicht, an was Du glaubst, aber ich glaube daran, dass Dein Baby Dich erwählt hat, um dieser Welt HALLO sagen zu dürfen. Dass es jetzt gerade in Deiner Gebärmutter schwimmt, dass sein kleines Herzchen gerade unter Deinem schlägt. Vielleicht schläft es auch gerade oder zieht an

der winzigen Nabelschnur. Egal, was es gerade tut, es ist geborgen. Mutter sein bedeutet LEBEN, bedeutet SCHUTZ. Das ist wesentlich. Es ist wesentlich, wenn Du Deinen Kindern eine Geschichte vorliest, wenn Du ihre glücklichen Gesichter siehst und sie dir sagen: „Mama, ich hab dich lieb!“ Gib Deinem Baby die Chance, das zu Dir sagen zu dürfen. Ich will nicht, dass Du in einigen Monaten denkst: „Jetzt würde es mich anlächeln!“ „Jetzt würde es laufen lernen!“ oder „Jetzt würde es mit seinen Geschwistern spielen!“ Du wirst es suchen und nicht finden. Es wird im Traum zu Dir kommen und Du wirst erwachen mit der harten Realität, dass es nur ein Traum war.
Wenn Du morgen abtreibst, wird Deinem Leben die Farbe genommen. Du treibst auch Deine Beziehung mit ab. Deinen Partner, denn es ist 50 % er, der in Eurem Baby lebt. Eure Beziehung wird zerbrechen. Ich bin zwar jetzt schon Hebamme – dein Traumberuf –, aber ich habe noch nie ein Baby in den Armen gehalten, das ich geboren habe. Dafür beneide ich Dich. Ich hatte oft Tränen in den Augen, wenn ich den Müttern nach der Geburt das Baby auf den Bauch gelegt habe. In diesem Momenten vergaß ich alles andere. Es gab einfach nur diese Einheit „Mutter-Baby-Liebe-Leben!“ Das ist das Geheimnis und das schönste, das es gibt. Gib diesem winzigen Geheimnis, das Leben heißt und bereits in Dir ist, diese Chance. Gib Deinem Baby die Chance, Dich umarmen zu dürfen und Dir mit jedem Lächeln zu danken, dass du es leben lässt!

Du fragtest mich nach Folgeschäden und Zahlen bei einer Abtreibung etc. Lass mich Dir dazu Folgendes erklären: Also, kurz gesagt, kann man bei der Abtreibung Früh- und Spätkomplikationen unterscheiden. Nicht alle Komplikationen werden gemeldet, daher schwanken die Angaben darüber. Die Frühkomplikationen wie Durchstechen der Gebärmutter, Verletzung von den Nachbarorganen wie Darm, Blase, Eierstöcke, Eileiter etc. dürften bei einer von zehn Frauen auftreten. Es sind nur die gemeldeten, tatsächlich werden es mehr sein. Dauerblutungen treten noch häufiger auf, da das Kind ja mit seinem ernährenden Gewebe von der Gebärmutterwand abgetrennt wird, und an der Stelle werden Gefäße eröffnet, die die Natur so nicht eröffnen würde. Das kann zur Notwendigkeit von Bluttransfusionen führen. Auch Todesfälle von Frauen sind im vergangenen Jahr bei Abtreibungen aufgetreten, wohlgemerkt, bei den offiziell gemeldeten Abtreibungen!
Die Entzündung der Gebärmutter und Eileiter mit nachfolgender möglichen Unfruchtbarkeit tritt ebenso häufig auf. Ebenso Zerreißungen des Gebärmutterhalses, Lungenembolie durch venöse Thromben, Luft oder Fruchtwasser. Zu den postoperativen Komplikationen zählen: Infektionen der Gebärmutter und Eileiter mit folgender Unfruchtbarkeit, auch Bauchfellentzündung, zurückgebliebene Reste des Kindes/Plazentagewebes mit Blutung und Infektionen. Zu den Spätkomplikationen zählen: Zunahme von Fehlgeburten und Frühgeburten, Halteschwäche des Gebärmutterhalses durch die Eröffnung bei der Abtreibung. Durch die Frühgeburtsneigung in späteren Schwangerschaften besteht eine erhöhte Neigung zu Behinderung folgender Kinder, da die Frühgeburtlichkeit eine erhöhte Rate an Hirnblutungen des unreifen Kindes mit sich

bringt. Über die psychischen Folgen gibt es eine Untersuchung der TU München, bei der die Mehrzahl der Frauen die Abtreibung rückgängig machen wollten und beim Anblick schwangerer Frauen und Kinder an den eigenen Abbruch erinnert wurden, ständige Ziellosigkeit, psychotische Waschzwänge und Gefühllosigkeit traten auf. Die psychischen Krisen reichten nach der Abtreibung von tagelangem Schweigen bis zu jahrelangen Alpträumen. Die Autoren kommen zu folgendem Schluss: „Schwangerschaftsabbruch – das heißt wohl nicht nur die Schwangerschaft, das Leben des Kindes vorzeitig abbrechen, das bedeutet wohl korrelierend dazu für die Frau, ein Stück ihres eigenen Lebens abzubrechen, einen Teil ihrer Identität und Integrität, ihrer Lebensfülle und verschenkenden Lebenskraft zu verlieren."
Wenn man das alles weiß, kann ich mir nicht vorstellen, wie man jemanden so etwas wünschen oder empfehlen kann. Wenn Du abtreibst, wirst Du Dich leer fühlen – im wahrsten Sinne des Wortes.

Wach auf Janine – tu Dir das nicht an! Ich wünsche Dir nicht, dass Deine Welt grau wird nach der Abtreibung. Ich will nicht, dass Du zu Deinem Baby sagen wirst! „Wo bist Du?" und die Antwort wird Schweigen sein. Es soll Dir antworten können „Mama, ich komme gleich, ich spiele gerade mit meinen Geschwistern!"

Deinen Berufswunsch kannst Du doch immer noch realisieren, wenn dein Baby etwas größer ist. Ich helfe Dir, wo ich kann. Auch in Deiner finanziellen Notlage können wir Dir helfen. Wenn Du emotional stark bist, kannst Du fast alles erreichen. Verschiebe einfach die Ausbildung, die beste Ausbildung zur Hebamme ist sowieso die eigene Schwangerschaft und Geburt. Du kannst Dein Baby auch mir geben, während Du in der Ausbildung bist. Es gibt viele Alternativen – wähle nicht den Tod – das ist keine Alternative. Du kannst mich jederzeit anrufen. Ich fahre auch zu Dir, egal, wo Du bist.

Höre auf Dein Herz, höre auf die Stimme Deines Babys. Es kommuniziert über Dein Gewissen mit Dir. In dem Buch „Der kleine Prinz" steht Folgendes: „Man sieht nur mit dem Herzen gut – das Wesentliche bleibt für die Augen unsichtbar!" Dein Herz schlägt nicht nur automatisch über Deinem Baby, es schlägt im Einklang mit seinem Herzen. Ich liebe Dein Baby und ich sehne mich danach, es einmal sehen – lächeln sehen – zu dürfen.

Vergiss Schmerzen – Depression – Leere – Aggression – Trauer – Gewalt – Hoffnungslosigkeit – Schuldgefühle – Tod.

Wähle Liebe – Freude – Glück – Zukunft – Hoffnung – Lächeln – Zuversicht – LEBEN!

Ich denke an Dich.
Maria

Das Lächeln des Kindes

Das Lächeln des Kindes,
zahnlos und hell,
fiel wie ein Schatten
auf ihr Gesicht.

Die Augen des Kindes
strahlten sie an
und lasteten schwer
auf ihren Zügen.

Hart, wie gemeißelt,
stand ihr ein Gedanke
auf die blasse
Maske geschrieben.

Das Lächeln des Kindes
nahm ihr die Farbe
und sein zartes Leben
ließ sie erstarren.

Ihre Augen
sprachen
von dem Kind,
das sie
abgetrieben.

Gedicht 4: Lächeln des Kindes

Du fehlst mir

Du fehlst mir, wenn ich erwache!

Du fehlst mir, wenn ich schlafe, wenn ich glücklich bin und wenn ich weine.

Wenn ich über grüne Wiesen laufe, die Blumen sich im Winde biegen, stelle ich mir vor, Du würdest sie für mich pflücken.

Wenn Einsamkeit mein Herz durchzieht, stelle ich mir vor, Du wärest bei mir und würdest es wärmen, nur dadurch, dass ich Dich lieben darf.

Wo bist Du, wer bist Du?

Wird meine Sehnsucht je gestillt?

Ich suche Dich im Wald, im blauen Himmel, in den bunten Blumen, in Gesichtern von Kindern, doch Du bist mir fern …

Ich suche Dich in meinen Träumen, doch Du zeigst mir niemals Dein Gesicht.

Ich suche Dich in meinen Gedanken, doch ich kann sie nicht ordnen, weil Schmerz und Trauer der Gedanke ist, der alle anderen dominiert.

Ich suche Dich in meinem Wesen, doch mein Wesen trägt den dunklen Schatten deines Todes.

Ich suche Dich in meinem Lächeln, doch in diesem Moment erstirbt es.

Ich suche Dich auf dem Friedhof, doch der Friede dort ist nicht der Deinige, weil Du nicht einmal im Tod gewürdigt wurdest.

Ich suche Dich in mir, doch ich habe Dich verlassen, als Du mich so dringend brauchtest.

Ich suche Dich in der Liebe zu meinem Partner, doch auch sie trägt den Schatten Deines Todes.

Manchmal abends, wenn ich an der Einsamkeit drohe zu zerbrechen, setze ich mich an einen Bach und beobachte den Fluss des Wassers.

Dann schaue ich in die Sterne und suche den Zugang zu meinem Herzen, der verschüttet ist durch die Tränen, die ich um Dich geweint habe.

Dann, wenn ich komplett den Glauben an mich verliere und den Glauben daran, jemals frei zu sein … wenn existenzielle Verzweiflung mich überkommt und ich nach Dir rufe …

Dann spüre ich dich mit unendlicher Sanftmut in meinem Herzen, spüre deine Traurigkeit über die Zeit, die uns gemeinsam geraubt … und es ist mir, als würdest Du mir in den sanften Wellen des Wassers, in den strahlenden Sternen am Himmel und dem Wind, der mein Gesicht berührt, sagen: Mama, steh auf und lebe, denn ich bin verzeihend bei Dir alle Tage, bis wir uns wieder begegnen!

Anonym

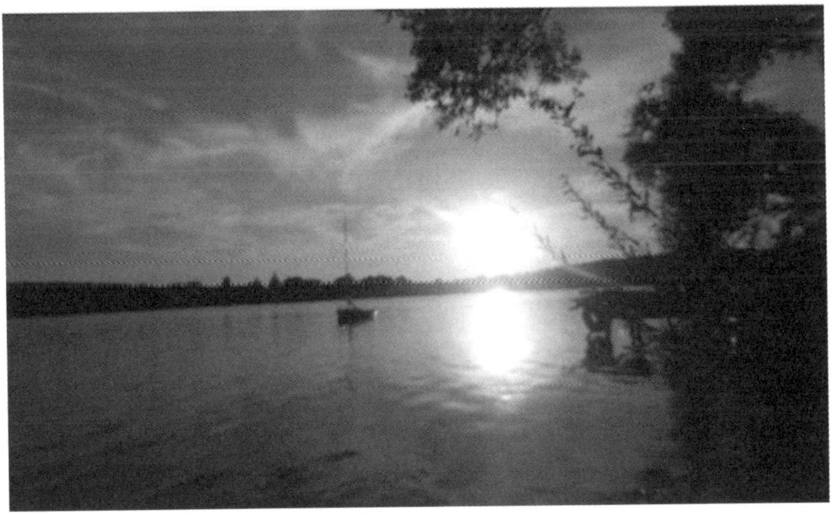

Abbildung 9: Abendstimmung, A. P.-H.

Vortrag:

Die Bedeutung der frühen Bindungs- und Beziehungserfahrung

Im Folgenden möchte ich ein Plädoyer für die Familie als natürlichem Ort der Entwicklung eines Kindes halten. Ich verstehe in diesem Artikel unter Familie das Zusammenleben von Vater und Mutter mit einem oder mehreren Kindern. Die grundlegenden Erkenntnisse der Entwicklungspsychologie seit ihren Anfängen legen dieses traditionelle Lebenskonzept zu Grunde. Nachdem sich in den letzten Jahrzehnten viele verschiedene Formen des Zusammenlebens von Kindern mit Erwachsenen in Beziehungen von einem Elternteil mit dem Kind oder Patchworkfamilien entwickelt haben und untersucht wurden, sollen in den folgenden Ausführungen auf dem Hintergrund der Bindungs- und Entwicklungspsychologie die spezifischen Vorteile einer funktionierenden Familie im beschriebenen Kontext beleuchtet werden.

Entwicklungspsychologie zur frühen Bindung

John Bowlby (1907–1990) untersuchte als Psychiater und Psychoanalytiker die Determinanten unterschiedlicher Bindungsmuster. Er fragte sich, inwieweit die kindliche Persönlichkeitsentwicklung durch die Eltern beeinflusst wird. Er zitiert, dass Mary Ainsworth und Kollegen erstmals 1971 drei Bindungsmuster einschließlich der damit verbundenen familiären Faktoren beschrieben haben.[8] Er schreibt: „Kinder mit ‚sicherer'

[8] John Bowlby, Die Determinanten unterschiedlicher Bindungsmuster, in: Bindung als sichere Basis, Ernst Reinhard Verlag, München (2008), S. 101.

Bindung wissen, dass ihnen ihre Eltern in Stress- oder Angstsituationen emotional und tatkräftig zur Seite stehen, ein ihrem Explorationsdrang förderlicher Rückhalt, den in den ersten Lebensjahren meist die Mutter bildet, indem sie feinfühlig auf die Signale ihres Kindes reagiert und sich ihm liebevoll zuwendet, es insbesondere schützt und/oder tröstet.

Kinder mit ‚unsicher-ambivalenter' Bindung leben dagegen in der Ungewissheit, ob und wenn ja, wann sie auf ihre Eltern zählen können, weshalb sie Trennungsängste entwickeln, ‚klammern' und nur selten Explorationsdrang zeigen. Kinder mit ‚unsicher-vermeidender' Bindung wissen hingegen, dass sie von ihren Eltern nur Ablehnung zu erwarten haben, weshalb sie fortan auf Zuneigung und fremde Hilfe zu verzichten suchen, nach psychischer Autarkie streben und später mitunter eine ‚narzisstische Persönlichkeitsstörung' oder ein ‚falsches Selbst' (Winnicott 1960) attestiert bekommen, ein den eigentlichen Konflikt kaschierendes Bindungsmuster, das aus einer permanenten, vor allem in Konfliktsituationen wiederholt auftretenden Ablehnung seitens der Mutter resultiert."

Markus Spieker zitiert in einem Interview zu seinem Buch: „MONO – Die neue Lust auf Treue"[9], dass mehr als 50 Prozent der standesamtlich in Deutschland geschlossenen Ehen nicht geschieden werden. Was aber bedeutet das Scheitern der Familie für die Kinder?

J. Bowlby schreibt: „Die beste Verhütung einer Deprivation erfolgt dadurch, dass das Kind in seiner eigenen Familie aufwächst; daher müssen die Maßnahmen gefördert werden, welche die Familienerziehung sicherstellen: Wenn eine Gesellschaft um das Wohl der Kinder besorgt ist, muss sie auch für die Eltern etwas tun."[10]

---

[9] M. Spieker, Die neue Lust auf Treue, Pattloch-Verlag 2011, Interview PUR-Magazin Nr.4, 2011, S. 15.

[10] John Bowlby, „Frühe Bindung und kindliche Entwicklung", Ernst Reinhard Verlag, München 6. Auflage 2010, S. 83.

Klaus E. Grossmann beleuchtet in seinem Artikel „Perspektiven der Bindungsforschung" die Ergebnisse seit John Bowlbys Untersuchungen in den 40er-Jahren des letzten Jahrhunderts. Im Jahre 2003 waren Forscherinnen und Forscher, welche die Bedeutung von lebenslangen Bindungen im Leben von Kindern zum Teil bis über das 20. Lebensjahr hinaus untersuchen zu einer Konferenz über „Attachment from Infancy and Childhood to Adulthood" zusammengekommen. Grossman schreibt: „Das Bild, das nach nunmehr 50 Jahren Bindungsforschung entstanden ist, ist ebenso vielschichtig und differenziert wie überzeugend klar und deutlich. Unsere eigenen Untersuchungen zeigen, dass psychische Einschränkungen bis zum 22. Lebensjahr statistisch signifikant mit ungünstigen Bindungserfahrungen zusammenhängen. Die empirischen Belege mehren sich dafür, dass psychische Sicherheit vor allem durch eine mütterliche Feinfühligkeit und die Anerkennung des Kindes als ein fühlendes, denkendes und schützenswertes Wesen entsteht sowie durch die Fähigkeit, sich in die Lage des Kindes zu versetzen und ‚mind-minded' zu sein (Meins 1997 a, b; 1999).

Auch wird sie durch väterliche Unterstützung und durch die allmähliche sprachliche Verinnerlichung von Zusammenhängen zwischen Gefühlen der Innenwelt und ihren entsprechenden Ereignissen in der Außenwelt herausgebildet. Dies ist eine grundlegende vorteilhafte psychische Ressource für individuelle konstruktive Anpassung an unvorhergesehene Widrigkeiten … Psychologische Sicherheit, Verlässlichkeit und Vertrauen in Bindungspersonen in der Kindheit ist kostbar und unersetzlich."[11]

Der Mensch ist ein soziales Wesen, welches von seiner frühesten Entwicklung an lebensnotwendig auf Bindung hin angelegt ist. Der

[11] Klaus E. Grossmann, in: Frühe Bindung, Entstehung und Entwicklung, hrsg. von Lieselotte Ahnert, Ernst Reinhard Verlag, München 2004, S. 39,40.

Entzug von Bindung geht für den Säugling mit schweren Entwicklungsstörungen bis hin zum Tod einher.

Arbeiten von René Spitz (1887–1974) zeigten diesen Zusammenhang auf. In seinem in der französischen Originalausgabe im Jahr 1954 erschienenen Buch „Die Entstehung der ersten Objektbeziehungen" beschreibt er, wie grundlegend für die Entwicklung der Fähigkeit zur Objektbeziehung die ersten Jahre im Leben eines Menschen sind. Zu Beginn des Buches benennt er als den Gegenstand der Entstehungsgeschichte der ersten Objektbeziehung die Beziehung zwischen Mutter und Kind.[12] Er schreibt: „Während des ersten Lebensjahres ist es die Mutter, der menschliche Partner des Kindes, die als Mittler jeder Wahrnehmung, jeder Handlung, jeder Erkenntnis dient." Weiter führt er aus: „In der Mutter-Kind-Beziehung stellt die Mutter den Umweltfaktor dar; man kann auch sagen, dass die Mutter der Repräsentant der Umwelt ist.

In einer tabellarischen Darstellung korreliert Spitz die Haltung der Mutter zum Kind mit Krankheiten des Säuglings und benennt als Grundlage dieser Störung den Liebesentzug. Der Mangel an liebevoller, aufmerksamer Zuwendung beeinflusst entscheidend die Entwicklung der Ich-Identität und der Ich-Stärke. Die Schwächung des Selbstwertes ist eine Folge der Ich-Schwächung und geht mit einer Schwächung der Konfliktfähigkeit, der emotionalen Belastbarkeit, des Ur-Vertrauens, einher. Ausgehend von Kulturvergleichen des frühkindlichen Erlebens, untersuchte René Spitz die Entwicklung der menschlichen Kommunikation und der Sprachentwicklung auf dem Hintergrund der Wechselbeziehung zwischen Mutter und Kind im ersten Lebensjahr. Er unterteilt diese Alters- und Reifeabschnitte in drei Stadien. Affektive Indikatoren wie das soziale Lächeln (2./3. Monat), Fremdenangst (7./8. Monat) oder

---

[12] René A. Spitz, Die Entstehung der ersten Objektbeziehungen, Klett-Cotta, Stuttgart, 5.Aufl. 1992, S. 14.

die Geste des Nein (15./18. Monat) zeigen die Entwicklung auf. Eine Störung der Mutter-Kind-Beziehung kann sich äußern in aktiver oder passiver Ablehnung des Kindes, Überfürsorglichkeit, Überängstlichkeit, abwechselnder Feindseligkeit und Verwöhnung oder mit Freundlichkeit verdeckter Ablehnung. Dieser Mangel an Objektkonstanz wird vom Kind als Bedrohung der Objektbeziehung erlebt. Die Folge können psychische und psychosomatische Störungen sein, welche von chronischem Erbrechen ohne organisches Korrelat über die atopische Dermatitis der Haut bis zur anaklitischen Depression und dem Vollbild des Hospitalismus reichen.

Der Freud-Schüler René Spitz ging bei seinen Überlegungen von den grundlegenden Erkenntnissen seines Lehrers Sigmund Freud aus. Zum Verständnis der Entwicklungsmodelle gehe ich auf die Darstellung der Entwicklungspsychologie und typischer Krankheitsbilder bei Mangelerfahrungen in den entsprechenden Entwicklungsphasen ein.

Der Wiener Arzt Sigmund Freud (1856–1939) entwickelte das Modell der Triebtheorie und erkannte, dass psychische Prozesse auf dem Fluss von Energie beruhen. Er sah diese gespeist durch angeborene Triebe wie den Sexualtrieb und den Aggressionstrieb. Freud entwickelte das Modell des Bewussten (aufmerksamkeitsgesteuert) und Unbewussten (unzugänglich, Ausnahme: Träume) und sah die Psyche gegliedert in: ES als unbewussten Anteil und Herkunft der Triebe, Ich (teils bewusst, vermittelt zwischen Realität und Es, rational) sowie Über-Ich (Moralinstanz, kontrolliert das Ich, teilbewusst). Seine Stadien der psychosexuellen Entwicklung fanden weite Verbreitung. Das Verständnis für entwicklungspsychologische Zusammenhänge sowie die Bedeutung der Erfahrung von Geborgenheit und emotionaler Nähe (Objektkonstanz) in den ersten Lebensjahren soll so deutlicher werden. Anhand einer Tabelle aus dem Buch „Psychotherapie“ von Rudolf Klussmann[13] gehe ich erläuternd auf die einzelnen Entwicklungsstufen ein.

Psychosexuelle Entwicklung und phasentypische Störungen

Intentionale oder sensorische Phase

In der intentionalen oder sensorischen Phase (erste Lebenswochen) ist das Leitorgan die Haut (Tiefensensibilität). Die kommunikative Funktion erfolgt primär über die Atmung.[14] René Spitz schreibt: „Das Thema der Beziehung ist: Ich und Welt. Das neugeborene Kind kann die Umwelt nicht von seinem Körper abgrenzen. Die Reizschwelle ist noch stark erhöht, das Kind ist auf seine Selbstwahrnehmung beschränkt. Die Reaktionen erfolgen auf die Wahrnehmung der Bedürfnisse, welche dem Kind von seinem Körper gemeldet werden.“[15] „Bis zum Beginn des zweiten Lebensmonats erkennt der Säugling weder die Brust noch die Flasche. Er erkennt das Signal der Nahrung (Brustwarze, Schnuller der Flasche) nur, wenn er hungrig ist und es in seinen Mund eingeführt wird. Um das Ende des zweiten Monats jedoch erhält der Mitmensch eine einzigartige Stellung unter den ‚Dingen‘ in der Umwelt des Säuglings. Nun nimmt der Säugling das Herannahen des Menschen optisch wahr.[16]“

„... Wir haben mit Hilfe unserer Beobachtungen festgestellt, dass das Kind an der Mutterbrust während des Stillens unentwegt das Gesicht der Mutter fixiert, ohne die Augen abzuwenden, bis es schließlich an der Brust einschläft. Bei Flaschenkindern ist dieses Phänomen nicht

[13] Rudol Klussmann, Psychotherapie, Springer Verlag, 2. Auflage 1993, S. 21.

[14] S. Fußnote 7, S. 16.

[15] S. Fußnote 6, S. 21.

[16] S. Fußnote 6, S. 23.

so regelmäßig zu beobachten."[17] In dieser frühen Phase wird der Grundstein für die Entwicklung des Urvertrauens gelegt.[18] Das Urvertrauen ist wiederum die Basis, um dem Leben und seinen Anforderungen und Krisen mit genügend Selbstvertrauen begegnen zu können. Der Analytiker Heinz Kohut (1913–1981) sprach in Bezug auf die Psychodynamik der neurotischen Depression von dem Phänomen, „auf der Suche nach dem Glanz im Auge der Mutter"[19] zu sein, wenn die Betroffenen immer wieder nach Anerkennung und Selbstaufwertung beim anderen suchen und nicht finden können. Diese Phase der ersten Wochen ist die Phase der Symbiose zwischen Mutter und Kind. Wichtig sind Ruhe, Geborgenheit und Wärme. Eine Störung in dieser Phase kann eine schizoid gefärbte Neurosenstruktur nach sich ziehen mit Angst vor Nähe und vor Hingabe.[20] Es scheint mir ein typisches Phänomen unserer Zeit beschrieben zu sein: Wie viele Beziehungen zerbrechen aus Angst vor Nähe und Angst vor Bindung, vor Hingabe, vor Übernahme von Verantwortung. Dies gilt sowohl für die Beziehung zwischen erwachsenen Individuen als auch für die Bindungs- und Beziehungsängste zwischen Mutter und ungeborenem Kind, welche nach meiner Einschätzung ein häufiger Grund für Schwangerschaftskonflikte und Abtreibungen sind. Die hohe Zahl der Abtreibungen kann dann als paradigmatisch für die Bindungs- und Beziehungsschwäche unserer Gesellschaft verstanden werden. Typische psychosomatische Erkrankungen bei Störungen in der intentionalen Phase sind Asthma bronchiale und Hauterkrankungen.[21] Das Kind reagiert also mit Krankheitssymptomen über die Anteile des

[17] S. Fußnote 6, S. 24.

[18] S. Fußnote 7, S. 16.

[19] S. Fußnote 7, S. 101.

[20] S. Fußnote 7, S. 17.

[21] S. Fußnote 7, S. 17.

Körpers, welche als Ausdrucks- und Empfindungsorgane phasentypisch im Vordergrund stehen.

Die orale Phase (0. – 1. bis 1,5 Jahre)[22]

In dieser Phase ist das Leitorgan der Mund. Die kommunikative Funktion besteht in der Nahrungsaufnahme. Die Beziehung ist gekennzeichnet durch die Themen: „Ich – Du, mütterliche Welt". Der Säugling fühlt sich angenommen und zufrieden, wenn er genug zu essen bekommt. Er beginnt, die Welt durch Greifen zu begreifen. Diese Erfahrung bedeutet das erste Erleben von Machtzuwachs, von Eigenmacht. René Spitz beschreibt, wie im dritten Lebensmonat das Lächeln des Säuglings beim Anblick des Gesichtes als Erstes aktive, gerichtete und intentionale Kundgebung zeigt, dass sich das Kind aus der frühen Passivität in ein immer aktiveres Verhalten entwickelt.[23] Die Sprachbildung, am Ende des ersten Lebensjahres beginnend, befähigt das Kind, durch Laut- und später Wortbildung seine Objektbeziehung zu erweitern. Das Kind reift von der Wahrnehmung seiner Selbst als Objekt zur Kommunikation mit einem in der Außenwelt existierenden Objekt über das zunächst spielerische Phänomen der Wortbildung. Es ist verständlich, dass diese sensible Phase der Interaktion zunächst wenig Irritationen durch ständig wechselnde Haupt-Bezugspersonen verträgt. Das Kind erweitert vom Kontakt des Blickes auf die Mutter beim Stillen/Füttern mit den Blicken den Kontakt mit den Laut-und Wortbildungen und braucht eine stabile, vertraute Objektbeziehung. In der oralen Phase wird die Lebenseinstellung des Optimisten oder des Pessimisten, des Vertrauen- oder Nicht vertrauen-Könnens grundgelegt.

Bei Störungen entwickelt sich eine depressive Neurosenstruktur mit

[22] S. Fußnote 7, S. 17.

[23] S. Fußnote 6, S. 25.

großer Objektabhängigkeit. Bei solch einer Abhängigkeit ist das Loslassen, der Wandel, nur schwer zu leben. Es besteht eine Neigung zu Sinnlosigkeit als Einstellung gegenüber dem Leben und Hoffnungslosigkeit sowie eine Angst vor der Ich-Werdung. Bei den sich als Folge einer Störung in der oralen Phase im Laufe des Lebens entwickelnden psychosomatischen Krankheitsbildern sind Erkrankungen des oberen Verdauungstraktes und Essstörungen typisch.

Die anale Phase (1–1½ bis 2½ bis 3 Jahre)[24]

Das Leitorgan in dieser Phase ist der After, die typische kommunikative Funktion sind die Ausscheidungen („Töpfchensituation"). Die Beziehung entwickelt sich vom Ich zum Selbst. Wichtige Themen dieser Entwicklungsphase sind: Hergeben / schenken – verweigern / behalten, sich gehen lassen – sich beherrschen, etwas produzieren, Rückzug auf die eigene Intimität, Kategorien der Zeit und der Ordnung. Bei Störungen ist die Ausbildung einer zwanghaften Neurosenstruktur typisch einhergehend mit Zwangsideen, übertriebener Ordnungsliebe und Pedanterie sowie Unfähigkeit zur Entscheidung. Typische Folgeerkrankungen bei Störungen in dieser Zeit auf der psychosomatischen Ebene sind Erkrankungen des unteren Verdauungstraktes (z. B. Colitis ulcerosa), Stottern, Tics, Zittern, Krankheiten des Bewegungsapparates, Bluthochdruck, Migräne, Potenzstörungen, Angst vor Hingabe.

Die ödipale (phallische) Phase (3½–6 Jahre)[25]

hat als Leitorgan das Genitale. Die kommunikative Funktion hat den Körper im Mittelpunkt. Die Beziehung ist zentriert auf Ich und Wir. In dieser Phase findet die Konstellation des Ödipuskomplexes statt. In

---

[24] S. Fußnote 7, S. 17.

[25] S. Fußnote 7, S. 18.

der Identifikation mit dem gleichgeschlechtlichen Elternteil wird das bewusste Erleben des Geschlechtsunterschiedes manifestiert. In der klassischen Psychologie wird die ödipale Phase so verstanden, dass der Sohn die Mutter begehrt und mit dem Vater rivalisiert. Da er die Mutter jedoch nicht gewinnen kann, löst er den Konflikt durch eine Versöhnung mit dem Vater und Identifikation. Das Thema des Vaters wird in dieser Entwicklungsphase sehr bedeutsam. Die Triangulierung, wie Ernst Abelin sie 1971, vorstellte meint, dass das Kind von der Mutter als erster und bedeutungsvoller Bezugsperson ausgeht. Der Vater wird laut Abelin vom Kleinkind „ersehnt", um sich von ihm die Welt außerhalb des mütterlichen Bereiches zeigen und erschließen zu lassen. Ist die Beziehung zur Mutter zu eng oder zu enttäuschend, so bekommt der Vater die Position des „Dritten", der eine Distanz ermöglicht, ohne dass die Mutter endgültig verlassen werden muss. Mit Hilfe des Vaters kann das Kind lernen, dass die Loslösung von der Mutter nicht illoyal ist, nicht das Fallen ins Nichts bedeutet und dass aggressive Gefühle gegenüber der Mutter erlaubt sind. Der Dritte (der Vater) hilft also dem Kind, über die Unvollkommenheit des dyadischen Partners (der Mutter) hinwegzukommen. So kann es die gegensätzlichen Gefühle von Liebe und Aggression gleichzeitig bestehen lassen und ertragen lernen. Der „Trennungs-Individualisierungsprozess" bezeichnet den Prozess der Erweiterung der Dyade zur Triade. Indem der Vater dem Kind als triangulierender Dritter zur Verfügung steht, hilft er ihm, den symbiotischen Konflikt mit der Mutter zu lösen, bereitet den Weg für Ablösung und Individuation.[26] Unter einer misslungenen Triangulierung versteht man,

[26] http://de.wikipedia.org/wiki/Triangulierung_(Psychologie) 3.4.2011, Quellen, dort Literatur: Ernst Abelin (1971): the Role of The Father in the Seperation-Individuation Process. IN: Separation-Individuation, ed. McDevitt J. B. and Settlage, C. F., New York: International Unniversities Press, S. 229–252 und Ernst Abelin (1975): Some further observations and comments on the earliest role of the father. Intern. J. Psycho-Anal. 56: 293–302, Ernst

dass die Ablösung von den Eltern im Sinne der Autonomieentwicklung nicht gelungen ist. Dieses Konzept der frühen Triangulierung wurde später erweitert (Ermann, Rhode-Dachser, Lacan, J. Chasseguet-Smirgel, A. Green, Melanie Klein). Bei M. Klein wird die ausschließliche Symbiose und Dyade zwischen Mutter und Kind eher pathologisch als normal in der Entwicklung gesehen.[27] Die Diskussion über psychopathologische Konzepte der Bindung und Bindungsstörung an Mutter und/oder Vater zeigen nach meiner Einschätzung eine Abhängigkeit bzw. Beeinflussung vom gesellschaftlichen Mainstream der Favorisierung von Rollenverteilungen. Diese Korrelation der Beurteilung von Bindungsbedürfnissen des Kindes mit geschlechtsspezifischen Rollenbildern als Funktion der gesellschaftlichen Entwicklung ist meines Erachtens kritisch zu reflektieren, um eine zu starke Beeinflussung der objektiven Wahrnehmung der Bindungsbedürfnisse des Kindes durch vorherrschende Rollen Favorisierungen zu vermeiden.

Die ödipale Phase beinhaltet die Zeit der infantilen Sexualforschung.[28] Typisch sind in der Entwicklung die Themen der Rivalität, des Findens der eigenen Rolle, die Selbstverwirklichung. Aggression ist positiv besetzt Thema im Sinne von „aggredi" – auf die Welt zugehen. Störungen in dieser Phase führen typisch zu einer hysterischen (histrionischen) Neurosenstruktur mit einem überwertig entwickelten Geltungsbedürfnis, einer Fülle ohne Ich. Mangel an Gefühlsechtheit und Neigung zu Subjektivität sind typische Folgen. Es konstellieren sich typischerweise immer wieder

---

Abelin (1980):Triangulation, the Role oft he Father and the Origins of Core Gender Identity during the Rapprochement Subphase.In:Rapprochement, ed. R. Lax, S. Bach and J. Burland. New York: Jason Aronson, S. 151–169, Ernst Abelin (1986): Die Theorie der frühkindlichen Triangulation. Von der Psychologie zur Psychoanalyse. In: Das Vaterbild in Kontinuität und Wandel. ed Stork.Stuttgart:Fromann.Holzboog, S. 45–72 (Ruhr-Uni-Bochum/Thomas. Bonhoefer/Gotteslehre.htm).

[27] S. Fußnote 20, S. 2.

[28] S. Fußnote 7, S. 18.

chaotische Gefühle, Konflikte und Beziehungen. Es besteht eine Neigung zu Sexualisierung und Infantilität sowie zum Dramatisieren. Störungen in dieser Entwicklungsstufe zeigen sich auf der psychosomatischen Ebene als Konversionen jeder Art (körperliche Symptome mit seelischer Ursache), Ohnmachten, Lähmungen, Erröten, Atemnot und Schwindel. Typische Angstthemen sind das Unausweichliche, das Endgültige.

Die Latenzphase (6.–10. Lebensjahr)[29]

Die Libidoentwicklung ruht. Die Ich-Funktionen bilden sich aus und das anschaulich-begriffliche-realistische Denken beginnt. Das Kind wird schulfähig, es ist sozial reif geworden und zeigt Gruppenfähigkeit in der Schule. Der Lebenskreis wird erweitert von der Familie, Kindergarten, Kita in die Klassengemeinschaft. Die Triebthematik kann sublimiert werden, d. h. in eine geistige Leistung oder kulturell anerkannte Leistung umgewandelt werden. Genitale Motive treten in den Hintergrund, Ich-Ideale in den Vordergrund.

Je gesünder ein Kind ist, desto deutlicher ist die Latenzphase. Störungen im Sinne der Kinderneurosen in dieser Entwicklungsphase sind Essstörungen, Bettnässen, nächtliches Aufschreien, Einkoten und Tics.

Die genitale Phase (ab 12.–15. Lebensjahr)[30]

Die Pubertät geht mit einem enormen hormonellen Schub einher. In der Vorpubertät (Flegeljahre, ab 10. Lebensjahr) ist die Libido enorm verstärkt. Die Es-Kräfte erhalten Zuwachs, die verdrängten Triebe drängen hervor. Es kann zum Neumobilisieren früherer Phasen mit ihren Triebregungen kommen (oral: Fressphase, anal: Schmutzphase, aggressiv: Wildheit, Grausamkeit). Das Ich muss zwischen dem Es und dem

---

[29] S. Fußnote 7, S. 19

[30] S. Fußnote116, S. 20

Über-Ich seinen Platz finden. Es können sich Strafängste mit selbstzerstörerischem Potenzial (Suizidtendenzen) entwickeln. Pubertätsexzesse können Halbstarke und Asketen zu Tage bringen. Die Gefahr besteht darin, dass das Es oder das Über-Ich gegenüber dem Ich dominieren, zu „Diktatoren“ werden. In dieser Zeit ist neben der Rückbindung an die Familie die Bindung an Peer Groups, also Gleichaltrige, wichtig. Auch sublimierte Ersatzbefriedigungen spielen eine große Rolle (Musik, Tanzen, Freundschaften). Der Ödipus-Konflikt wird aktualisiert und der erotische Anteil auf Elternersatzfiguren wie Lehrer oder Idole verlagert. Fehlten in der ödipalen Phase die innerfamiliären Möglichkeiten zum Austragen des Konfliktes, da nur ein Elternteil präsent war, wird oft in dieser Zeit die Ausbildung von Fixierungsneigung auf Idole ein Thema.

Der Umgang mit Sexualität auch in Hinblick auf Onanie oder erste sexuelle Erfahrungen wird aktuell und muss integriert werden. Bei Störungen in dieser Phase können sich Perversionen manifestieren. Narzisstische Positionen mit Alleingängertum oder Selbstbespiegelung können festgehalten werden. Gelernt werden muss die Ablösung von den Eltern, die Verselbstständigung, die Reifung der Liebesfähigkeit zur reifen Partnerliebe. Bei einer „Diktatur des Über-Ich“ können Pubertätsaskese (Abwehr zur Bewältigung der Triebangst, auf jede Triebbefriedigung wird verzichtet) oder Intellektualisieren (Grübelzwang über den Sinn des Lebens) die Folge sein. Die „Diktatur des Es“ geht einher mit fehlendem Halt.

Bei fehlender emotionaler Zuwendung in der Familie können Verwahrlosung, Triebdurchbrüche, Ansätze zur Kriminalität und Suchttendenzen die Folge sein.

Zur Bedeutung der Bindung in den ersten Lebensjahren

Bei Betrachtung des gewaltigen Entwicklungsprogramms, welches ein Mensch vom Säugling bis zum jungen Erwachsenen zu durchlaufen hat, könnte die bange Frage die Folge sein, ob es denn bei so viel Störmöglichkeiten und massiven Folgen überhaupt gesunde Kinder und Jugendliche geben kann. Dazu ist zu bemerken, dass es neben den Störungen immer auch gegenregulative Kräfte in der Psyche des Menschen zu jeder Phase seiner Entwicklung gibt, wobei gerade die grundlegenden Erfahrungen in den frühesten Entwicklungsstufen dieses positive Potenzial bahnen und bedingen. Wesentlich zur Entwicklung von inneren Kraftquellen ist die primäre Erfahrung, gewünscht und geliebt zu sein, und die Erfahrung von Geborgenheit und Gehaltenwerden. Dann können Ressourcen wachsen, welche viele Krisen und Schicksalsschläge ohne Entwicklung von krankheitswertigen psychischen oder psychosomatischen Störungen überwinden helfen. Eine intakte Familie ist sicher solch ein Halt, solch eine Kraftquelle. Intakte Familie meint nicht, heile Familie im Sinne von immer harmonisch und optimal. Intakte Familie meint, dass die Mitglieder miteinander und aneinander Verhaltensweisen und Kommunikationswege entwickeln, um systemisch Störungen und Krisen auszuhalten, auszugleichen und im Sinne von Integration zu bewältigen. Es kommt in diesem Kontext auf emotionale Wärme an und auf echte Kommunikation, nicht auf Harmonisieren und Schönreden oder Verschweigen. In einem Klima der Liebe ohne Bedingungen, des Angenommenseins ohne Vorleistung kann das Urvertrauen in Getragenwerden wachsen, welches die Autorin Jirina Prekop als wesentlich für die psychosoziale Gesundheit und Gesundung ansieht. Sie schreibt über das Festhalten als Ausdruck der Bindung und Grundform der Betreuung im Kleinkindalter: „Gehen wir von zwei Tatsachen aus:

1. Tatsache: Seit es Menschen auf der Welt gibt und bis heute noch bei vielen so genannten ‚primitiven Kulturen', werden die Kinder in den ersten zwei bis drei Jahren im Tragetuch gehalten.

2. Tatsache: Für die Persönlichkeitsentwicklung eines Menschen ist

von entscheidender Bedeutung, wie es ihm in den ersten zwei bis drei Jahren gelang, das Grundbedürfnis nach Bindung und Geborgenheit zu sättigen."[31]

Nachdem sie ihre ersten Erfahrungen mit der Haltetherapie, angeregt durch die Arbeit von Lis und Niko Tinbergen bei autistischen Kindern[32], gewonnen hatte, entwickelte sie die Methode weiter über das Kind in allen Entwicklungsphasen bis zum bedürftigen Erwachsenen, insbesondere bei einer gestörten Beziehung und bei chronischen Defiziten der Bindung und der Geborgenheit. Die Fallvorstellung am Ende meiner Ausführungen wird das „Gehaltenwerden" als hilfreiche therapeutische Intervention auf der Symbolebene im Rahmen des Katathymen Bilderlebens als Therapietechnik verdeutlichen.

Die katathym-imaginative Psychotherapie (KiP) und die katathym-imaginative Psychotraumatherapie (KiPt)

Das Katathyme Bilderleben, wie die Methode zunächst hieß, wurde erstmals 1954 von dem Göttinger Arzt und Psychoanalytiker H. K. Leuner publiziert. Katathym bedeutet aus dem Griechischen übersetzt: „gemäß der Seele, der Emotionalität". Leuner selbst schreibt in seinem Vorwort zum Lehrbuch: „Die Imaginationen im Tagtraum bieten … Therapeuten und Patienten eine außerordentliche Möglichkeit, die latenten Selbstheilungstendenzen der Psyche zu erschließen und zu entfalten."[33] Er

[31] Jirina Prekop, Hättest Du mich festgehalten, Grundlagen und Anwendungen der Haltetherapie, Mosaik bei Goldmann, Wilhelm Goldmann Verlag München, Mai 1999, S. 85,87.

[32] Tinbergen, N. und E. A.: Autismus bei Kindern: Fortschritt im Verständnis und neue Heilbehandlungen lassen hoffen. Berlin u. a. 1984.

[33] Hanscarl Leuner, Lehrbuch des Katathymen Bilderlebens, Hans Buber, Bern, 2. Aufl. 1987, S. 7.

entwickelte eine Systematik von Bildmotiven, welche auf der Symbolebene verdrängte emotionale Konflikte über das Bild und das zum Bild gefundene Wort bewusstseinsnah der Verarbeitung zugänglich machen. Psychodynamische Prozesse und unbewusste Konflikte sowie Traumatisierungen können so tiefenpsychologisch fundiert unter Nutzung der Übertragungsbeziehung effektiv in das therapeutische Geschehen integriert werden. Da das Bild die häufigste physiologische Variante der emotionalen Abspeicherung ist, wie wir von Nachtträumen wissen, wird hier eine dem physiologischen Vorgang nahe Tagtraumtechnik als „via regia" zur Konfliktbearbeitung genutzt. Bei der traumatherapeutischen Arbeit wird Ich-stützend und Ich-stabilisierend unter Vermeidung einer Retraumatisierung ressourcenorientiert eine Matrix geschaffen, um traumatische Ereignisse, soweit den therapeutischen Zielen nützlich, schrittweise bewusst, artikulierbar und integrierbar zu machen.

Meinen Patienten verdeutliche ich die Bedeutung des katathym-imaginativen Bilderlebens oft mit dem Satz: „Bilder heilen Bilder."

Gerade im Kontext von Traumatisierungen, wo oft die Sprache für das Erlittene fehlt, können Bilder der Weg sein, um das Erleben über das Bild zu versprachlichen und so der bewussten Bearbeitung zugänglich zu machen. Es hat sich als hilfreich erwiesen, die erlebten „inneren Bilder" zu malen und so der reflektierenden verbalen Bearbeitung zuzuführen. Die lebensrettende Wirkmacht positiver innerer Bilder, wie sie in einer Kindheit mit der Erfahrung von Geborgenheit und liebevollem Angenommensein angelegt werden, beschreibt auch der Wiener Neurologe und Psychiater Victor E. Frankl (1905–1997). Er konnte mitten im Grauen des Konzentrationslagers Auschwitz an seine innere Hoffnung glauben und seinen positiven inneren Bildern trauen, wie es im Vorwort zum Buch „… trotzdem Ja zum Leben sagen" Hans Weigel beschreibt.[34]

---

[34] Victor E. Frankl, … trotzdem Ja zum Leben sagen, Ein Psychotherapeut erlebt das Konzentrationslager, S. 5, S. 65–67.

Entwicklungspsychologische Aspekte

Erik H. Erikson (1902–1994)
ist in Hinblick auf die entwicklungspsychologische Bedeutung der frühen Bindung von großer Bedeutung. Er gilt als Vater der Neo-Psychoanalyse und modifizierte die Theorien Freuds. Erikson unterstrich die Bedeutung des Menschen als aktive Wesen, welche Handlungskompetenz in der Auseinandersetzung mit ihrer Umwelt besitzen und deren Entwicklung über das ganze Leben verläuft. Er sah die psychosoziale Entwicklung weniger von Sexualtrieben als von sozialen Einflüssen geprägt.

Er formulierte die in dem Kontext dieser Ausführungen wichtige These des Urvertrauens oder des Urmisstrauens als typische Entwicklungsthematik der ersten zwei Lebensjahre. In dieser Zeit findet der Aufbau einer vertrauensvollen Beziehung zur primären Bezugsperson statt. Werden die Bedürfnisse des Säuglings nicht ausreichend befriedigt, sieht Ericson die Gefahr der Entwicklung von Argwohn als Grundfärbung der Beziehung zum Leben.

In den ersten drei Lebensjahren beschreibt Ericson die Phase der Autonomieentwicklung, welche bei mangelnder Förderung des Kindes eine Entwicklung zur Neigung zu Selbstzweifel und Scham zur Folge hat.

Für die folgende Phase vom 3. bis 6. Lebensjahr beschreibt er bei restriktiver Erziehung eine mangelnde Entwicklung von Initiative, eine Neigung zu übertriebenen Schuldgefühlen und Minderwertigkeitsgefühlen. Das Kind entwickelt typischerweise die Überzeugung, dass alles, was es tun möchte, falsch ist.[35]

Die Themen Suchen-Finden und Sichtrennen ist das Grundmuster der psychosozialen Entwicklung. Schon in den ersten Monaten und Jah-

[35] Kursbuch Erziehungswissenschaft, G. Bubol, H. Fischer (Hrsg.), Cornelsen Verlag Berlin 2010, S. 191,192.

ren des Lebens ist von entscheidender Bedeutung für die eigene Bindungsfähigkeit, wie intensiv die erste Bindung sein konnte und sein durfte. Je intensiver die Erfahrungen mit positiver Bindung waren, desto leichter kann das im Urvertrauen gestärkte Kind in die Phase des Sichtrennens gehen und in immer neuer Rückversicherung in die erfahrene Nähe erneut Distanz wagen. Dieser Rhythmus ist so natürlich wie das Ein- und Ausatmen, wie Wachsein und Schlafen. Das Suchen muss das Finden erfahren, damit sich im Anschluss Trennung ereignen kann. Die Bindungsfähigkeit und die Fähigkeit, loszulassen, hängen eng miteinander zusammen, sie bedingen einander im Kern. Wenn ich mich nicht authentisch binden konnte, werden die Ängste vor dem Sichtrennen die Autonomieentwicklung behindern oder unmöglich machen.

Fallbeispiel zum Thema Bindung und Autonomieentwicklung

Lebensgeschichtliche Entwicklung und frühe Mangelerfahrung

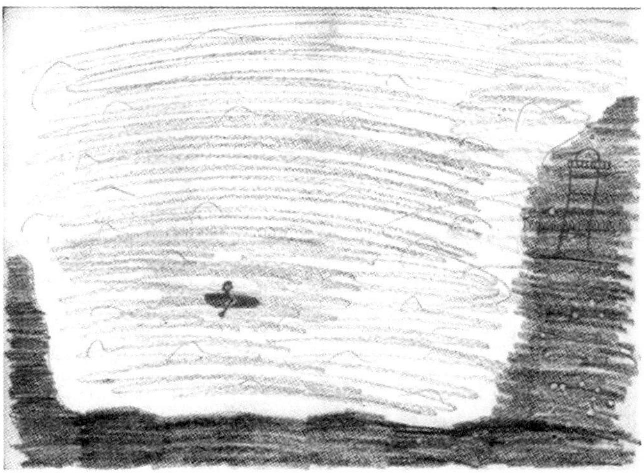

Abbildung 10: Allein auf dem Meer

Ein Fallbeispiel meiner psychotherapeutischen Arbeit soll den Zusammenhang zwischen erlebter Symbiose und Bindungsfähigkeit mit der Möglichkeit zur gelungenen Autonomieentwicklung erläutern. Meine Patientin hatte keine Chance auf eine symbiotische Beziehung zu ihrer Mutter in der ersten Lebensphase. Schon mit drei Monaten musste sie eine schwere, lebensbedrohliche Herzoperation überstehen und war lange im Krankenhaus. In dieser Zeit erkrankte ihre Mutter an einer sich rasch verschlechternden Erkrankung, sodass ihr Vater zwischen zwei Krankenhäusern täglich in Angst um das Leben von Frau und Kind hin- und herfuhr. Ein Bild, zu Beginn der Therapie gemalt, bringt diese frühen Bindungsverluste zu Mutter und Vater zum Ausdruck.

Sie sehen ein kleines Boot im Wasser. Es scheint auf den Wellen zu treiben. Der Leuchtturm rechts sendet Lichtsignale, sonst ist alles grau. Soweit im Kontext des Vortrags möglich, möchte ich kurz die Deutung des Bildes erläutern, wie ich sie mit der Patientin erarbeitet habe. Die Patientin sieht in dem Leuchtturm ihren Vater als Richtung weisende Instanz, aber fern. Die gespürte Erfahrung ist Einsamkeit, Traurigkeit, Verlassenheit. Die Patientin hat die ersehnte Symbiose mit der Mutter nie erleben können und musste die versuchte neue Bindung zur zweiten Mutter sterben lassen. Sie hat Angst vor Nähe und sehnt sich danach. Vor allem hat sie Angst, Nähe in ihrem gegenwärtigen Leben wirklich zuzulassen, weil sie Angst hat, dass ein erneuter Verlust sie zerbrechen würde so wie ein Sturm das Boot.

G. W. Brown und T. Harris wiesen nach, dass Menschen, die in ihrer frühen Jugend einen Elternteil verloren haben, mehr dazu neigen, bei dem späteren Verlust eines Partners heftiger zu reagieren als andere, die nicht so sehr geprägt sind durch einen frühen Verlust. Sie reagieren auch auf Verlusterlebnisse im späteren Leben heftiger als andere[36,37] Die Mutter war mehr im Krankenhaus als zu Hause und verstarb, als die Patientin drei Jahre alt war. Sie wurde in diesen drei Jahren von einer Schwester der Mutter versorgt. Die Patientin entwickelte wie bei Kindern mit Deprivationsschäden üblich und bei R. Spitz und J. Bowlby beschrieben[38], eine frühe Essstörung. Sie verweigerte Brei, nahm ab, zog sich zunehmend zurück. Eine der frühesten Erinnerungen der Patientin besteht in dem inneren Bild, „durchsichtig zu sein und sein zu müssen". Sie war überangepasst bis auf ihr Essverhalten, in welchem sich ihr seelisches Verletztsein und ihr fast gebrochener Lebenswille zum Ausdruck brachten. Mit drei Jahren kam die Patientin zurück zum Vater, welcher wenige Wochen nach dem Tod seiner ersten Ehefrau „aus Vernunftgründen" eine Freundin der Mutter heiratete. Diese Frau wurde der Patientin zur zweiten Mutter. Bis zum Alter von vier Jahren nahm das kleine Mädchen an, ihre Stiefmutter sei ihre leibliche Mutter. Als sie beim Besuch des Grabes der leiblichen Mutter fragte, wer denn eigentlich hier liege, erfuhr sie die Wahrheit. Mit neun Jahren musste die Patientin die Trennung und Scheidung des Vaters von seiner zweiten Frau durchleiden. Sie litt zutiefst an dieser Trennung und betrauerte im Verlust der Stiefmutter unbewusst auch den Verlust der leiblichen Mutter. Sie konnte und wollte die Bindung zur Stiefmutter nicht lösen und begann, sie heimlich zu besuchen. Vom Vater wurde sie dafür geschlagen und beschimpft. Er verbot ihr, weiter Kontakt zur zweiten Mutter zu haben. Auf diese Weise wurde auch die Bindung zum Vater immer fragiler, denn sie hatte ihn als kleines Kind kaum stabilisierend und schützend erfahren. Nun musste

[36] s. Fußnote 1, S. 117.

[37] s. Fußnote 1, S. 86.

[38] John Bowlby, Mütterliche Zuwendung und geistige Gesundheit, Bowlby-Enquete im Auftrag der WHO, Kindler Verlag, München 1973, S. 23

sie unter seinen aggressiven Ausbrüchen leiden. Sie setzte die heimlichen Besuche trotz der Prügelstrafen fort. Der Vater heiratete ein drittes Mal. Auch zu dieser Frau entwickelte die Patientin eine gute Beziehung, wobei es eher um eine freundschaftliche Beziehung ging. Die Patientin bemutterte ihre beiden in dieser Ehe geborenen Stiefbrüder und fühlte sich erneut wie „durchsichtig" in ihren eigenen Wünschen und Bedürfnissen übersehen. Sie geriet in eine depressive Erkrankung, kleidete sich nur noch in schwarz und begann nach diesem depressiven Rückzug in der Pubertät durch provozierendes Verhalten aufzufallen. Sie musste das Gymnasium verlassen. Niemand verstand, dass das verletzte innere Kind in ihr hinter der aggressiven Fassade endlich einmal wahrgenommen und geliebt sein wollte. Ihre Wiederholung von „oralen, traumatisch besetzten Themen und Defiziten" kommt auch in der Entwicklung einer Bulimie zum Ausdruck, welche viele Jahre Thema war. Der erste Freund schien diese Sehnsucht zu erfüllen. Als sich zeigte, dass er im Gegensatz zur Patientin keine enge Bindung wollte, geriet sie umso tiefer in einen depressiven Sog und begann, den Freund zu idealisieren. Sie hatte zu wenig stärkende und befriedigende emotionale Bindung erlebt, um nun das Loslassen von Beziehungen, wie für das Alter typisch, zuzulassen. Sie heiratete einen Mann, welchen sie auf Grund seiner kindlichen Traumatisierungen im häuslichen Alkoholikermilieu mehr bemutterte, als an ihm Halt zu finden. Somit wiederholte sich wie so oft im Leben im Laufe der Biografie das frühe Bindungs- bzw. Bindungsmangelmuster. Sie legte auch eine qualifizierte Ausbildung in einem helfenden Beruf ab – wieder das Phänomen der Bemutterung bei quälender Sehnsucht des inneren Kindes, bemuttert zu werden. Es wurden zwei Kinder geboren, welche die Patientin, mittlerweile getrennt vom Ehemann lebend, vorbildlich versorgt. Allerdings leidet sie seit Jahren an einer depressiven Erkrankung, welche sich auch in körperlichen Schmerzphänomenen zeigt. In einer ersten Psychotherapie hatte sie der Therapeutin zu Beginn gesagt, ihr inneres Kind möchte mit Brei gefüttert werden. Diese war ein Appell an eine zunächst versorgende, mütterlich-haltend gefärbte Übertragungsbeziehung. Die Kollegin antwortete, das Kind müsse langsam lernen, Brot zu essen. Damit war gebahnt, dass diese Therapie nicht am Kern der emotionalen regressiven Bedürfnisse des inneren Kindes arbeiten würde Die Patientin profitiert von unserer Arbeit mit dem „Katathymen Bilderleben", einer imaginativen, tiefenpsychologisch fundierten Therapie, und der Arbeit mit der katathym-imaginativen Psychotraumatherapie (KiPt). Mit Hilfe von Ich-stützenden und Ich-stabilisierenden Motiven wie dem „sicheren und geschützten Ort" und „inneren Helfern" wird dem verletzten Anteil des inneren Kindes der emotionale Halt geboten, um in einer tiefen Regression die inneren Bedürfnisse anzuschauen und erstmals zu befriedigen. Auf diese Weise wird dem durch den frühen Bindungsmangel entstandenen inneren Defizit, welcher – in der oralen Phase manifestiert – von der Patientin im Bild des Hungers ausgedrückt wird, endlich Raum gegeben. Parallel wird mit dem erwachsenen und kompetenten Anteil der Patientin strukturierend und reflektierend gearbeitet. Der eigene erwachsene, mütterlich kompetente emotionale Anteil der Patientin soll zunehmend lernen, das eigene verletzte und bedürftige innere Kind zu versorgen, statt in der Bedürftigkeit dieses verletzen Anteils zu regredieren, also „stecken zu bleiben" und depressiv gelähmt zu sein. Die Dynamisierung des eigenen Lebens ist dann bei erfolgreich erfahrener Bindungs- und Bindungsverschiebungsarbeit (von der Therapeutin auf den erwachsenen kompetenten Anteil der Patientin) die Chance zur Lösung aus der therapeutischen Beziehung. In diesem Fallbeispiel wird die große Bedeutung der frühen intakten Bindung zur Entwicklung von Urvertrauen und Selbstvertrauen sowie Ressourcen zur Krisenbewältigung verdeutlicht. Ich möchte abschließend eine Sequenz der Arbeit mit Erlaubnis der Patientin und mit Dank für dieses Vertrauen wiedergeben, welche die beschriebenen theoretischen Aspekte erfahrbar macht.

Therapeutische Arbeit mit dem Schattenkind

Die Patientin beschreibt das „durchsichtige Kind“ ihrer frühen Kindheit auch als Schattenkind. Ich zitiere zunächst die Wiedergabe eines Traumfragmentes, welches dann anschließend nach assoziativer Durcharbeitung im Katathymen Bilderleben eine Fortsetzung fand, um das innere verletzte Kind zu bergen und zu versorgen.

Traumfragment
Patientin:
„Ein Teil ist eine Szene von einem Schattenkind, welches sich unter eine Höhle / Ausbuchtung unter Baumwurzeln zurückzieht. Ich sollte überlegen, was das Kind brauchen könnte. Lange fiel mir nichts ein. Vor einigen Tagen kam mir die Idee mit der Ordensschwester, die dem Kind eine Matratze, Kissen, Kuscheltierhase („kein echter Hase, denn der läuft weg“, sagt das Kind) und einen Teller voll dampfendem Grießbrei bringt.“

Fortsetzung des Traumes im katathym-imaginativen Bilderleben
Die Patientin assoziierte zu Baum, er sei eine Kraftquelle; verwurzeln, festhalten. Hier wird der Ansatz von Jirina Prekop zur Haltetherapie deutlich, um emotionale Blockade zu lösen und ursprüngliche Bedürfnisse nach Nähe und Gehaltenwerden wahrnehmen und leben zu lernen.[39] Die Höhle wird u. a. mit Rückzugsort und Uterus assoziiert. Die Ordensschwester wird als helfend, stützend, versorgend erlebt und könnte eine

[39] s. Fußnote 25.

reale frühe Erfahrung im Krankenhaus als Kleinstkind spiegeln. Auch die Übertragungsbeziehung zur Therapeutin hat hier eine Analogie. Die Patientin kocht sich gern Grießbrei, wenn es ihr nicht gut geht und sie sich „füttern“ möchte. Er hat mit „Versorgtsein, Sattsein zu tun“. Wieder wird die orale Phase mit ihrer ungestillten – da defizitär in den Bindungsqualitäten erfahrenen – Dynamik deutlich. Decke und Kissen stehen für Versorgt- und Geschütztsein. Der Kuschelhase, der nicht weglaufen kann, bringt den Wunsch nach konstanter, heiler Beziehung des inneren Kindes zum Ausdruck. Nur wenn dieser frühe Beziehungswunsch befriedigend gelebt und erfahren wurde, können in den Beziehungen des erwachsenen Menschen die implizierten Mangel- und Frustrationserfahrungen ohne Neigung zum Abbruch der Beziehung kompensiert werden.

Fortsetzung des Traumes im katathym-imaginativen Bilderleben: Bergen und Versorgen des inneren Kindes

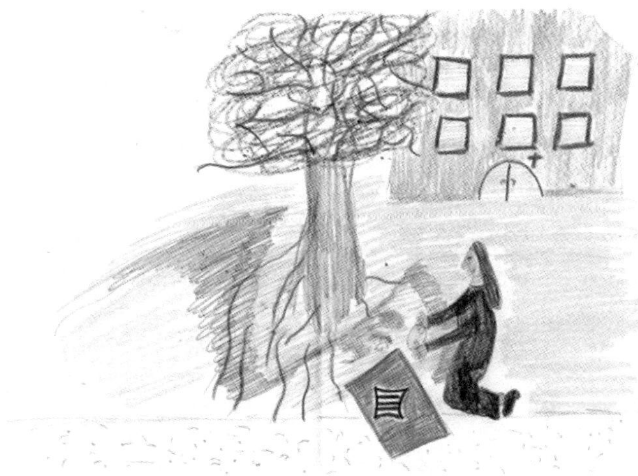

Abbildung 11: Bergen des inneren Kindes

In der Arbeit mit dem katathymen Bilderleben imaginierte die Patientin die Begegnung der Ordensfrau mit dem Kind.

Patientin: „Das Kind liegt nackt in der dunklen Baumhöhle, da sind Viecher, so Krabbeltiere. Das Kind ist klein, so 1 Jahr. Ich sehe das Kind, aber es fühlt sich nicht, wie ein Schatten. Es kann den Körper nicht spüren.“
(Anm.: Dissoziation, Trennung der Wahrnehmung von Körper und Geist, wie bei Traumatisierungen bekannt.)
Therapeutin: „Hat es Sachen an oder ist es nackt?“
Patientin: „Weiß ich nicht. Es möchte da raus – es hat sich nicht getraut. Jetzt, wo die Nonne kommt, die Sachen bringt für das Kind, da traut es sich weiter. Das Kind isst den Grießbrei nicht in der Höhle. Die Nonne wickelt das Kind in die Decke – das Kind spürt sich, wo es gehalten wird.“
(Anm.: s. pos. Effekt des Gehaltenwerdens, Dissoziation ist rückläufig)
Therapeutin: „Lassen Sie sich mal Zeit.“
Patientin: „Das Kind kennt den Zustand, nichts zu spüren: keinen Hunger, keinen Durst, keine Nähe, keine Wärme, nichts. Was es kennt, ist Angst, Unsicherheit. Wie ein einsamer Stern im Weltraum; verloren, das bringt gar nichts.“
Therapeutin: „Und jetzt kann das Kind etwas spüren?“
Patientin: „Ein wahnsinniges Unsicherheitsgefühl, das wird so stark. Die Sehnsucht nach Geborgenheit, das steht nebeneinander.“
Therapeutin: „Ich glaube, dass das Kind das lernen kann, dem Gehaltenwerden zu vertrauen.“
Patientin: „Die Nonne darf das Kind bloß nicht wieder absetzen.“ (Patientin atmet tief, wie erleichtert.)
Therapeutin: „Sich erleichtert fühlen, sich einfach geborgen und getragen fühlen.“

Patientin: „Sie glaubt nicht, sie vertraut nicht. Sie glaubt, sie kommt wieder in die Höhle zurück."
Therapeutin: „Die kommt da nicht wieder hin zurück, die kommt da nicht wieder rein. Der Hund ist auch ganz interessiert. Der will auch helfen."
Patientin: „Der Hund bleibt dabei."
(Anm.: Der Hund ist ein innerer Helfer der Patientin, welchen ich jetzt als hilfreiches Übergangsobjekt integriere, um das Kind beim Ablösen aus der Traumasituation in der Höhle zu stabilisieren.)
(s. Abbildung 10)

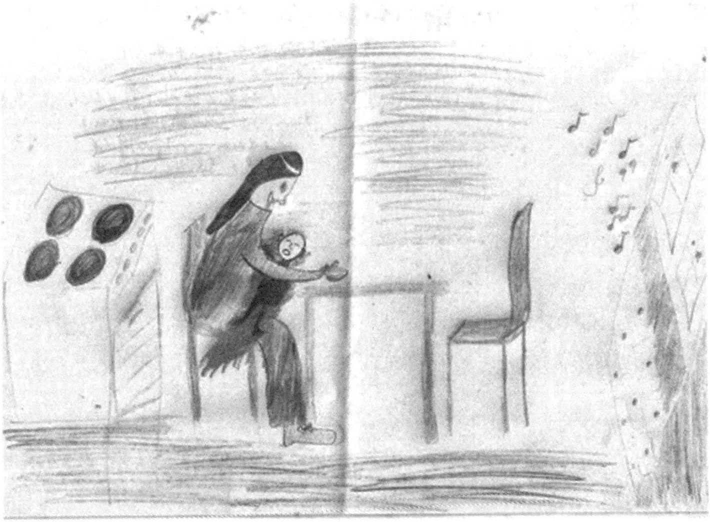

Abbildung 12: Versorgen des inneren Kindes

Patientin: „Die Nonne nimmt das Kind jetzt mit ins Kloster. Der Hund geht mit, auch wenn die Nonne das nicht möchte. Im Kloster ist eine große Küche mit eierschalenfarbenen Fliesen; hell, aber nicht blendend. In der Mitte steht ein Tisch. Die Nonne setzt sich an den Tisch, der Hund daneben, da bleiben die."

Therapeutin: „Das Kind spürt, wie warm die Decke ist, wie es auf dem Schoß gehalten wird, es warm ist in der Küche."

Patientin: „Es duftet gut nach Grießbrei. Jetzt kann das Kind den Grießbrei essen."

Pause

Patientin: „Eigentlich ist das Kind nicht so passiv, es bewegt die Hände, isst mit. Elende Schmiererei. Jetzt kann es die Beine fühlen, den Kopf fühlen, den Bauch fühlen."

Therapeutin: „Jetzt wird der Körper ganz lebendig."

Patientin: „Da ist es auch lebendig, das Kind ist nicht so allein wie in dem Baumstamm. Da sind noch mehr Nonnen in der Küche, die kommen und gehen."

Therapeutin: „Genau, das ist ein Gefühl, gut geschützt zu sein. Der Brei schmeckt?"

Patientin: „Ja, der ist quasi leer."

Therapeutin: „Hat das Kind noch Durst?"

Patientin: „Nein, es will schlafen. Auf dem Arm der Nonne."

Therapeutin: „Vielleicht schaukelt die Nonne das Kind leicht."

(Anm.: Regression fördern)

Patientin: „Der Kopf ist auf der Höhe des Herzens, ich höre das Herz schlagen."

Therapeutin: „Schön."

(Anm.: archaische Erfahrung mütterlicher Nähe.)

Stille

Patientin: „Mein Nacken, mein Rücken sind entspannt. Ich habe aber Kopfschmerzen. Vorhin war es anders herum."

(Die Patientin neigt zum Somatisieren, klagt oft über Kopf- und Rückenschmerzen.)

Therapeutin: „Sind Sie noch im Bild?"

Patientin: „Es schwindet."
Therapeutin: „Sie lassen es bitte mit dem guten und sicheren Gefühl enden, dass das Kind gut versorgt ist."
Patientin: „Es schläft."
Therapeutin: „Und so bleibt das jetzt auf den Armen der Nonne."
Patientin: „Hm – Ja."
Therapeutin: „Der Hund passt auf. Kommen Sie dann wieder, wenn Sie verinnerlicht haben, dass das Bild so bleibt."
(Traumatherapeutisch stabilisierende Intervention)

Im Nachgespräch sagt die Patientin im Rückblich: „Oft war mein Bauch voll, aber mein Kopf wollte mehr." (s. Bulimie) – „Jetzt sind Kopf und Bauch satt."

Bildanalytische Deutung zu Abbildung 11

In Abbildung 11 zu der Imagination hat die Patientin das Schattenkind unter dem Baum in seinen Wurzeln liegend dargestellt. Der Schatten hängt mit einem größeren Schatten zusammen, welcher sich vor allem in den linken unteren Bildteil zieht, welcher bildanalytisch dem Unbewussten zugeordnet wird. Die Wurzeln des Lebensbaumes der Patientin sind durch die frühen Bindungsverluste überschattet. Der Hase sitzt klein rechts neben dem Schattenkind, welches den Brei noch nicht fassen kann. Auch die Decke in warmem Orange und das Kissen sind dem Kind aus eigener Kraft nicht zugänglich. Die Ordensfrau kniet rechts unten im Bild, typisch der Mutterthematik zugeordnet. Die der Vaterthematik zugeordnete linke obere Bildebene ist leer. Die rechte obere Bildebene steht für Anteile des Über-Ich, über welche die Patientin strukturgebend verfügen konnte. Auch der Glaube ist ihr eine Ressource. In Abbildung 12 füttert die Ordensfrau das Kind, welches nun ein Gesicht hat und den Mund weit öffnet. Die orale Beziehungsebene ist installiert. Der Stuhl in der Mutterecke rechts unten ist leer, ein Symbol für den Tod der Mutter. Hinter dem Stuhl stehen die bunten Musiknoten für Harmonie und Leben im Haus der Ordensschwestern, was von der Patientin auch der verstorbenen Mutter gewünscht wird. Der Herd in der linken unteren Bildecke steht für die wärmenden und Energie spendenden Kräfte des Unbewussten, welche durch die Beziehungsaufnahme aktiviert werden. Der Hund war Übergangsobjekt vom Baum zum Haus und wurde nicht mehr gezeichnet.

Fazit

An diesem Fallbeispiel wird sichtbar, wie tief in den Beginn unseres Fühlens und Erfahrens die tragfähige und nährende Bindung stabilisierend wirkt und Sicherheit vermittelt für ein ganzes Leben. Wir schöpfen ein Leben lang aus den Quellen unserer frühen positiven Erfahrungen oder leiden an einem inneren Mangel, welcher ein Leben lang unsere Beziehungssehnsucht und Beziehungsfähigkeit beeinflussen kann. Wir sind aufgerufen, die Familie als Ursprungsort des Lebens in seinen physischen, psychischen und sozialen Aspekten zu heilen und zu kultivieren. Das Geschick der Gesellschaft von morgen hängt wesentlich mit der emotionalen Qualität der Familien von heute zusammen. Ich schließe mit einem Zitat aus der Enzyklika „Evangelium vitae“: „Darum ist die Rolle der Familie beim Aufbau der Kultur des Lebens entscheidend und unersetzlich.“[40]

Wesentlich für meine Patientin ist, dass sie sich von einer Tiefe getragen weiß, welche in Verbindung steht zur Transzendenz. Sie glaubt, dass ihre Mutter von dort, wo sie jetzt ist, mit ihr in Verbindung steht und dass ihre Liebe sie in sichtbaren und unsichtbaren Engeln begleitet.

---

[40] Papst Johannes Paul II., Enzyklika evangelium vitae, Nr. 92, S. 110

Verena Kast schreibt zur optimalen Symbiose: „… sie kann dort gelebt werden, wo es einem Menschen gelingt, die kleinkindliche Sehnsucht nach der Mutter in Sehnsucht nach Transzendenz und in die Möglichkeit zu verwandeln, mit diesem Transzendenten zu verschmelzen und, welchen Namen er immer dieser Transzendenz geben mag, daraus Kraft zu beziehen, um sich so autonom wie möglich in seinen alltäglichen Gegebenheiten zu bewegen … Bei diesem Verschmelzen mit Transzendenz muss nicht der Mensch seine Grandiosität beweisen und darunter leiden, dass er die Ansprüche nicht erfüllt; er hat teil an Großem, von dem er sich aber unterscheidet.“[41] Die Einbeziehung dieser Ebene der Transzendenz in die psychotherapeutische Arbeit halte ich auch und gerade mit Trauernden für eine wesentliche Hilfe.

Im Falle von Konflikten wie dem Schwangerschaftskonflikt besitzt eine Frau, welche über Ressourcen aus einer positiven familiären Bindungserfahrung der entscheidenden ersten Lebensjahre verfügt, über größere Potenziale, sich für das ungeborene Kind auch gegen innere und äußere Widerstände einzusetzen.

Lebensschutz hat einen inneren Zusammenhang mit der Annahme und Erziehung von Kindern in einem behüteten und stabilen sozialen familiären Umfeld. Ich-Stärke im positiven Sinne vermittelt Belastungsstärke im Konflikt und Vertrauen auf tragfähige Lösungen.

Selbstbewusste Mädchen und Frauen, welche gerade in ihrer Rolle als zukünftige Mütter Wertschätzung erfahren, ohne sie darauf im negativen Sinne zu fixieren (was keine Wertschätzung wäre), können sich eher für die Mutterrolle entscheiden als Frauen, welche als Mädchen gedemütigt und wenig wertgeschätzt wurden.

Wer als Kind bejaht wurde, hat eine bessere Beziehung zum eigenen

[41] s. Fußnote 1, 145.

inneren Kind und kann im Falle der ungeplanten Schwangerschaft auf größere emotionale Kraftreserven zurückgreifen.

Die Stadt der Kinder

Die Stadt der Kinder,
die nicht geboren,
die wir durch Abtreibung verloren:
ich schritt durch sie in einem Traum.

In allen Straßen, allen Gassen
traurige Augen, die aus blassen
Gesichtern in die Ferne schau'n.

Die Kleinen hielten sich an Händen.
Sie liefen scheu an grauen Wänden
entlang, so ziellos und allein.

Millionen Kinder und ihr Leben,
als hätte es sie nie gegeben,
mit ihrem Schicksal, ihrem Sein.

Ich geh durch stille Kindergärten,
durch Klassenzimmer, kalt und leer.
Das Lachen, Toben ist erstorben.
Die Zukunft ging, sie kommt nicht mehr.

Der Wind weht über große Plätze.
Niemals geschah, was hier gedacht.
Was hier an Leben blühen sollte,
es wurde früh schon umgebracht.

Die Stadt, sie wächst,
mit ihr die Trauer.
Ein Kind, verloren, wendet sich
und spricht voll Sehnsucht nach dem Leben
sein Urteil gegen Dich und mich.

Gedicht 5: Die Stadt der Kinder

Vortrag: Psychodynamik des Schwangerschaftskonfliktes

Die Psychodynamik des Schwangerschaftskonfliktes ist eine Psychodynamik des Mangels. Es handelt sich um einen Mangel an Zuwendung im emotionalen Bezugssystem, welcher in vielen Fällen schon von frühester Kindheit an Spuren hinterlassen hat, die sich in der Wahrnehmung und Wertung des eigenen Selbst und des anderen Selbst manifestieren.

Häufig handelt es sich um einen Mangel an positiver emotionaler Zuwendung in der Kindheit. Dies kann einen Mangel an Urvertrauen zur Folge haben. So wird die Verstärkung und Nutzung von Ressourcen im Konfliktfall erschwert. Durch emotionale Mangelerfahrungen in der bedingungslosen Akzeptanz, dem Geliebtwerden um seiner selbst willen, entsteht oft eine Schwäche der Identitätsbildung mit einem entsprechend geschwächten Selbstwertgefühl.

Gerade im Schwangerschaftskonflikt braucht die betroffene Frau viel Durchsetzungsvermögen und Konfliktfähigkeit, um dem tief in den meisten Frauen spürbaren Impuls, doch für das Kind und das Leben mit dem Kind Wege zu finden, Raum geben zu können. Von großer Bedeutung zur Entwicklung dieser Stärken ist die erfahrene positive Zuwendung in der eigenen Kindheit mit tragfähigen Bindungen.

Positive Bindung ist Leben. Je liebevoller die frühen Bindungserfahrungen waren, desto stärker und belastbarer ist der erwachsene Mensch, auch und gerade im Konflikt. Die Entwicklungspsychologen Mary Ainsworth und Kollegen beschrieben 1971 drei Bindungsmuster [42] einschließlich der damit verbundenen familiären Faktoren. Kinder mit „sicherer Bindung" wissen, dass ihre Eltern ihnen in Stress- oder Angstsituationen verlässlich und stützend zur Seite stehen. Kinder mit „unsicher-ambiva-

[42] John Bowlby, Die Determinanten unterschiedlicher Bindungsmuster, in: Bindung als sichere Basis, Ernst Reinhard Verlag, München 2008, S. 101.

lenter" Bindung leben dagegen in der Ungewissheit, ob und – wenn ja – wann sie auf ihre Eltern zählen können. Sie entwickeln Trennungsängste und nur selten Explorationsimpulse. Kinder mit „unsicher-vermeidender" Bindung haben hingegen durch viele traumatisierende Erfahrungen gelernt, dass sie von ihren Eltern nur Ablehnung zu erwarten haben. Sie versuchen, sehr früh „pseudoautark" zu sein. Winnicott beschrieb 1960, dass diese Kinder auf dem Hintergrund der tief gestörten frühen Bindungserfahrungen eine „narzisstische Persönlichkeitsstörung" und ein „falsches Selbst" entwickeln.

Klaus E. Grossmann zitiert in seinem Artikel „Perspektiven der Bindungsforschung" aus einer Konferenz zum Thema „Attachment from Infancy and Childhood to Adulthood" aus dem Jahre 2003. Er schreibt: „Die empirischen Belege mehren sich dafür, dass psychische Sicherheit vor allem durch eine mütterliche Feinfühligkeit und die Anerkennung des Kindes als ein fühlendes, denkendes und schützenswertes Wesen entsteht, sowie durch die Fähigkeit, sich in die Lage des Kindes zu versetzen und ‚mind-minded' zu sein. Auch wird sie durch väterliche Unterstützung und durch die allmähliche sprachliche Verinnerlichung von Zusammenhängen zwischen Gefühlen der Innenwelt und ihren entsprechenden Ereignissen in der Außenwelt herausgebildet. Dies ist eine grundlegende vorteilhafte Ressource für individuelle konstruktive Anpassung an unvorhergesehene Widrigkeiten … Psychologische Sicherheit, Verlässlichkeit und Vertrauen in Bindungspersonen in der Kindheit sind kostbar und unersetzlich."[43]

René Spitz (1887–1974) untersuchte in den 50er-Jahren des 20. Jahrhunderts die Entstehung der frühen Objektbeziehung zwischen Mutter und Kind. Seine Untersuchungen belegten, dass soziale Vernachlässi-

[43] Klaus E. Grossmann: Frühe Bindung, Entstehung und Entwicklung, hrsg von Lieselotte Ahnert, Ernst Reinhard Verlag, München 2004, S. 39,40.

gung mit schweren physischen und psychischen Entwicklungsstörungen bis zum Tode führen kann.[44] Er korreliert die Haltung der Mutter zum Kind mit Krankheiten des Säuglings und benennt als Grundlage dieser Störung den Liebesentzug. Der Mangel an liebevoller, aufmerksamer Zuwendung beeinflusst entscheidend die Entwicklung der Ich-Identität und der Ich-Stärke. Die Schwächung des Selbstwertes ist eine Folge der Ich-Schwächung und geht mit einer Schwächung der Konfliktfähigkeit, der emotionalen Belastbarkeit, des Ur-Vertrauens einher. Die Psychotherapeutin Jirina Prekop sieht ein Klima des bedingungslosen Angenommen- und Getragenseins als wesentlich für eine gesunde psychosoziale Entwicklung an. Sie hat in transkulturellen Untersuchungen das Festgehaltenwerden als eine Grundform der Nähe-Erfahrung und Betreuung im Säuglings- und Kleinkindalter beschrieben und misst dieser Erfahrung von positiver menschlicher Bindung heilende therapeutische Kräfte zu. Sie schreibt: „Für die Persönlichkeitsentwicklung eines Menschen ist es von entscheidender Bedeutung, wie es ihm in den ersten zwei bis drei Jahren gelang, das Grundbedürfnis nach Bindung und Geborgenheit zu sättigen.“[45]

Erik H. Erikson (1902–1994) sah in der Entwicklung von Urvertrauen oder Urmisstrauen eine typische Thematik der ersten zwei Lebensjahre. Werden die Bedürfnisse des Säuglings nach vertrauensvoller Beziehung zu einer primären Bezugsperson nicht ausreichend befriedigt, sieht Erikson die Gefahr der Entwicklung von Argwohn als Grundfärbung der Beziehung zum Leben. Wird das Kind in den ersten drei Jahren seines Lebens in seiner Autonomieentwicklung mangelhaft gefördert, kann

---

[44] René A. Spitz, Die Entstehung der ersten Objektbeziehungen, Klett-Cotta, Stuttgart, 5. Aufl. 1992, S. 14.

[45] Jirina Prekop, Hättest Du mich festgehalten, Grundlagen und Anwendungen der Halte-Therapie, Mosaik bei Goldmann, Wilhelm Goldmann Verlag, München, Mai 1999, S. 85, 87.

eine Neigung des Kindes zu Selbstzweifel und Scham die Folge sein. Für die Zeit vom 3.–6. Lebensjahr beschreibt er bei restriktiver Erziehung die Gefahr der mangelnden Entwicklung von Eigeninitiative, übertriebenen Schuldgefühlen und Minderwertigkeitsgefühlen. Das Kind entwickelt typischerweise die Überzeugung dass alles, was es tut, falsch ist.[46]

Die Themen Suchen-Finden und Sichtrennen sind das Grundmuster der psychosozialen Entwicklung. Schon in den ersten Monaten und Jahren des Lebens ist von entscheidender Bedeutung für die eigene Bindungsfähigkeit, wie intensiv die erste Bindung sein konnte und sein durfte. Je intensiver die Erfahrungen mit positiver Bindung waren, desto leichter kann das im Urvertrauen gestärkte Kind in die Phase des Sichtrennens gehen und in immer neuer Rückversicherung in die erfahrene Nähe erneut Distanz wagen. Dieser Rhythmus ist so natürlich wie das Ein- und Ausatmen, wie Wachsein und Schlafen. Das Suchen muss das Finden erfahren, damit sich im Anschluss Trennung ereignen kann. Die Bindungsfähigkeit und die Fähigkeit, loszulassen, hängen eng miteinander zusammen, sie bedingen einander im Kern. Wenn ich mich nicht authentisch binden konnte, werden die Ängste vor dem Sichtrennen die Autonomieentwicklung behindern oder unmöglich machen.

Fasst man die Erkenntnisse der Entwicklungspsychologie in einer reflektorischen Abstraktion zusammen, so wird von den zitierten Autoren, aus unterschiedlichen Ansätzen kommend, die wesentliche Bedeutung der ersten drei Lebensjahre der menschlichen Entwicklung für die Reifung, Determination und Expressionsfähigkeit der personalen Entwicklung und Kompetenz in Abhängigkeit von Bindungs- und Beziehungserfahrungen gesehen.

Ein Mangel von Bindungs- und Beziehungserfahrungen hat wesent-

[46] Kursbuch Erziehungswissenschaft, hrsg. von G. Bubol, H. Fischer, Cornelsen Verlag, Berlin 2010, S. 191, 192.

lichen Einfluss auf die Entwicklung von Ich-Stärke, Selbstbewusstsein, Urvertrauen, Autonomie, Handlungsinitiative, Lernmotivation und psychosozialer Kompetenz sowie Frustrationstoleranz. Die Erfahrung emotionalen Mangels in den Bindungen an die primären Bezugspersonen kann eine lebenslange Angst vor Nähe und vor Hingabe zur Folge haben. In diesen Defiziten scheint mir ein typisches Phänomen unserer Zeit beschrieben zu sein: Wie viele Beziehungen zerbrechen aus Angst vor Nähe und vor Bindung, aus Angst vor Hingabe, vor Übernahme von Verantwortung. Dies gilt sowohl für die Beziehung zwischen erwachsenen Individuen als auch für die Bindungs- und Beziehungsängste der schwangeren Frau, des Kindsvaters zu ihrem ungeborenen Kind. Diese Ängste sind nach meiner Einschätzung ein häufiger Grund für Schwangerschaftskonflikte und Abtreibungen. Die hohe Zahl der Abtreibungen kann dann als paradigmatisch für die Bindungs- und Beziehungsschwäche unserer Gesellschaft verstanden werden.

Die emotionale Bindungs- und Beziehungskompetenz einer Gesellschaft hängt nach meiner Einschätzung direkt mit der Zahl der geborenen und der abgetriebenen Kinder zusammen. Vielleicht erklärt dieses Phänomen, warum in Zeiten des relativen gegenwärtigen materiellen Wohlstandes die Zahl der Abtreibungen so hoch ist, dass jährlich in Deutschland eine Großstadt voll ungeborener Kinder stirbt. Welche Rolle spielt die Erfahrung von frühem emotionalem Mangel im konkreten Fall in Hinblick auf die Entscheidung für oder gegen ein ungeborenes Kind?

Anhand von Fallbeispielen aus meiner ärztlichpsychotherapeutischen Arbeit möchte ich die Konfliktbewältigung im Umgang mit einer ungewollten Schwangerschaft unter dem Aspekt der emotionalen und psychosozialen Mangelerfahrung in der eigenen Biografie beleuchten.

Die Konflikte im Kontext einer ungewollten Schwangerschaft beinhalten in der Regel ein ganzes Bündel von verschiedenen problematischen Aspekten. Sie reichen von der Angst vor der neuen Situation, der tiefgreifenden Veränderung im eigenen Leben über die Akzeptanz des Kindes durch den Partner, die Eltern, die Familie, die Freunde, den Arbeitgeber bis zur Angst vor der Übernahme von Bindung und Verantwortung. Die soziale Situation und finanzielle Schwierigkeiten sind weitere Kriterien, welche eine wichtige Rolle im Hinblick auf die Annahme oder die Ablehnung des ungeborenen Kindes spielen können. Im Zentrum der Konflikte steht häufig die Angst. Angst, den Partner zu verlieren; Angst, dem Kind nicht gerecht werden zu können; Angst, das eigene Leben nicht mehr wie geplant realisieren zu können; Angst vor dem sozialen Abstieg durch das Kind; Angst vor der Einsamkeit in der Verantwortung. Gerade dieser letzte Aspekt ist von großer Bedeutung. In der frühen Schwangerschaft ist, bedingt durch die hormonellen Umstellungen, das emotionale Gleichgewicht der Frau häufig labiler. Umso wichtiger ist dann ein Partner, welcher verlässlich und warmherzig vermittelt, dass er zu dem Kind steht, dass er Frau und Kind liebt und für sie eintreten wird. Die innere Einsamkeit in einer von diesem Idealfall abweichenden Situation kann den Entschluss bahnen, durch Abtreibung aus dieser Erfahrung von Verlassensein entfliehen zu wollen. Häufig wiederholt sich auf dieser psychischen Ebene des Konfliktgeschehens eine frühe Verlassenheitserfahrung in gestörten Bindungen der eigenen Kindheit. Diese Wiederholung traumatischer Erfahrungen von emotionaler Einsamkeit vertieft dann die Neigung, dieser Wiederholungserfahrung durch Beendigung der Konfliktsituation zu entfliehen. In dieser Flucht wird dann erneut Bindung und endgültig Bindung zerstört. Diese Erfahrung verstärkt häufig nach der Abtreibung und einer möglicherweise vorübergehend eintretenden Entlastungsphase die Trauer sowohl um das verlorene Kind als auch um die verlorene Chance, im eigenen

Leben neue Bindungs- und Beziehungserfahrungen zu wagen, anstatt alte Flucht- und Vermeidungsmuster zu aktualisieren. Die Folge dieses Scheiterns unter den Schatten der eigenen bindungsgestörten Erfahrungen der Vergangenheit kann in der Entwicklung einer posttraumatischen Belastungsstörung im Sinne des Post-Abortion-Syndroms bestehen, der psychischen und psychosomatischen Erkrankung nach einer Abtreibung. Die Trauer um das verlorene Kind schließt in diesen Fällen bewusst oder unbewusst die Trauer um die verlorene Chance ein, im eigenen Leben neue Erfahrungen zu wagen und Beziehung zu leben, statt sie durch Abtreibung zu töten. Häufig geht in diese Tötung der Beziehungschance zum ungeborenen Kind die „Tötung" der Beziehung zum Partner mit ein.

Das Elliot-Institut führte 1994 eine Studie an 260 Frauen von 15 bis 35 Jahren in verschiedenen Staaten der USA durch. Sie wurden zu ihrem Gefühlszustand nach der Abtreibung gefragt. 66 % der Frauen beendeten die Beziehung zu ihrem Sexualpartner nach der Abtreibung.[47]

Fallbeispiel

Auch der folgende Fall verdeutlicht den Zusammenhang zwischen emotionalem Mangel und schlechtem Selbstwert mit der daraus resultierenden Unfähigkeit, in Krisensituationen wie einem Schwangerschaftskonflikt die eigenen tiefsten Wünsche zu erkennen, von der Meinung anderer abzugrenzen und zu verteidigen.

Die Patientin sagte von sich: „Ich war das ungewollte Kind, der Unfall mit 18. Dies kriegte ich schon als Kind aufs Butterbrot geschmiert. Ich war von Anfang an nicht richtig."

Es kommt mir der Begriff des „Schattenkindes", des eigentlich nicht

---

[47] Reardon David C., The Post Abortion Review, Elliot Institute 1994 oder Reardon David C., Psychological reactions reported after abortion in: www.afterabortion.org/survey2.htm

gewollten Kindes, das eine ganze Kindheit lang unter dem Schatten dieser Abweisung steht. Im Falle der Patientin versuchte sie, durch Leistung positive Aufmerksamkeit zu erlangen. Als ihre guten Schulnoten die Qualifikation für das Abitur bedeuten konnten, musste sie „als Mädchen" verzichten und eine Lehre machen. Sie erfuhr wie ihre Schwester zu Hause ständig Abwertung als Mädchen und war sozusagen vom Zeitpunkt der Geburt und vom Geschlecht doppelt unerwünscht. Wenn sie bestraft wurde, musste sie in ein dunkles, fensterloses Verließ unter der Treppe und dort bleiben, bis man wieder die Tür öffnete. Die Patientin leidet bis heute unter Dunkelangst. Sie heiratete jung wegen einer Schwangerschaft und versuchte, sich in einer bürgerlichen Existenz zu arrangieren. Dieses Kind verlor sie durch Fehlgeburt und erfuhr weder im Krankenhaus noch in der Familie oder beim Ehemann Verständnis für ihren Schmerz und ihre Trauer um das durch Fehlgeburt verlorene Kind. „Sie sind jung. Sie können bald wieder schwanger werden", war das Höchste der gefühlsmäßigen Anteilnahme. Einige Jahre später wurde ein Kind geboren. Die Fassade der Beziehung bröckelte mehr und mehr und die Patientin verließ ihren Mann, als der Sohn in der Pubertät war. Der Sohn entschied sich, beim Vater zu bleiben. Die Patientin stürzte sich voll in ihr Berufsleben, wobei sie sich eine selbstständige Tätigkeit mit hoher Fachkompetenz erarbeitet hatte. Sie wurde ein Jahr später von einem anderen Mann schwanger und fand bei ihm keine Unterstützung.

Nun sah sie das ganze neu begonnene unabhängige Leben, für das sie Mann und Kind verlassen hatte, gefährdet und trieb das Kind ab. Sie erlebte das Kind unbewusst als Bedrohung ihrer neu gewonnenen weiblichen Autonomie. Schon kurz nach der Abtreibung entwickelte die Patientin fürchterliche Alpträume und starke Schuldgefühle, welche sie nur durch noch mehr Arbeit und abendlichen Weinkonsum verdrängen konnte. Sie funktionierte, hörte aber auf, wirklich in Kontakt mit ihren Gefühlen zu stehen, wirklich lebendig zu sein, denn die Gefühle waren schnell depressiv gefärbt. Immer wieder sah sie eine kleine Tochter vor ihren geistigen Augen. Sie entwickelte zunehmend Angst- und Panikattacken, welche sie in die therapeutische Behandlung führten. Ihr tief verletzter Selbstwert hat durch die Abtreibung noch weiter gelitten, wie es in der schon zitierten Studie des Elliot-Institutes (siehe Fußnote 6) beschrieben wird: 92,60 % der befragten Frauen nach Abtreibung leiden an starken Schuldgefühlen, 88,20 % haben Depressionen, 82,30 % haben ihren Selbstwert verloren. Die Patientin ist weiter auf der Suche nach einer positiven Beziehung zum Leben, welche durch ihre eigene frühkindliche Mangelerfahrung und die folgenden Beziehungserfahrungen und- Beziehungsabbrüche getrübt ist. In der therapeutischen Arbeit suchten wir nach einem „sicheren und geschützten Ort", welcher auch für ihr verletztes inneres Kind zugänglich und sicher sein sollte. Die Patientin erinnerte sich daran, wie sie als Kind Zelte in der Wohnung gebaut hatte mit einer Decke und dort drunter für einen kurzen Moment so etwas wie Geborgenheit empfinden konnte. Dies brachte sie in einem Bild zum Ausdruck. In der weiteren therapeutischen Arbeit gestaltete sie einen Frauenkörper, welcher nur aus einem Oberkörper bestand. Der Patientin fiel ihre Körperschemastörung auf und sie korrelierte den Mangel der unteren Körperhälfte mit dem Mangel an Akzeptanz der weiblichen Identität in ihrer Familie. Es ist möglicherweise auch eine Missbrauchserfahrung damit verbunden, welche aktuell (noch) nicht Thema ist.

Der vermehrte Alkoholkonsum der Patientin korreliert mit der in der Studie des Elliot-Institutes ermittelten Zahl von 36,50 % von Frauen, welche nach einer Abtreibung in den Alkohol flüchteten. 40,60 % der Frauen begannen, Drogen zu nehmen. Wenn der Tod des ungeborenen Kindes als schuldhaft mit der eigenen Entscheidung zur Abtreibung emotional zur dauerhaften Belastung wird, können sogar suizidale Gedanken auftreten. In der Studie des Elliot-Institutes hatten 55,80 % der Frauen Selbstmordgedanken. Von der posttraumatischen Belastungsstörung ist bekannt, dass die Suizidrate um 15–20 % erhöht ist.[48] Das Post-Abortion-Syndrom, die mögliche Folgeerkrankung nach Abtreibung, kann in diesem Kontext sehr ernste Folgen haben. Es bedarf dringend weiterer Studien, um das Krankheitsbild in Forschung und Lehre zu etablieren und die helfenden Berufsgruppen wie Sozialarbeiter, Psychologen, Ärzte und Theologen über dieses Risiko einer Folgeerkrankung nach Abtreibung aufzuklären.

Viele Frauen, welche nach einer Abtreibung diese Entscheidung bereuen, berichten, wie einsam sie sich in der Entscheidungsphase fühlten. „Hätte ich doch einen Partner gehabt, der mir nur einmal sagt: ‚Gemeinsam schaffen wir es.' Auch die Gespräche vor Ausstellung des Scheins zum Nachweis einer Beratung vor einer Abtreibung werden in ihrer in der Regel „ergebnisoffen" geführten Art von vielen an den Folgen einer Abtreibung leidenden Frauen als wenig emotional stützend empfunden. Somit wiederholt sich im Konflikt häufig erneut die Erfahrung des eigenen Lebens, wenn es „ darauf ankommt", niemanden verlässlich an der Seite zu haben. Das Ergebnis ist dann oft der Rückzug in das bekannte Terrain, das „Nein" zum neuen, unbekannten Leben mit einem Kind, zumal wenn der Vater des Kindes ebenfalls als emotional farblos und brüchig erlebt wird. Es ist eine fatale Fehleinschätzung vieler Beraterinnen, dass eine fachlich kompetente Beratung emotional möglichst neutral bleiben soll. Eine Frau im Schwangerschaftskonflikt braucht neben sachlicher Information über Hilfsangebote emotionale Nähe, Wärme,

---

48 Felix Harder, Werner Tschan, Die posttraumatische Belastungsstörung (PTSD) in der hausärztlichen Praxis, Erkennen – Verstehen – Behandeln (Teil 19), SchweiMedForum 2004, 4, S.392ff., 417ff.

Empathie und das Angebot des „Getragenwerdens". Das ungeborene Kind hat das Recht, als solches im Beratungsgespräch vorzukommen und nicht zum Schwangerschaftsgewebe degradiert zu werden oder völlig unerwähnt eine mangelnde Präsenz im lebenswichtigen Dialog zu haben. Die werdenden Väter, so sie die schwangere Frau begleiten, profitieren ebenfalls von der Eindeutigkeit einer Beratung zum Leben hin, um ihre neue Rolle als Beschützer von schwangerer Frau und ungeborenem Kind emotional positiv besetzt annehmen und einüben zu können. Es ist der Würde des Menschen gemäß, geboren und ungeboren, in dem jeweiligen Stand wahrgenommen und benannt, anerkannt und geachtet zu werden. Das als professionell hochstilisierte ergebnisoffene Rückzugsverhalten hat schon zu viele ungeborene Menschen das Leben gekostet, zu viele Beziehungen verletzt, zu viele emotionale Mangelerfahrungen wiederholt. Der Beraterin ist zuzumuten, dass sie im Einzelfall auf Ablehnung ihres Engagements stößt, Kritik oder Ablehnung in Kauf nehmen muss. Es geht um ein hohes Gut, nämlich Leben oder Tod eines ganz jungen, ungeborenen Kindes mit den entsprechenden Folgen für seine Mutter, seinen Vater, seine Geschwister, seine Familie, die Gesellschaft, die Familie der Menschheit. Eine Beratung im Schwangerschaftskonflikt ist eine für den Einzelnen und die Familien sowie die gesamte Gesellschaft höchst wichtige Aufgabe. Niemand soll zu einer Entscheidung überredet oder gedrängt werden, aber jeder hat das Recht auf eindeutige Beratung mit klaren Hilfsangeboten und menschlicher Solidarität, auch und gerade für den Schwächsten in diesem Konflikt: das ungeborene Kind. Eine Konfliktberatung muss sicher inhaltlich sachgerecht sein, aber genauso wichtig ist, dass spürbar mit dem Herzen beraten wird. Wer die Schwangerschaftskonfliktberatung als verlängerten Arm einer falsch verstandenen Emanzipation betreiben will, um Parolen wie „mein Bauch gehört mir" zu etablieren, ist für die schwangere

Frau im Konflikt und ihr ungeborenes Kind lebensgefährlich auf dem Holzweg. Es geht nicht um die Instrumentalisierung des Konfliktes für emanzipatorische Zwecke oder irgendwelche anderen Zwecke – und seien sie noch so ideell. Es geht um das Leben und das Recht auf Leben sowie um eine Beratung zum Leben hin. Leben darf nicht zur Bagatelle verkommen im Kontext des gesellschaftlichen Mainstreams, sondern muss im Fokus aller Bemühungen stehen. Es geht um das Recht auf die Zukunft für die Frau als das, was sie schon ist, nämlich Mutter. Es geht um das Recht auf Zukunft für das Kind, ungeboren oder geboren. Es geht um das Recht auf Zukunft für die Familie und für die Gesellschaft. Diese Zukunft wird wesentlich ermöglicht oder verspielt von denen, die heute Verantwortung tragen. Verantwortung und Bindungsfähigkeit gehören zusammen.

Wir sind aufgerufen, unseren Kindern von heute Erfahrungen im Umgang mit verlässlicher Bindung und liebevoller Annahme zu schenken, welche ihnen Mut für ein gemeinsames morgen machen. Wir sollten den Mädchen von heute ein Rollenverständnis von Frausein und Mutterwerden vermitteln, welches sie mit Würde und Stolz erfüllt. Wir sollten Jungen ein Rollenbild vermitteln, welches sie stärkt, Verantwortung als Männer und Väter für ihre Kinder und Familien zu übernehmen. Wir sollten uns den Werten in unserem Tun und Lassen öffnen, welche über den Genuss des Augenblickes im materiellen Wohlstand hinaus Perspektiven bieten, emotionale Wärme, Bezugskonstanz und Liebesfähigkeit für uns und unsere Kinder zu entwickeln.

Vater, wie weint Dein Herz

Vater,
wie weint Dein Herz,
der Du das Leben
in unsre Liebe schenkst,
der Du die Saat kennst
und die Frucht,
der Du in jeden Menschen
Deine Seele hauchst.

Schaust Du,
wie wir zerstören,
spürst Du,
wie wir verlieren,

hörst Du
die Kinder rufen
in ihrem
stummen Schrei
nach Deiner Nähe.

Vater,
verzeih den Blinden,
dass sie zertreten,
was blühen sollte.

Öffne Dein Sein,
umfang die Kleinen

und tröste, tröste,
die sehend werden
und dann erkennen,
was sie verloren,
und schenke, sende
uns Dein Verzeihen.

Amen.

Gebet 2: Vater, wie weint Dein Herz

Väter und Schwangerschaftskonflikt

Tag der trauernden Väter (16.9.2010, Stapfklinik)

Es war sehr viel los an diesem Tag in München und so kam ich verspätet in die Fäustlestraße, wo ich von halb elf bis eins vor der Stapf-Klinik beraten wollte. Es herrschte reger Betrieb und zunächst waren die Menschen sehr verschlossen. Ein Vater kam mit Kinderwagen raus und hatte seinen einjährigen Sohn und die zweijährige Tochter dabei.
„Sie haben mich dort drinnen total unfreundlich gefragt, was ich hier will, dabei musste ich meine Frau zum Abtreiben bringen!" Die Angestellten schickten ihn heraus, da die kleinen Kinder in der Klinik nicht erwünscht sind. Wir standen zusammen auf dem Gehsteig und unterhielten uns. Er war sehr betrübt, denn er wollte das Kind. Während dem Gespräch scherzte ich ein wenig mit den kleinen Kindern. Kurze Zeit später kam Herr Stapf wütend heraus und sagte dem Mann, er solle mit den Kindern gehen, er könnte ja mit ihnen spazieren gehen oder es gäbe in der Klinik auch noch unten einen Raum, wo er warten könnte. Seine grünen OP-Schlappen waren voll mit Blut. Mich ignorierte er, doch bevor er wieder in die Klinik ging, um sein blutiges Handwerk fortzusetzen, scherzte auch er mit den kleinen Kindern, lachte sie an, machte seine Hände an Mund und Nase und äffte einen Elefanten nach. Die Kinder lachten, dann drehte er sich um, ging mit seinen blutigen Schlappen nach oben, um diese Kinder mit den großen blauen Augen um ihr Geschwisterchen zu berauben.
Kurze Zeit später kam ein verzweifelter Vater herunter und fragte mich, ob er die Frau aus der Beratungsstelle anzeigen könnte. Da er Vater von herzkranken Zwillingen sei, habe die Frau in der Beratung seiner Frau gesagt, dass dieses Kind bestimmt auch krank sei. Diese Angst hat seine Frau dazu gebracht, dass sie jetzt abtreibt. „Ich will doch nur ein ganz kleines bisschen Gerechtigkeit, wenn ich sie anzeige, auch wenn diese Anzeige mir mein totes Baby niemals zurückbringen wird!" Er fing an zu weinen …
Ein junger, sehr schöner Mann kam aus der Klinik, gesellte sich zu uns und erzählte mir, dass auch seine Freundin gerade abtreibt. Er hatte alles versucht, sie davon zu überzeugen, dass es nicht richtig ist. Er hatte sogar angeboten, selbst alleine für das Kind zu sorgen … Er hatte sie wochenlang angefleht und jetzt war er erschöpft und deprimiert. Als er den anderen Mann weinen sah, kullerten auch dicke Tränen über sein apartes Gesicht. Ich wusste überhaupt nicht mehr richtig, was ich noch sagen sollte. „Ist es nicht so, dass sie mit dieser Abtreibung auch meine Liebe verschmäht?" „Ich werde sie dafür hassen und wahrscheinlich endlich den

Absprung schaffen, sie zu verlassen!" Herr Stapf beobachtete die Szene von der Überwachungskamera, kam herunter, um zu schimpfen und uns vom Gehsteig zu schicken.
„Auf Sie, die Sie gerade mein Kind töten, werde ich nie hören!", sagte der eine Vater.
„Warum haben Sie uns vor denen da draußen gewarnt?", fragte der andere.

Die Rolle der Väter im Schwangerschaftskonflikt

Wenn Frauen in einem Schwangerschaftskonflikt erleben, dass ihr Partner, der Vater des ungeborenen Kindes, gegen die Schwangerschaft und Geburt des Kindes eingestellt ist, geraten sie in einen weiteren Konflikt. Die schwangere Frau soll sich entscheiden für den Partner und gegen das ungeborene Kind und erleidet einen Loyalitätskonflikt zwischen dem Partner und dem ungeborenen Kind. Häufig entscheiden sich die Frauen für den „bekannteren" Teil, den Partner. Diese Entscheidung erzeugt in den Frauen nun wiederum ein tiefes Gefühl, als Mutter versagt und ihr Kind verraten zu haben. Hilflosigkeit und Wut gegen den Kindsvater wiederholen nicht selten Erfahrungen und Konflikte mit dem leiblichen Vater. Die Frau wird dann erneut zum Opfer der Machtansprüche des Mannes. Die Beziehung zum Partner wird von diesem Schatten belastet. In einer Studie an 260 Frauen im Alter zwischen 15 und 35 Jahren aus 35 verschiedenen Staaten der USA zeigte sich, dass 66 Prozent der Partnerschaften nach einer Abtreibung mit dem Bruch der Beziehung enden.

Man kann sagen, dass die Wahrscheinlichkeit, durch eine Abtreibung die Paarbeziehung zu zerstören, deutlich höher ist als die Wahrscheinlichkeit, dass die Beziehung diese emotionale Belastung überlebt. Die Frau fühlt sich in einer essenziellen Erwartung vom Partner verraten und enttäuscht: Er hat sie und ihr Kind, als es darauf ankam, nicht geschützt. Er hat sich dieser Aufgabe entzogen und stattdessen Druck gemacht in Richtung Tötung des ungeborenen Kindes. Selbst wenn die Frau, durch äußere Gründe veranlasst, die Beziehung zu diesem Mann fortsetzt, wird sie sein im Tiefsten unmännliches und unväterliches Verhalten gegenüber dem gemeinsamen Kind niemals vergessen. Der Mann wird durch die Ablehnung der Vaterrolle in seiner persönlichen Reifung auf der Stufe der Unverbindlichkeit stecken bleiben. Diese Unverbindlichkeit ist typisch für die Jahre der Adoleszenz, das frühe Erwachsenenalter. Wird diese Phase zur Dauerthematik, wird sich eine Stagnation in der Persönlichkeitsreifung des Mannes einstellen.

Häufig geht dies mit der Neigung zu häufig wechselnden Sexualpartnerinnen einher, um durch kurze und oberflächliche Beziehungen die Entwicklung von Bindung und Verantwortung zu vermeiden. Bindung und Verantwortung sind typisch für die Phase des reifen Erwachsenen, mit der Bejahung der generativen Phase, der Übernahme der Vater- oder der Mutterrolle. In der Ablehnung der Übernahme dieser Vater- oder Mutterrolle werden oft auch Konflikte mit dem eigenen Vater, der eigenen Mutter, welche nicht bearbeitet und integriert werden konnten, abgelehnt. Indem ich mein ungeborenes Kind ablehne, lehne ich dann auch den Anteil meines Vaters, meiner Mutter ab, welcher mein inneres Kind verletzt hat. Der Verletzung des eigenen inneren Kindes, welche durch Vater und/oder Mutter geschah, wird dann noch die Verletzung durch die Ablehnung und die Tötung des ungeborenen Kindes hinzugefügt. Dies schwächt den eigenen Selbstwert weiter. Die Persönlichkeitsentwicklung verharrt auf der unreiferen Stufe des pseudo-ungebundenen Seins, weil Bindung Angst erzeugt. Häufig sind Verletzungen in der Bindung an die eigenen Eltern ein unbewusster Grund, Bindung zu verneinen und lieber zur Tötung eines ungeborenen Kindes zu drängen oder

der Tötung zuzustimmen, statt sich dieser Thematik zu stellen. Das Urvertrauen, welches in den ersten Lebensjahren grundgelegt wird, erweist sich in Konfliktlagen des Lebens als Ressource, als Kraftquelle, als Hilfe zu innerem Wachstum aus innerem Vertrauen. Wenn dieses Vertrauen in die eigenen Kraftquellen aus der positiven Beziehungserfahrung der ersten Lebensjahre ungenügend vorhanden ist, wird es oft schwierig, in einer Konfliktsituation den Sprung in eine unbekannte, vielleicht beängstigende neue Lebenssituation zu wagen. Die Bewahrung der Pseudo-Freiheit eines ungebundenen Lebensstils mit wechselnden Partnerinnen oder Partnern wird dann der Entwicklung einer reifen Beziehung zu einem Partner und der Akzeptanz der Elternrolle vorgezogen. Die Angst einer Bindung von mindestens zwanzig Jahren Dauer wird unter Maßgabe des narzisstischen Größenselbst vermieden. Das ungeborene Kind wird zum Zellhaufen abgewertet, die Zweifel an der Entscheidung für Abtreibung werden als Schwäche interpretiert. Die Rettung aus der Beziehungsfalle scheint nur in der Befreiung vom ungeborenen Kind und der Akzeptanz seines Todes möglich zu sein. Die Frau wird unter Druck gesetzt, weil sie und das Kind vermeintlich die eigene Persönlichkeitsentwicklung bedrohen. Dabei würde in der Annahme der bereits mit der Zeugung des Kindes eingegangenen Verantwortung der Weg zur Entwicklung phasengerechter authentischer Rollenidentität möglich werden. Die gleichen hier für Männer beschriebenen Ängste gelten auch für Frauen, welche auf Grund ihrer Bindungsängste an die Abtreibung ihres Kindes denken. An anderer Stelle wird in diesem Zusammenhang noch die besondere Situation der Frau im Schwangerschaftskonflikt nach einer Traumatisierung in der Kindheit durch sexuellen Missbrauch zu thematisieren sein. Für beide Geschlechter gilt: Es mögen der Abtreibung eines Kindes weitere Beziehungen folgen. Die Zahl der sexuellen Beziehungen wird die Reifeentwicklung zum Mann, zur Frau, welche

Verantwortung für gelebte Sexualität übernimmt, nicht ersetzen können. Es besteht die Möglichkeit, ein Leben lang durch äußere Faktoren wie Karriere, Sport, Körperkult und sexuelle Bestätigung in der Entwicklungsphase des jungen Menschen intrapsychisch stecken zu bleiben. Ontogenetisch könnte man es bildlich vergleichen mit einem Mann, welcher das Stadium des Jägers und Sammlers nie überwindet, um sich anzusiedeln, niederzulassen, sich zu verwurzeln. Männer, welche diese Verbindlichkeit in ihrem Leben bewusst oder unbewusst fliehen, empfinden Frauen, welche ihren Bindungswunsch, durch die Situation der Schwangerschaft bedingt, verstärkt artikulieren, als Bedrohung. Sie setzen dann Fluchtimpulse in Gang, um den vermeintlichen mütterlichen Fangstricken zu entkommen. Oft fliehen sie dabei vor ihren eigenen unverarbeiteten Konflikten. Der zunächst als vermeintlicher Sieg empfundenen erneuten Distanzierung von der „mütterlichen Bedrohung“ wird häufig eine innere Leere folgen, welche zeichenhaft für die mangelhafte emotionale Tiefenentwicklung und depressive Entwicklung steht. Das Ich kann nicht in narzisstischer Selbstvergötterung und im Fixiertsein auf die ewig junge, ungebundene Phase des Lebens zur Reife kommen. Das Ich bedarf zur authentischen Entwicklung das Du. Es braucht den Mut zu Opferbereitschaft und Hingabe, sich selbst und den Dunstkreis der eigenen Lebensentwürfe zu erweitern, zu wandeln und Raum zu geben für neues Leben. Der ewige Jüngling wird zum Zerrbild seiner Selbst, wenn er, in die Jahre gekommen, immer noch dem Kult der Jugend und der Ungebundenheit frönt und sich den für ihre Familie engagierten Männern weit überlegen fühlt. Die Zeit der Lebensmitte stellt auch an Frauen und ihre Lebensentscheidungen für oder gegen ein Kind besondere Anfragen. Gerade Frauen stellen oft unter der besonderen Situation der biologischen Begrenztheit ihrer generativen Phase um das vierzigste Lebensjahr fest, dass sie Bindung versäumt, Bindung abgelehnt und in Abtreibungen endgültig Beziehungschancen zerstört haben. Auch die jahrzehntelange „perfekte Verhütung" kann in diesem Lebensabschnitt ihren Januskopf enthüllen und die Frauen mit der lange nicht eingestandenen Sehnsucht nach einem Kind und der ganzen Thematik der Ambivalenz zu dieser Sehnsucht konfrontieren.

Nicht alle kinderlos gebliebenen Paare sind auf eigenen Wunsch in dieser Situation. Andere entscheiden sich für eine zölibatäre Lebensform. In beiden Fällen sind besondere emotionale Entwicklungen zu nehmen, welche die Bearbeitung der Verabschiedung vom biologischen Vater- oder Muttersein einschließen. Diese Bearbeitung ist nicht ein einmaliger Vorgang, sondern wird immer wieder neu und anders im jeweiligen Lebenskonzept thematisiert. Bei der bewussten Bearbeitung und Integration in die individuelle Situation sind in einem Leben, in welchem Kinderlosigkeit erfahren wurde oder frei gewählte Ehelosigkeit die Distanzierung von eigenen Kindern mit sich brachte, reife Wege der Persönlichkeitsentwicklung möglich. Mütterlichkeit und Väterlichkeit beschränkt sich ja nicht auf die eigenen biologisch zuzuordnenden Kinder. Sie kann und soll ein Aspekt des Lebens werden, welcher mich über die Grenzen des eigenen Ich, der eigenen Ichbindung hinaus, in die Beziehungsfähigkeit der entwickelten Persönlichkeit führt. Genau auf diesem Weg gelten, wie beschrieben, frühe Bindungs- und Beziehungsstörungen als innere Blockade auch für diese speziellen Formen der Lebensgestaltung.

Betrachten wir die Situation des Mannes, welcher sich sein ungeborenes Kind als Vater wünscht, aber erleben muss, das dieses Kind in der Gefahr steht, abgetrieben zu werden oder der die Abtreibung seines gewünschten Kindes miterlebt. Ein Mann, welcher keine rechtliche und faktische Möglichkeit hat, sein ungeborenes Kind vor dem Tod durch Abtreibung zu schützen, wird schwer traumatisiert. Er erleidet eine Traumatisierung seiner Persönlichkeit, seiner Väterlichkeit, seiner Würde. Dieser Mann muss hilflos miterleben, wie seine Möglichkeiten, Einfluss zu nehmen, auch durch juristische Schritte verhindert werden. Er darf, wenn die Schwangere es so wünscht und juristisch durchsetzt, sich der Frau nicht nähern. Er darf sie nicht anrufen, er ist machtlos und hilflos wie das ungeborene Kind. Er kann nicht dem Abtreibungsarzt die Abtreibung verbieten oder eine zeitliche Verschiebung verlangen. Er kann keine Polizei oder Rechtsanwälte einschalten, um das Kind zu schützen. Er kann kein Jugendamt, keinen Kinderschutzbund um Hilfe bitten. Die Frucht der als Emanzipation dargestellten alleinigen Entscheidungsfreiheit der Frau über Wohl und Wehe des ungeborenen Kindes nimmt dem Mann völlig seine väterliche Handlungskompetenz. Ein Mann, welcher solch eine Form der Entwürdigung erfahren hat, wird in seiner Beziehung zu Frauen allgemein verletzt sein. Die Folgen dieser Verletzung können sich je nach Persönlichkeitsstruktur des Mannes unterschiedlich manifestieren. Es sind Entwicklungen von depressivem Rückzug und Abnahme der Libido über eine aggressive Entwicklung mit einer Neigung zu abwertendem oder verletzendem Umgang mit Frauen auch und gerade in der sexuellen Beziehung denkbar. Eine Abtreibung geht an keinem Mann und keiner Frau spurlos vorüber. Im Falle der Männer, welche ihr ungeborenes Kind verloren, kommen die große innere Einsamkeit und die häufig vorhandene Wortlosigkeit im Umgang mit der Thematik hinzu. Die Gesellschaft, welche Frauen kaum das Recht auf Trauer oder Erkrankung nach einer Abtreibung zugesteht, räumt Männern dieses Recht noch weniger ein. Das Rollenverständnis vieler Männer macht die verbale oder emotionale Expression von Verletzungen oft schwer und im Falle einer mit Scham besetzten Erfahrung wie der Entwürdigung, sein ungeborenes Kind nicht schützen zu können, fast unmöglich. Der Bedarf an Selbsthilfegruppen für

Männer und Frauen, welche, an den Folgen der Abtreibung, leidend die Mauer des Schweigens und der Verdrängung überwinden möchten, ist groß. Die Ausbildung von Therapeuten, Paartherapeuten und Kinder- und Jugendtherapeuten in dieser Thematik bedarf ebenfalls dringend der Realisierung.

Die Folgen der Erfahrung einer Traumatisierung durch den Verlust eines ungeborenen Kindes durch Abtreibung im Hinblick auf die Bindungsmöglichkeit der Frau und des Mannes an geborene Kinder bedarf ebenfalls der wissenschaftlichen Untersuchung.

Es sei auf Veröffentlichungen zum „Post-Abortion-Surviver-Syndrom" in diesem Zusammenhang hingewiesen.[49]

[49] Marie Peeters-Ney, Vortrag HLI Kongress Lourdes 2009.

Ein ungeborenes Kind an seinen Vater

Ich brauche Dich
und deine Liebe,
aus dessen Leben
mein Leben kam.

Du bist mein Vater,
hör auf mein Rufen
und nimm mich zärtlich
im Herzen an.

Ich rufe Dich
und Deine Stärke,
um mich zu schützen,
denn ich bin klein.

Lass mich in Deinen
großen Armen
voll Wärme
still geborgen sein.

Du bist mein Vater
und alle Sterne,
die kennen mich,
Dein kleines Kind.

Noch bin in Gott
ich ungeboren,

wo wir doch alle
Kinder sind.

Ich brauche Dich,
um hier auf Erden
an Deiner Hand
ein Mensch zu sein,
der seine Spuren,
seine Schritte
voll Hoffnung geht:
Sag Ja, nicht Nein!

Gedicht 6: Ein ungeborenes Kind an seinen Vater

Sexueller Missbrauch und Abtreibung

Sexueller Missbrauch und Abtreibung haben eine gemeinsame Schnittmenge: die Grenzverletzung. Sowohl der erlittene sexuelle Missbrauch als auch die Einwilligung in die Tötung eines in mir verborgenen ungeborenen Kindes gehen mit dem Zusammenbruch natürlicher Schutzimpulse einher. Gemeint sind die natürlichen Schutzimpulse, ein völlig wehrloses kleines Kind in meinem Leib vor Gefahren und Tod zu bewahren, statt es dem tödlichen Zugriff zu überlassen. Gemeinsam ist beiden Grenzverletzungen, dem Missbrauch und der Abtreibung, dass ich mich selbst bzw. mein ungeborenes Kind nicht schützen konnte. Mit dem sexuellen Missbrauch ist die Erfahrung verbunden, dass ein Kind hilflos ist und sich nicht an andere wenden kann, um den Täter zu offenbaren. Es ist zu schwach, um „Nein“ zu sagen und Hilfe zu suchen. Auch im Schwangerschaftskonflikt sind vor allem jene Frauen psychosozial überfordert, für sich und ihr ungeborenes Kind zu kämpfen, welche einen verletzten Selbstwert haben. Nach Erfahrung von Therapeutinnen, welche mit Frauen nach Abtreibung arbeiten, geraten häufig jene Frauen in eine Abtreibungstraumatisierung, welche schon sexuelle Grenzverletzungen missbräuchlicher Art erlitten hatten. Wenn sich in einem Schwangerschaftskonflikt der dem Leben des Kindes zugewandte Anteil der Frau nicht durchsetzen konnte, wird mit der tödlichen Grenzverletzung der kindlichen Identität des Ungeborenen durch Abtreibung auch die Identität der Frau erneut tief verletzt. Im Falle früherer sexueller Missbrauchserfahrungen hat sie erlitten, was es heißt, Objekt von übergriffigen Handlungen sein zu müssen. Sie hat erfahren, wie schwer und nachhaltig das Vertrauen in sich und in andere Menschen durch den Missbrauch erschüttert wurde. Sie leidet darunter, nicht genügend Vertrauen empfinden zu können – zu sich, zu anderen, zum Leben selbst. Durch das Unterliegen der inneren Kämpferin, welche ihr ungeborenes Kind schützen wollte, vertieft sich die seelische Wunde, im Konfliktfall, im Ernstfall wehrlos und ausgeliefert zu sein. Die Objekt- und Opfererfahrung brennt sich noch tiefer in das Bewusstsein und in das Unbewusste ein. Die Wahrscheinlichkeit, weitere Erfahrungen von Grenzverletzung, zum Beispiel durch gewalttätige Männer oder entwertende Erfahrungen am Arbeitsplatz, zu machen, wird weiter wachsen. Ein psychischer Anteil der Frau wird Vorwürfe machen, wird sich selbst abwerten, wird sich hassen und verletzen wollen. Dieser Anteil wird aus Selbstbestrafungsimpulsen heraus zulassen oder sogar suchen, entwertet, verletzt und erniedrigt zu werden. Dieser gegen sich gerichtete, autoaggressive Anteil des eigenen Selbst wird mit hoher Wahrscheinlichkeit – wie Schlüssel zu Schloss – ein Gegenüber finden, welches über einen Täter-Anteil verfügt oder diesen Anteil in der Beziehung entwickelt, wofür sich dann der Opfer-Anteil der verletzten Frau wiederum die Schuld gibt. So entsteht ein gnadenloses System von Identitätsverletzung durch Missbrauch und missbräuchlichem Umgang mit sich selbst. Dann können Wehrlose wieder Opfer werden, weil man eine eigene verletzte Opferseite hat.

Es entwickelt sich durch sexuellen Missbrauch häufig eine innere Ohnmacht, Wehrlose nicht schützen zu können, sondern sie dem Missbrauch zu überlassen. So kann über mehrere Generationen sowohl sexueller Missbrauch als auch Abtreibung in einer Familie vorkommen. Wenn der Missbrauch in der Umgebung „übersehen" wird, führt dies häufig bei dem Opfer zu der inneren Zustimmung, selbst wiederum durch weitere Verletzungen bestraft zu werden. Die „Identifikation mit dem Aggressor bzw. mit der erlittenen aggressiven Handlung" ist ein hilfloser Versuch des Selbst, im Trauma seine Integrität, seine Ganzheit, zu retten: Nicht der Missbrauch Ausführende ist böse, sondern ich bin böse und darum geschieht mir, was geschieht. So kann ein kleines Kind das Sicherheit vermittelnde innere Bild der beschützenden, liebevollen Eltern um den Preis der Abwertung der eigenen Person erhalten. Diese unbewusste Übereinstimmung mit dem Verletztwerden führt häufig zu einem Wiederholungssog in Bezug auf die Verletzung oder andere, ähnliche Verletzungen. Bei Abtreibung kann dann die mehrfache Wiederholung Folge dieser Kette von Opfer- und Gewalterfahrungen sein. Bei sexuell missbrauchten Frauen kann die Promiskuität bis hin zur Prostitution Ausdruck der Wiederholung der Selbstabwertung durch sexuelle Grenzverletzungen sein. Die Tötung des leiblichen Kindes kann eine zutiefst traumatisierende Erfahrung des verletzten inneren Kindes zur Folge haben. Die australische Psychologin und Lebensschützerin Anne Lastman verdeutlicht den Zusammenhang zwischen sexuellem Missbrauch und Abtreibung.[50] Es folgen Gedanken und Zitate aus ihrer Veröffentlichung „The Taboo Connection".

Frau Lastman sieht bei beiden traumatischen Erfahrungen die Gefahr, ein Leben lang an den Folgen zu leiden. In beiden Fällen stirbt die Unschuld. Im Falle des sexuellen Missbrauchs wird ein unschuldiges Kind zum Opfer sexueller Übergriffe Erwachsener. Im Falle der Abtreibung stirbt ein unschuldiges, ungeborenes Kind im Leib seiner Mutter. Sie beschreibt den sexuellen Missbrauch als Verletzung an Körper, Geist und Seele, was auch für die Abtreibungsfolgen gilt. Das Vertrauenkönnen des Kindes wird durch sexuellen Missbrauch dauerhaft tief verletzt, zumal wenn die an ihm handelnde Person gut bekannt oder verwandt ist.

Im spirituellen Kontext wird das Vertrauen in einen schützenden Gott tief erschüttert. Der Mangel, Vertrauen schenken zu können, wird mit in das Leben und die Beziehungen genommen.

Die Grenzverletzung durch den sexuellen Missbrauch führt oft zu einem mangelhaften Potenzial, die eigenen Grenzen zu verteidigen, was sich auch im Schwangerschaftskonflikt verhängnisvoll auswirken kann. Die Wahrnehmung der Grenze im Umgang mit dem Recht auf Leben wird auch dadurch erschwert, dass in unserer Gesellschaft weitgehend die Abtreibung als mögliche Option bei einer unerwünschten Schwangerschaft akzeptiert wird. Im Falle des sexuellen Missbrauchs werden gerade in jüngster Zeit die Stimmen politischer Parteien aus den 80er-Jahren zitiert, welche „einvernehmlichen Sex zwischen Kindern und Erwachsenen" straffrei sehen wollten. Auch wenn heute die Vertreter dieser Parteien zu solchen früheren Veröffentlichungen auf Distanz gehen, spiegelt sich doch in dieser Diskussion die Infragestellung natürlicher sexueller Grenzen im Kon-

---

[50] „The Taboo Connection: Sexual Abuse ans Abortion", Anne Lastman, 5th World-Prayer-Congress for Life, Rome October 5–10/2010, „And the Light Shines in the Darkness."

text der so genannten „sexuellen Revolution“. Die Gegenbewegung der letzten Jahre gerade im Umgang mit sexuellem Missbrauch an Kindern und Jugendlichen zeigt, wie sich das Bewusstsein für die Verletzung von Grenzen neu im öffentlichen Bewusstsein etabliert. Es ist zu hoffen, dass auch im Umgang mit der Wahrung der Grenzen des Lebensrechtes von Ungeborenen, Komapatienten und alten Menschen die Sensibilität des kollektiven gesellschaftlichen Bewusstseins erneuert und vertieft wird. Anne Lastman sieht einen Zusammenhang zwischen frühem sexuellem Missbrauch und Mehrfachabtreibungen, wie sie es in ihrer über fünfzehn jährigen Praxistätigkeit erlebt hat.[51]

Diesen Zusammenhang kann ich aus meiner über zwanzigjährigen Praxiserfahrung bestätigen.

Anne Lastman berichtet von einem Fall, wo eine Frau sie aufsuchte, weil sie tief unter der Fehlgeburt eines Kindes litt.[52] Nebenbei erwähnte die Frau beim Gehen sechs Abtreibungen, welche keine Gefühle in ihr auslösten. Sie sprach davon, wie wichtig es für sie sei, ihr Leben zu kontrollieren, also auch ihren Körper, ihre Karriere, ihre Männerfreundschaften und ihre Schwangerschaften.

Es wurde deutlich, dass es früher Erfahrungen im Leben mit Kontrollverlust und Ohnmacht gegeben hatte. Ihr Bruder hatte sie über mehrere Jahre sexuell missbraucht und sie hatte sich vorgenommen, dass sie nie wieder so wehrlos sein wolle. Zu den vielen Männerbeziehungen und den Abtreibungen sagte sie: „Ich habe bei jeder Abtreibung ein Stück Mann mehr rausgeschnitten. Es waren keine Babys, es waren Stücke von Männern, die ich hasste.“ Auf diese Weise konnte die Frau ihren Körper kontrollieren, wo sie einst keine Kontrolle über ihn hatte. Anne Lastman schreibt, dass sich in vielen Fällen gezeigt hätte, dass

[51] S. Fußnote 1, S. 5.

[52] S. Fußnote 1, S. 5.

Frauen, welche Mehrfachabtreibungen hinter sich haben, nicht mit der Vorstellung leben, dass sie Kinder abtreiben, sondern dass sie Kontrolle über ihren Körper ausüben und unerwünschte Elemente herausschneiden lassen.[53] Sie beschreibt dass der sexuelle Missbrauch in den Jahren, in welchen sich die Persönlichkeit, die Vertrauensfähigkeit, die inneren Kräfte und das Selbstvertrauen entwickeln, tief greifende Störungen hinterlassen. Das Leiden an den Folgen ist lebenslang und schließt eine Neigung zu selbstzerstörerischem Handeln wie Abtreibungen ein. Die häufigen Abtreibungen können auch als Wiederholungszwang früherer traumatischer Erfahrungen, Objekt zu sein, verstanden werden. In einem anderen Fall beschreibt Anne Lastman, wie eine Patientin (Helen, 29 Jahre, 7 Abtreibungen) erpresst wurde, den sexuellen Missbrauch zu verschweigen da sonst einem jüngeren Familienmitglied ein Leid geschehen würde.[54] Helen sah in den abgetriebenen Kindern „ein Stück Fleisch", welches verworfen werden kann. Die Heilungsarbeit mit Helen setzte zunächst die Heilung des verletzten inneren Kindes voraus, welchem seine Würde, seine Liebenswertigkeit und seine Sicherheit wiedergegeben werden mussten. Erst dann konnte die Rückführungsarbeit der ungeborenen Kinder von einem Stück Fleisch zu einem Menschen mit personaler Würde begonnen werden. Helen musste erst die Heilung des „inneren Kindes Helen" zum Thema haben, bevor sie den Verlust der ungeborenen Kinder durch Abtreibung als Folge des eigenen sexuellen Missbrauchs bearbeiten konnte. Als erster Verlust muss der Verlust der Liebe und der Wertschätzung für das eigene innere kleine Mädchen, den eigenen inneren kleinen Jungen bearbeitet und geheilt werden, welches durch sexuellen Missbrauch so schwer verletzt wurde. Es kann schwierig sein, dieses verletzte Kind zu finden, da es oft zusammengekauert in

---

[53] S. Fußnote 1, S. 5.

[54] S. Fußnote 1, S. 7.

einer dunklen Ecke in den Schlupfwinkeln des Bewusstseins sitzt. Das Kind sitzt da schwer verletzt und leidend, „in terror“[55].

„Es ist wichtig, diesem verletzten inneren Kind, das missbraucht wurde und ohne Schutz war, Liebe zu schenken. Dieses innere verletzte Kind ist ein tapferer Überlebender und nicht ein wertloses Etwas, was die sexuell Missbrauchten von ihm glauben. Durch die Liebe zu diesem tapferen inneren Kind können wir das Potenzial vermitteln, damit es authentisch wachsen kann. Es kann keine positive Entwicklung der Persönlichkeit geben, solange das innere Erleben im Kindesalter (Missbrauchs-Alter) stecken bleibt. Liebe, Wertschätzung und die Erfahrung von Geborgenheit müssen den Aufbau einer ‚inneren Heimat‘ ermöglichen, um Verluste heilen zu können.“[56]

Ich möchte diese Erfahrungen von Anne Lastman durch einen eigenen Fallbericht stützen.

Fallbeispiel

Eine Frau suchte mich auf, getrieben von der Angst, „für immer verdammt zu sein, bei Gott keine Vergebung zu finden“. Sie hatte als kleines Mädchen erleben müssen, dass sich ihre Eltern trennten. Der neue Partner der Mutter missbrauchte das Kind vom dritten bis 11. Lebensjahr. Die Mutter, selbst Opfer von sexuellem Missbrauch durch den Vater, glaubte ihrer Tochter nicht, bis sie selbst Zeugin der Handlungen wurde und den Mann mit der Tochter verließ. Später kam die Mutter wieder mit dem ersten Ehemann zusammen. Sie wurde Mitglied in einer sektenähnlichen christlichen Gemeinde mit hohen Moralvorstellungen bis hin zur Kleidung der Frauen. Die Patientin hatte keinen Schulabschluss und jobbte in Gaststätten. Es kam zu wechselnden sexuellen Be-

---

[55] S. Fußnote 1, S. 7.

[56] S. Fußnote 1, S. 7, 8.

ziehungen und zu einer Schwangerschaft, welche die junge Frau durch Abtreibung beenden ließ. Ihr Leben ging weiter „wie in einem Film". Die Partner wechselten, einer schickte sie anschaffen. Sie geriet in die Prostitution. Mehrere Male wurde sie schwanger, mehrere Male ließ sie abtreiben – die genaue Anzahl der Abtreibungen weiß sie nicht mehr. Ein Kind von einem ihr emotional näherstehenden Mann hatte sie zur Welt gebracht, es wuchs bei ihren Eltern auf, nachdem diese wieder zusammengekommen waren. Über die Liebe zu diesem Kind schaffte die Frau den schwierigen Ausstieg aus der Prostitution. Sie lebt heute in geordneten Verhältnissen, was die sozialen Bedingungen angeht. Aber im seelischen Bereich sind schwere Verletzungen geschehen. Der Kontakt zur Gemeinde der Mutter vertieft in ihr den Eindruck, für ewig verloren zu sein, zumal das Sakrament der Versöhnung nicht praktiziert wird. Die psychotherapeutische Arbeit muss zunächst das schwer verletzte innere Kind dieser Frau behutsam und wertschätzend auf den Weg der Heilung führen. Die Patientin muss die innere Kraft finden, ihre verletzte, als beschmutzt empfundene Seite vorbehaltlos anzunehmen und zu lieben. Der Waschzwang, an welchem die Patientin leidet, ist äußerer Ausdruck dieser inneren Not, wie sie selbst beschreibt. Hilfreich ist dabei die Erfahrung von Ich-stützenden und Ich-stabilisierenden Elementen wie „sicherer und geschützter Ort" und „innere Helfer" in der tiefenpsychologisch fundierten therapeutischen Arbeit. Gute, heilsame und liebevolle innere Bilder müssen die selbst abwertenden, selbst verletzenden, zerstörerisch anklagenden inneren Bilder ersetzen. Von zent-raler Bedeutung ist, das strafende Gottesbild Schritt für Schritt in ein barmherziges Gottesbild zu wandeln. Hierbei müssen die konfessionellen Möglichkeiten und Grenzen geachtet werden. Andererseits dürfen auch die biblisch fundierten Perspektiven zu Umkehr, Rückkehr und Vergebung des Sünders bei Gott zu Hilfe genommen werden, um die Selbstbestrafungsneigung und Selbstabwertungsneigung zu überwinden. Wie bei Anne Lastman beschrieben, kann die Hinwendung zu den durch Abtreibung tödlich verletzten „inneren Kindern“ erst erfolgen, wenn das innere Kind der Frau, das über Jahre sexuell traumatisierte kleine Mädchen, sich in Sicherheit weiß und Wertschätzung annehmen kann. Hier zeigt sich die tiefe Wahrheit des Ausspruchs Jesu Christi: „Liebe deinen Nächsten wie dich selbst“ (Mt 22,37–39). Es ist von lebenswichtiger Bedeutung, sich selbst lieben zu können, damit wir auch den Nächsten, die Nächste, das ungeborene Kind als Nächsten, lieben können. Der Weg der Heilung muss die innere Liebe zu dem verletzten inneren Kind zur Entfaltung führen, nur dann kann die Liebe zum Nächsten wachsen und Vergebung erfahren werden.

Danke, dass ihr unsere heimlich geweinten Tränen seht!

Ihr diskutiert, schreibt Artikel. Ihr stellt die katholische Kirche sicher zu recht an den Pranger. Ihr brecht momentan mal wieder das Tabu des sexuellen Missbrauchs in der Öffentlichkeit. Ihr seid erschüttert und – auch wenn die öffentliche Präsenz dieses Themas für mich als Betroffene nicht leicht ist – danke ich Euch dafür, dass ihr Euch für Gerechtigkeit einsetzt.
Aber gibt es eine Gerechtigkeit?

Wer sieht uns? Wollt ihr wirklich wissen, wie es uns geht? Ich sage es Euch!
Mir wurde der gesunde Zugang zur Sexualität genommen, bevor ich ihn selbst entdecken konnte.
Damals konnte ich es überhaupt nicht begreifen, nur Ekel konnte ich empfinden. Nächtelang weinte ich mich in den Schlaf, und das über Jahre. Mein Selbstwert wurde mir geraubt, bevor ich ihn finden konnte. Wie sollte ich eine gesunde Beziehung zu meinem eigenen Körper entwickeln, wenn schon meine Brust in zartem Wachstum gierig begrapscht wurde?
Schon mit 13 Jahren begann ich mit der ersten Diät, versuchte mich gegen die weiblichen Rundungen zu wehren. War es doch der Beginn der Pubertät, als der Missbrauch begann, und meine bis dahin glückliche Kinderseele wurde zu diesem Zeitpunkt zerstört.
Ich wurde älter und mit zwanzig war ich eine sehr hübsche Frau. Den Missbrauch dachte ich, erfolgreich verdrängt zu haben.
Die Männer liefen mir nach, doch viele wollten nur das eine, sie wollten meinen Körper. Das verwunderte mich auch nicht, denn das war ich ja von Kindheit an gewohnt. Ich begann meinen Rachefeldzug gegen das Geschlecht Mann, als mir bewusst wurde, welche Macht ich aufgrund meiner Schönheit und Attraktivität hatte. Sie wurden mein Spielzeug der nicht gelebten Wut, die ich nie gegenüber meinem Missbraucher ausleben konnte. Ich war doch noch ein kleines Mädchen, ich konnte mich nicht schützen.
Ich war „erwachsen", machte Männer heiß, wünschte mir, dass sie sich in mich verlieben, und in dem Moment, wenn ich ehrliches Interesse an mir spürte, begann mein Machtspiel. Ich behandelte sie schlecht, spielte mit ihren Gefühlen und dann verließ ich sie. Dies gab mir immer ein kurzes Gefühl der Macht, doch am Ende fühlte ich mich leer.
Ich suchte mir attraktive Männer und definierte meinen nicht vorhandenen Selbstwert über sie. Einmal, da war ich mit einem Arzt zusammen. Er war der erste Mann, der meiner Sexualität eine Würde gab, die sie noch niemals die ihrige nennen konnte. Ich erzählte ihm von dem Missbrauch und er machte mir klar, dass ich daran überhaupt keine Schuld hatte, und ermutigte mich, eine Therapie zu machen. Er wurde sozusagen mein erster Therapeut und daran ist längerfristig diese Beziehung

zerbrochen. Dennoch bin ich rückwirkend sehr dankbar dafür, weil er der erste Mann war, der mir zeigte, dass auch ich als Missbrauchte ein Recht auf Würde und Respekt hatte. Das kannte ich nicht.

Meinen Körper beobachtete ich täglich kritisch und schon zwei Kilos zu viel zerstörten meinen sehr geringen Selbstwert. Beruflich war ich sehr erfolgreich, doch einen gesunden Stolz auf das, was ich leistete, konnte ich nie empfinden. Keine meiner Beziehungen hielt länger als drei Jahre, meistens zerbrachen sie u. a. auch an meiner emotional-sexuellen Seite, die sehr verletzt ist.

Ich suchte auch Männer, die mich verletzten, weil das das Muster war, das ich kannte. Irgendwann behandelte ein Mann mich so schlecht, dass ich den Missbrauch nicht mehr verdrängen konnte, und ich machte mich auf die Suche nach einem Therapeuten. An dieser Stelle möchte ich ihm und allen anderen Therapeuten danken, die sich unserer annehmen und die sehr sensibel versuchen, mit uns aufzuarbeiten, was andere zerstört haben. Sie versuchen uns zu helfen, das Geschehene anzunehmen, Wut rauszulassen und zu lernen, damit umzugehen. Ganz langsam half mir mein Therapeut, einen eigenen Selbstwert zu finden, und er lehrte mich, Grenzen zu setzen und mich endlich wieder frei zu fühlen. In meinem Falle handelte es sich auch um eine kirchliche Person und mit dem Missbrauch wurde über Jahre der Zugang zu meiner eigenen Religiosität verschüttet.

Wieder die Frage, gibt es Gerechtigkeit?

Missbrauch verjährt nie und ich weiß, dass ich mit diesem Satz allen aus der Seele spreche, die es selbst erlebt haben. Ich flehe Euch an, Ihr Politiker, gebt uns Missbrauchten jederzeit die Möglichkeit, unsere Peiniger anzuzeigen, egal, ob wir erst zwanzig Jahre nach dem Missbrauch die Kraft finden, darüber zu sprechen. Unsere Wunden heilen nie ganz und selbst die längste Haftstrafe kann nicht wieder heilen, was uns genommen wurde. Wir sind sehr zerbrechlich, seid sensibel mit uns und helft uns, wo immer ihr könnt, bei unserem Schrei nach Gerechtigkeit.

Danke!

Sophia

Gott schenkt uns Sein Gesicht

Gott schenkt uns Sein Gesicht,
oh Mensch, vergiss es nicht,
in jedem kleinen Kind,
dass gerad Gestalt annimmt
in seiner Mutter Schoß –
im Kleinen ist Gott groß.

Gott schenkt uns Seine Näh
wo ich ihn gar nicht seh',
wo meine Seele blind,
Augen voll Tränen sind,
wo Hass die Welt entstellt,
wo Macht regiert und Geld.

Gott schenkt uns Sein Vertraun,
wenn wir auf Liebe baun
und seinem Worte treu
dem ungebornen Kind
mitten in unserm Leben
Raum für sein Dasein geben.

Gott schenkt uns Sein Gesicht,
wenn wir das Schwache ehren,
das Arme zärtlich schützen,
wenn wir dem Plane nützen,
der liebend uns erhält
gemeinsam auf der Welt.

Denn tief im Menschen wohnt,
der jede Geste lohnt,
die dem Geringsten galt,
ob ungeborn, ob alt,
ob stark, ob krank, ob klein:

Sag Ja zu Gott, nicht Nein.
Du wirst gesegnet sein.

Gedicht 7: Gott schenkt uns Sein Gesicht

Psychosoziale Hintergründe und Folgen der Abtreibungsmentalität

In meiner ärztlich-psychotherapeutischen Arbeit suchen mich immer wieder Frauen auf, welche seit Jahren oder Jahrzehnten an den Folgen eines oder mehrerer Schwangerschaftsabbrüche leiden. Oft haben sie erfolglos verschiedene Versuche unternommen, die seelischen und psychosomatischen Folgen der Abtreibungsverletzung in eine Therapie zu bringen. Die Erfahrung des „Nichtwahrgenommenseins", des „Übersehenwerdens", des „Nichternstgenommenwerdens" ihrer körperlichen und seelischen Verfassung nach der Abtreibung stellt im Erleben dieser betroffenen Frauen häufig eine Wiederholung familiärer und partnerschaftlicher Beziehungswunden dar. In vielen biografischen Berichten erfahre ich von familiären Konflikten, wo kein oder zu wenig Raum für die Autonomieentwicklung des kleinen Mädchens war. Die Eltern konnten aus verschiedenen Gründen häufig der wertschätzenden Wahrnehmung der emotionalen Befindlichkeit ihrer Tochter nicht gerecht werden. Sie waren zum Beispiel auf Grund von Ehe- oder Partnerschaftskrisen mit sich selbst beschäftigt oder sie litten unter Depression, Sucht oder Trennungsfolgen sowie Verlusterfahrungen. Oft lernten die Frauen in diesen ersten Lebensjahren, sich selbst und ihre authentischen Gefühle und Bedürfnisse nicht ernst und wichtig zu nehmen. Sie lernten, im familiären Kontext besser durchzukommen, wenn sie sich angepasst und oft leistungsorientiert möglichst pflegeleicht präsentierten und ihre Konflikte und aggressiven Impulse, welche zu einer Autonomieentwicklung gehören, besser für sich behielten. Auch Rollenfixierungen in der Erziehung der Mädchen auf ein aggressionsgehemmtes, überangepasstes weibliches Verhalten kann eine Rolle spielen.

Die Folge dieses Verleugnens und Verdrängens der eigenen authentischen emotionalen Situation ist die Entwicklung einer oral gehemmten

Persönlichkeitsstruktur mit einer Neigung zu hohen Forderungen an sich selbst ohne das Wahrnehmen und Ausdrückenkönnen der eigenen Belastungsgrenzen und der eigenen Wünsche. Das oft rigide und streng regierende Über-Ich ließ in vielen Fällen wenig Raum für Chaos und Krise als Teil der Selbstfindung. Das Modell des Erwerbs von Zuwendung und Respekt für Leistung geht einher mit den Paradigmen einer Leistungsgesellschaft, welche gerade für junge Mädchen und Frauen hohe Erwartungen zur Erfüllung der gesetzten, emanzipatorisch aufgewerteten Ziele hegt.

„Du bist wer, wenn Du Leistung präsentierst." Umwege und Faktoren, welche Sand im Getriebe der Leistungsgesellschaft sind, gilt es möglichst auszuschließen, um stromlinienförmig das Leben nach dem eigenen oder ehrlicher dem von Familie und Gesellschaft vorgegebenen Masterplan zu gestalten. Dementsprechend werden heute Kinder mit einer genetischen Verschiedenheit, welche sie nicht zu Leistungsträgern im beschriebenen Kontext taugen lässt, zum Beispiel im Falle der Trisomie 21 (Downsyndrom), nach einer pränatalen Fahndung und Diagnosestellung in mehr als 95 % nach Beratung durch Spätabtreibung getötet. Methoden der Zellseparation von embryonalen Zellen aus dem mütterlichen Blut werden als ethischer Fortschritt verkauft, da die Diagnoseerhebung dann im ersten Trimenon und somit ohne Spätabtreibung oder Gefährdung des Ungeborenen durch invasive pränatale Diagnostik (Fruchtwasserpunktion, Chorionzottenbiopsie) möglich ist. Diese Gefährdung der ungeborenen Kinder hat zwar die Pränatalmediziner bis dato nicht von ihrem Geschäft abgehalten und wurde billigend in Kauf genommen, kann aber nun ethisch ausgeschlachtet werden, um den Bluttest zur Suche nach genetischer Verschiedenheit flächendeckend einzuführen. Im Falle einer genetischen Verschiedenheit beim Testergebnis folgt dann in den meisten Fällen die Tötung des Kindes durch Abtreibung. Dem mörderischen Umgang mit ungeborenen Kindern mit genetischer

Verschiedenheit am Anfang des Lebens entspricht die Euthanasie am Ende des Lebens, an deren ethischer Akzeptanz gearbeitet wird. Produktivität als Selektionsmerkmal zieht sich durch die gesamte Gesellschaft und kommt in Sätzen wie: „So etwas muss man doch heute nicht mehr zur Welt bringen" bei behinderten Kindern oder „sozial verträgliches Ableben" als Umschreibung der Euthanasie zum Ausdruck. Eine junge Frau, welche mit ihren beruflichen Zielen und Kämpfen um einen Ausbildungs- oder Studienplatz von einer Schwangerschaft überrascht wird, erfährt die Konfrontation mit der Angst, den inneren Leistungszielen und dem äußeren Leistungsdruck nicht mehr zu entsprechen. Ein Kind ist in diesem Kontext einer Bedrohung der eigenen Lebensverwirklichung gleichzusetzen mit seinem Anspruch auf Liebe, Pflege, Zeit und Energie. Wenn seit der Kindheit der Kontakt zu der eigenen emotionalen und kreativen Seite verdrängt wurde, fällt es schwer, sich mit den eigenen emotionalen Anteilen in Beziehung zu setzen. Wenn die eigene Konfliktfähigkeit und Autonomie schon seit der Kindheit auf dem Altar der Leistungsorientiertheit und (Über-) Anpassung geopfert wurde, wird der Kontakt zum ungeborenen Kind abgespalten und die Abtreibung als schlüssige Handlung zur Erhaltung der Stabilität des Lebenskonzeptes durchgeführt. Wer zu sich selbst nur eine stark eingeschränkte Beziehungsfähigkeit entwi-ckeln konnte, wird sich schwer damit tun, die Beziehung zu einem (noch) unbekannten, weil ungeborenen Kind als so bedeutsam zu erleben, die eigenen Lebensmaxima in Frage zu stellen oder zu verändern. Der eigenen Beziehungsstörung folgt dann der Tod des ungeborenen Kindes, zu dem kein Bezug aufgebaut werden konnte. Es folgt dann häufig der Abbruch der Beziehung zum Kindsvater, wie die Statistik zeigt[57]. Wechselnde Beziehungen verflachen weiter die Tie-

[57] Reardon David C., The Post Abortion Review, Elliot Institute 1994 oder Reardon David C., Psychological reactions reported after abortion: in: www.afterabortion.org/survey2.htm

fendimension des Beziehungspozentials und erschweren den Zugang zur eigenen emotionalen Authentizität. Weitere Schwangerschaftsabbrüche lassen sich auch als Versuch sehen, durch Wiederholung die Bedeutung der einzelnen Tötungs- und Todeserfahrung zu trivialisieren. Die Erfahrung von emotionaler Einsamkeit wird durch Arbeitspensum und Erfolg überspielt. Grenzerfahrungen wie Krankheit und Krise werden als Angriffe auf die eigene Identität erlebt und führen je nach Schwere der emotionalen Belastung zu einer Depression, Sinnkrise und/oder Suizidalität. Verdrängte Erfahrungen von Verlust oder real bzw. subjektiv erlebtem Versagen können sich wieder bewusst machen. In diesen Kontext gehört dann auch das Post-Abortion-Syndrom mit der Palette an psychischen und psychosomatischen Symptomen.

Die Aussage, dass „nicht sein kann, was nicht sein darf", gilt sowohl für die im Lebensdesign nicht oder noch nicht geplanten ungeborenen Kinder als auch für die Verdrängung und Verleugnung der Folgen ihrer vorgeburtlichen Tötung in Symptomen des „Post-Abortion-Syndroms" für die direkt an der Abtreibung beteiligten Personen sowie des „Post-Abortion-Surviver-Syndroms" für das soziale Umfeld, vor allem die geborenen Kinder.

Eine Gesellschaft, welche sich in dreißig Jahren, so der Sozialwissenschaftler Prof. Dr. Manfred Spieker, Osnabrück, ca. 8 Millionen Abtreibungen leistet[58], ist im Kern krank.

Die Folgen dieser Erkrankung an einer Form der Posttraumatischen Belastungsstörung, dem Post-Abortion-Syndrom, treffen ca. 15–20 Prozent der an Abtreibung direkt beteiligten Männer und Frauen wenn man die Prävalenz für die PTSD (englisch für Posttraumatische Belastungsstörung; „post traumatic stress disorder") zu Grunde legt.

---

[58] Prof. Dr. Manfred Spieker, Der legalisierte Kindermord in Lebensschutz oder kollektiver Selbstbetrug, BVL-Verlag für Kultur und Wissenschaft, Bonn 2006.

Dies bedeutet, dass ein täglich wachsender Anteil der Bevölkerung von aktuell ca. 1,2 bis 1,6 Millionen Menschen unter therapiebedürftigen Symptomen nach Abtreibungstraumatisierung leidet. Für die Posttraumatische Belastungsstörung ist beschrieben, dass eine um 50 % erhöhte Wahrscheinlichkeit für Depression besteht sowie eine zwischen 15 und 20 % erhöhte Wahrscheinlichkeit für Suizidalität und 80 % erhöhtes Risiko für Alkohol und Drogen.[59] Neben der menschlichen Tragödie bei jeder nicht adäquat behandelten Erkrankung mit zum Teil jahrzehntelangem Verlauf ist der finanzielle Aspekt der Belastung der medizinischen Sicherungssysteme ebenfalls von Bedeutung. Statt im Sinne der Kostenminimierung eine möglichst hohe Effizienz bei der Behandlung depressiver und psychosomatischer Krankheitsbilder durch Untersuchung der Ursachen zu betreiben, wird im Falle der Folgeerkrankung nach Abtreibung (Post-Abortion-Syndrom) nahezu vollständig selbst die Möglichkeit der Existenz dieses Leidens ignoriert. Es fehlen groß angelegte Studien an den Universitäten in den verschiedenen Disziplinen wie Medizin, Psychologie, Soziologie und Theologie und es fehlt an den entsprechenden Geldern, deren Freigabe für Forschungsprojekte den entsprechenden politischen Willen voraussetzen würde. Im Gegenteil scheint es eher als Karriere hemmend angesehen zu werden, sich mit der Möglichkeit einer Folgeerkrankung nach Abtreibung wissenschaftlich zu beschäftigen. Dieses kollektive Verleugnen und Verdrängen entspricht dem unbewusst existierenden Dogma, dass Abtreibung als Mittel der emanzipatorischen Befreiung keine negativen Folgen in erwähnenswertem Umfang haben darf. Den Preis für dieses Verschweigen und Übersehen eines Symptomkomplexes mit Krankheitswert zahlen die davon

[59] Felix Harder, Werner Tschan, Die posttraumatische Belastungsstörung (PTSD) in der hausärztlichen Praxis, Erkennen–Verstehen–Behandeln (Teil 1), SchweizMedForum 2004, 4, S. 392,417.

betroffenen Frauen und ihre Familien. Der beschriebene Kreis schließt sich. Die Frauen, welche oft unserer Leistungsgesellschaft entsprechend ihre emotionale Seite verdrängen und sich und ihre mütterliche Reaktion auf eine ungeplant eingetretene Schwangerschaft oft nicht genügend beachten, werden im Fall der Entwicklung eines Krankheitsbildes nach Abtreibung im Sinne des Post-Abortion-Syndroms kollektiv übersehen. So kommt es zu Krankheitsverläufen, wo jahrzehntelang ein Arztbesuch und Therapeutenwechsel dem nächsten folgt. In solchen Fällen wurde versäumt, durch einfache Anamneseerhebung im Hinblick auf einen zeitlichen Zusammenhang des Eintritts der Symptome nach Abtreibung einen möglichen Zusammenhang zu klären. In Arztbriefen erscheinen Schwangerschaftsabbrüche als Fehlgeburten oder Ausschabungen. Selten wird eine vorgeburtliche Kindstötung als solche benannt, ab und zu ist schönfärbend von Schwangerschaftsunterbrechungen die Rede. Der Tod der ungeborenen Kinder und das Leid der Frauen werden nicht wahrgenommen und gewürdigt sowie einer authentischen Trauerarbeit und Verarbeitung zugeführt, sondern häufig übersehen und tot geschwiegen. Diese Form der Nichtbeachtung und Nichtbenennung stellt eine Kränkung der Würde und der Integrität der an Folgestörungen leidenden Betroffenen dar. Dieses entwürdigende Verhalten entspricht nicht der vor der Abtreibung suggerierten emanzipatorischen Selbstverwirklichung, sondern der Verletzung des Selbst der betroffenen Frauen durch Trivialisierung. Dieses „Übersehenwerden“ der von Folgen nach Abtreibung betroffenen Frauen stellt oft eine Wiederholung des „Übersehenwerdens“ in der Familie und Gesellschaft dar. Es ist bedauerlich und höchst erstaunlich, dass die feministisch orientierten gesellschaftlichen und politischen Kräfte im Umgang mit den verletzten Frauen so wenig Empathie für deren Instrumentalisierung besitzen.

Ende am Beginn

Frauenarztpraxis,
Nähe Hamburger Bahnhof.
Jeden Dienstag
ist Abtreibungstag.

Die Narkoseärztin kommt.
Die Frauen kommen.
Die Kinder kommen.

Die Ärztinnen gehen.
Die Frauen gehen.
Die Züge fahren
daher, dahin.

Für die Kinder
endet der Weg
am Beginn.

Gedicht 7: Ende am Beginn

Gebetsinitiativen für den Lebensschutz

Beten für das Leben – ein ökumenisch offener Wortgottesdienst

Im November 1997 wurde aus der Arbeit der Münsteraner Lebensrechtsgruppen von zwei Frauen und mir eine Gebetsinitiative gegründet. Wir verstehen „Beten für das Leben" ähnlich wie die Friedensgebetstreffen als offene Gruppe für alle, denen die Sache des Lebens und des Lebensschutzes am Herzen liegt. Leben wird auf vielfältige Weise bedroht – sei es durch Abtreibung, vorgeburtliche Selektion behinderter Kinder, sei es durch soziale Probleme oder seelische Kälte. Wie am Anfang des Lebens, so steht auch am Ende des Lebens oder bei schweren Erkrankungen und Behinderungen die Unantastbarkeit des Lebensrechtes und somit die Würde des Menschen zunehmend zur Diskussion.

„Beten für das Leben" will regelmäßig einen Aspekt dieser komplexen Thematik zur Sprache bringen. Durch das Gebet wollen wir uns zu Gott als dem Ursprung und dem Ziel des Lebens bekennen und um seinen Beistand bitten.

Diese Gebetstreffen werden von jeweils unterschiedlichen Personen vorbereitet und jeder, der Interesse an der Mitarbeit hat, ist willkommen. Unsere Gruppe zur Vorbereitung ist klein geblieben und auch die Gebetsgruppe, welche sich trifft, ist zwischen zehn und zwanzig Personen. Es bleiben aber immer wieder Menschen in der Kirche, welche am Samstagmittag zufällig in die Kirche kommen und zuhören. Ich erwähne die Größe unserer Gruppe, um Mut zu machen, auch mit wenig Mitbeterinnen und Mitbetern zu beginnen. Die Leuchtkraft der Gebetsinitiative reicht weit über Münsters Grenzen hinaus, wie wir von anderen Gruppen aus Süddeutschland wissen, welche unsere Gebetshefte als Impuls für die eigenen Gebete verwenden. Wir erstellen zu jedem

Treffen ein Heft, dessen Vorderseite als Beispiel abgebildet ist. Es folgt eine Innenseite mit dem Ablauf und zwei weitere Textseiten. Das Heft ist in DIN-A5 und kann durch beidseitige Kopie einer Seite in DIN-A4 erstellt werden. Es existieren Gebetshefte von den aktuell 16 ½ Jahren. „Beten für das Leben“ findet statt an jedem 2. Samstag im Monat in der Zeit von 11.30 Uhr bis 12.00 Uhr in der St.-Lamberti-Kirche in Münster statt. Wir empfinden es als besonderen Auftrag und Ehre, in der Kirche für die Anliegen des Lebensschutzes beten zu dürfen, wo der selige Clemens August Kardinal von Galen als Bischof von Münster unter Lebensgefahr mit seinen mutigen Predigten in der Zeit des Nationalsozialismus für das Recht und die Würde allen menschlichen Lebens eingetreten ist.

Im Folgenden sehen Sie ein Beispiel für ein Gebetsheft – „Beten für das Leben“ von November 2012. Die Zwillinge Johanna und Johannes ,deren Mutter während der Schwangerschaft an Krebs erkrankte, wurden mit ihrer Familie Gottes reichem Schutz und Segen empfohlen und die Geschichte des Sieges des Lebens beschrieben.

Ein weiteres Beispiel finden Sie unter „Miguel ist gestorben“, wo im April 2014 die Thematik des Lebens mit einem Menschen mit Downsyndrom nach dem Tod des 24-Jährigen im Gebet vor Gott gebracht wurde. Seine vier Geschwister, die Eltern sowie weitere Familienangehörige waren anwesend. Das Lied mit dem Text für Miguel nach der Melodie zu „Du bist ein Ton in Gottes Symphonie“ von Kurt Mikula wurde mit der Orgel gespielt.

Beispiel: Krebskrank in der Schwangerschaft

Diese Kinder und ihre Geschichte wurden bei „Beten für das Leben“ im November 2012 vorgestellt.

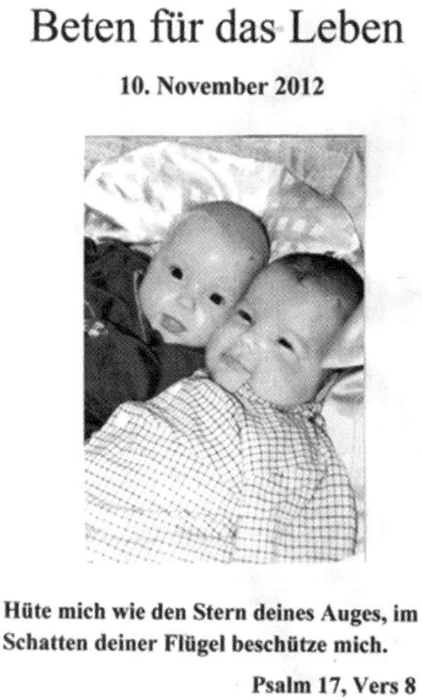
Beten für das Leben

10. November 2012

Hüte mich wie den Stern deines Auges, im Schatten deiner Flügel beschütze mich.

Psalm 17, Vers 8

Abbildung 13: Titelseite von Beten für das Leben (Johanna und Johannes)

Familie M. war glücklich. Zu den zwei Kindern Jonas und Josefine im Kleinkind- und Vorschulalter hatten sich Zwillinge angekündigt. Die Schwangerschaft verlief ganz normal, bis der Tag kam, welcher alles veränderte. Tina M. litt schon länger an zunehmend starken Schmerzen im Bereich der Brustwirbelsäule und der Schultern. Dies war immer als Verspannung abgetan worden. Nun brachte die Diagnostik eine schwerwiegende Erkrankung zu Tage. Frau M. litt an einer gefährlichen Krebserkrankung im Schulterbereich. Die Familie war zutiefst erschüttert. Noch schlimmer wurde die Lage, als sich zeigte, dass die Krebsspezialisten der nahegelegenen Universitätsklinik nur eine Chemotherapie durchführen wollten nachdem die Zwillinge abgetrieben wurden. Frau M., im dritten Monat schwanger, und ihr Ehemann waren verzweifelt. Die beiden hatten sich so auf die Zwillinge gefreut. Sie konnten eine Abtreibung auch nicht mit ihrem christlichen Glauben vereinbaren. Voller Angst und unter Zeitdruck wegen der unbehandelten Krebserkrankung suchten sie nach einer Lösung. Sie fanden in Maria Grundberger, einer Hebamme, welche schon vielen schwangeren Müttern in Not und ihren Kindern geholfen hat, eine entschlossene Mitkämpferin für das Leben der ungeborenen Kinder. Die engagierte Lebensschützerin konnte eine Universitätsklinik ca. 500 km entfernt vom Wohnort der Familie finden, wo die Spezialisten bereit waren, eine Chemotherapie durchzuführen, welche nicht plazentagängig ist. Frau M. fuhr mit Ehemann und Kindern viele Male in der Schwangerschaft diese Strecke hin und zurück, um sich behandeln zu lassen. Ihr Mann und sie waren immer in der Angst um die Gesundheit der ungeborenen Kinder und in Sorge um den Ausgang der Behandlung. Die weiten Fahrten waren anstrengend und teuer. Die Kosten für diese Fahrten und den Aufenthalt konnte das Ehepaar unter anderem durch Spenden von Beterinnen und Betern für den Lebensschutz aus Münster finanzieren. Die Gebete, so schrieb der Ehemann, waren so wichtig in dieser schweren Zeit. Tina und ihr Mann Peter fühlten sich mit getragen und sehr gut von Maria betreut. Im Juni 2012 kamen Johanna und Johannes per Sectio (Kaiserschnitt) gesund auf die Welt. Wie groß waren da Dankbarkeit und Freude! Aber schon bald zeigte sich, dass zur Behandlung der Mutter zur Chemotherapie zusätzlich Bestrahlung und eine große Operation notwendig waren. Tapfer geht die junge Mutter ihren Weg und der Vater versorgt vorbildlich die vier kleinen Kinder. Er kann seiner Arbeit deswegen nicht nachgehen. Die Familie wird noch lange weiter unser Gebet, aber auch unsere finanzielle Unterstützung brauchen, um die besonderen Belastungen durch die Krankheit der Mutter tragen zu können. Bitte beten Sie mit uns und helfen Sie – so möglich – auch materiell! Tina und Peter haben ein Zeichen des „Ja“ zum Leben gesetzt, welches stärker war als alle Schatten von Krankheit und Sorge. Sie machen anderen Mut, gegen alle widrigen Umstände für das Leben einzutreten. Ihre Liebe zueinander und zu den Kindern und ihr Gottvertrauen sind der Grund, auf den sie bauen. Johanna und Johannes sind sichtbare und lebendige Zeichen für Glaube, Liebe und Hoffnung.

Zuspruch in dunkler Zeit
Für Tina, Peter und ihre Kinder

Sag mir, wie das Leben siegt,
wenn die Sorgen kommen,
wenn die Hoffnung dunkel wird
und das Herz beklommen.

Sag mir, wie ich glauben kann,
dass die Liebe trägt,
wenn die Schmerzen mich zerreißen
und die Kraft verweht.

Sag mir, wie ich kämpfen kann,
wenn der Mut vergeht,
wenn die kalte Todesangst
mich in Träumen quält.

Sag, wie ich vertrauen kann,
auf den lieben Gott,
wenn es um mein Leben geht,
Leben oder Tod.

Wenn die Kinder, ungeboren,
schon vom Tod bedroht,
weil das Denken und das Fühlen
vom Verstand verroht.

Wenn die Ärzte, statt zu helfen,
Tod erzwingen wollen,
doch das eigne Herz sich wehrt,
weil sie leben sollen.

Dann brauch ich den Halt der Liebe,
die im Dunkeln trägt,
und die Kraft, welche das Leben
in die Mitte legt.

Ich spür dann in Deiner Nähe
und in Deinem Blick
jenen Gott, der mit uns leidet,
jeden Augenblick.

Jene Kraft der großen Liebe,
die uns stets umgibt,
Leben uns in Fülle sendet
und am Ende siegt.

Gedicht 8: Zuspruch in dunkler Zeit

Als katholische Gebetsinitiative für den Lebensschutz gründete ich im Mai 2000 „Alpha et Omega“, Rosenkranzgebet und hl. Messe in den Anliegen des Lebensschutzes. Wir treffen uns am letzten Mittwoch im Monat. Auch diese Gruppe umfasst ca. 20 Personen. Wir haben in Pfarrer Othmar Felkl seit Jahren einen treuen Geistlichen, welcher, unabhängig von der Zahl der Anwesenden, das Anliegen durch die Feier der hl. Messe und seine Predigt unterstützt und stärkt. Die Fürbitten werden für die Anliegen des Lebensschutzes, an der Intention der hl. Messe ausgerichtet, formuliert. Es existiert eine Sammlung der Fürbitten über die gesamte Zeit von nun 14 Jahren.

Alpha et Omega
Design Stefanie Krass

Einladung zu Rosenkranzgebet und hl. Messe

Gott ist Alpha und Omega, Anfang und Ende, Ursprung und Ziel des Lebens.
Die Würde jeden menschlichen Lebens von der Zeugung bis zum Tod kommt von Gott. Er hat den Namen jedes Menschen in seine Hand geschrieben – gesund oder krank, jung oder alt, behindert oder nicht behindert, geboren oder ungeboren.
In Christus ist Gott selber Mensch geworden. Menschliches Leben wird täglich zerstört, die Würde eines jeden verletzten oder getöteten Menschen missachtet und so Gott und seine Gebote entehrt.

Angesichts wachsender Bedrohungen wollen wir die hl. Gottesmutter Maria um Hilfe und Fürsprache für das Leben bitten.

In der hl. Messe wollen wir gemeinsam mit ihr unser Lob und unseren Dank vor den dreifaltigen Gott bringen und zugleich um die Gnaden des Heiligen Geistes bitten.

Mögen unsere Herzen gestärkt und voll Frieden die Kraft finden, immer wieder für die Würde und den Schutz des Lebens einzutreten.

Bitte unterstützen Sie uns und beten Sie mit uns!

Bitte laden Sie auch andere zum Mitbeten ein!

Dr. A. Pokropp-Hippen
Ort: St. Aegidii, Kapelle
Zeit: jeder letzte Mittwoch im Monat, (!) abweichende Termine
Beginn: 18.00 Uhr Rosenkranzgebet
18.30 Uhr hl. Messe

Brief an eine schwangere Frau Mitte vierzig

Liebe Leserin,
Sie haben vielleicht gerade oder in den letzten Wochen erfahren, dass Sie schwanger sind. Zunächst einmal möchte ich Ihnen und Ihrem ungeborenen Kind eine glücklich verlaufende Schwangerschaft in Gesundheit wünschen. Jede Schwangerschaft ist eine Anfrage des Lebens an die Frau, ihr Herz und ihr Leben für das neue Leben zu öffnen, welches in ihr und nur in ihr begonnen hat.

Unabhängig vom Lebensalter bringt jede Schwangerschaft tief greifende Veränderungen. Dies gilt nicht nur für die Dauer der Zeit bis zur Geburt, sondern weit darüber hinaus. In jeder Lebensphase bedeutet das Leben als Mutter eines ungeborenen oder eines geborenen Kindes eine besondere Verantwortung, welche auch mit besonderen Belastungen verbunden ist. In jeder Lebensphase kann der Ruf des Lebens, die Chance zum Muttersein als solche angenommen oder abgelehnt werden. Dieses „Nein“ zum Leben war niemals so leicht wie in unserer Zeit.

Vielleicht haben Sie schon Kindern das Leben geschenkt und wissen um die tiefe Freude und um die Belastungen mit einem hilflosen, kleinen Kind. Vielleicht haben Sie auch schon die Erfahrung der Abtreibung gemacht und kennen den Schatten, welcher mit jedem nicht im Leben angenommenen Kind auf das eigene Leben fällt. Vielleicht konnten Sie sich diesem Schatten weitgehend entziehen oder Sie leiden an dem Verlust eines oder mehrerer Kinder. Sie leben in einer Familie mit schon größeren Kindern oder es ist ihre erste Schwangerschaft. Vielleicht haben Sie in der Mitte ihrer vierziger Lebensjahre überhaupt nicht mehr an Kinder gedacht und haben Pläne, Ihr Leben jenseits der so genannten „generativen Phase" wieder in Selbstbestimmung zu gestalten. Vielleicht leben Sie in einer Partnerschaft, welche im Laufe der Jahre an Entfremdung leidet, und können sich für die nächsten Jahre eine Trennung vorstellen. Vielleicht haben Sie sich nach den Jahren des Teilens des Partners und Ehemannes mit Ihren Kindern auf eine neue Lebensphase der vertieften Zweisamkeit gefreut. Vielleicht haben Sie beruflich viele Jahre wegen der Familie zurückgesteckt und wollen jetzt durchstarten, solange die „vier" noch Türen öffnen hilft, welche vermutlich später verschlossen bleiben. Vielleicht wollen Sie einfach, dass der Tag wieder Ihnen gehört und nicht dem Verplanen mit Kindergarten, Tagesmutter, Schulferien und Kinderärzten. Möglicherweise bewundern Sie Ihre Freundin, welche schon länger wieder Herrin über ihren Terminkalender ist und von dem freien Lebensgefühl glaubhaft schwärmt. Ihre Eltern sind nun zwischen siebzig und achtzig. Sie brauchen jetzt mehr Zuwendung und können nicht noch mal ein kleines Kind großziehen helfen. Sie haben keine Lust, auf dem Spielplatz neben zwanzig Jahre jüngeren Müttern zu sitzen und von deren Kindern als Oma angesprochen zu werden. Ihr Mann möchte Sie für sich allein haben. Er sagt, er habe lange genug seine Frau mit Kindern geteilt und ewig wäre er auch nicht mehr jung genug für Reisen und Spaß am Sex. Wer weiß, ob das Kind gesund ist? Wenn es krank wäre, was würden Sie dann tun? Wenn die anderen offen oder versteckt sagen würden, dass man solch ein Kind doch heutzutage nicht mehr zu bekommen braucht? Sie haben gerade wieder eine passable Figur mit vielen Diäten und Sport erreicht. Nun wieder in die Breite gehen, noch mal alles von vorne?

Lassen wir Ihr Kind in den folgenden Gedanken „zu Worte kommen":

Das ungeborene Kind spricht

Liebe Mama,
ich bin jetzt schon acht Wochen in Deinem Leib. Ein anderer hat das so gefügt. Es war ganz unwahrscheinlich. Noch viel unwahrscheinlicher als in den früheren Lebensjahren, die Du schon auf der Erde bist. Es ist wirklich ein kleines Wunder, dass die Eizelle befruchtet ihre Reise in diese Gebärmutter geschafft hat und sich hier einnisten konnte. Es geht mir gut hier. Ich spüre schon Deinen Herzschlag und mein Herz schlägt auch. Ich weiß nicht, wie das ist, außerhalb dieser warmen, feuchten, dunklen Höhle zu leben. Aber meine Beine wachsen und meine Arme auch. Meine Augen werden geformt, um das Licht der Sonne zu sehen, und ich freue mich an meinem Leben. Ich nehme mein Leben an, wie es bei Dir sein wird. Ich kann ja gar nicht anders. Ich habe keine Wahl. Nur Du bist mein Weg zum Leben. Wie dann mein Leben wird, das weiß ich nicht. Vielleicht werde ich Dir oft eine Last sein, wenn ich weine oder weil ich nicht gesund bin. Vielleicht kannst Du mich aber ganz besonders lieb haben, weil ich Dich ganz besonders lieb habe und brauche. Vielleicht wächst Dein Herz, weil Du mein Herz so wichtig findest, dass Du es wachsen lässt in Dir. Deine liebevolle, warme Seite, liebe Mama, die wird sicher noch viel stärker, wenn Du meine Kleinheit beschützt. Ich werde Dir sicher manche Nacht an Schlaf rauben, wo Du sonst in einer Disco oder auf einer Party gefeiert hättest. Aber was wäre, wenn Du mich wegschickst, wenn ich nicht geboren werde. Wen wirst Du dann geschminkt im Spiegel sehen? Wirst Du Dich an Deiner neuen Freiheit ohne mich freuen können, ganz tief im Herzen? Ich weiß nicht, wie Dein und mein Leben verlaufen wird. Vielleicht wird sich auch mein Vater freuen und insgeheim stolz sein, dass seine Frau so stark ist, zu seinem und ihrem Kind zu stehen auch wenn die Lebensplanung anders war. Vielleicht werden wir noch viele Jahre gemeinsam leben. Vielleicht wird er auch in wenigen Jahren plötzlich sterben und Du wirst froh sein, meine Nähe zu spüren und an ihn zu denken. Vielleicht verlässt er uns auch, weil Du zu mir stehst, weil er schon länger nicht mehr zu Dir stand. Dann wirst Du froh sein, wenn Du mich dafür nicht den Preis mit meinem Leben zahlen lässt. Weißt Du, Mama, wir leben ja schon zusammen, Du und ich. Wenn Du mich wegschickst, wird Dein Leben ohne mich sein, aber nicht so, wie es vor mir war. Du wirst niemals vergessen, dass es mich gegeben hat, dass du mich weggeschickt hast durch die Abtreibung. Du wirst nach mir nie wieder schwanger sein. Es wird ein Unterschied sein, ob Du Deine letzte Schwangerschaft mit der Geburt eines lebendigen Kindes beendest oder mit meinem Sterben durch professionelle Tötung. Auch eine Fehlgeburt oder Totgeburt würde uns immer noch verbunden sein lassen in Deinem Herzen. Eine Abtreibung würde diese Herzensverbindung tief verletzen. Ich weiß, Mama, Du hattest Dir Deine Zukunft anders vorgestellt. Aber vielleicht bin gerade ich der beste Weg,

damit Du wirklich glücklich sein kannst. Glaubst Du daran, dass jemand Dein und mein Schicksal voller Liebe und Zärtlichkeit in Seinen Händen hält? Weißt Du, dass Dein und mein Name in diesen Händen aus Licht geschrieben stehen – schon immer, von Anbeginn der Zeit? Ich bin Dein Kind, Mama, und Du bist meine Mutter. Du kannst nicht entscheiden, dass wir verbunden sind. Wenn Du Dich entscheidest, diese Verbindung gewaltsam zu zerstören, werde ich als Dein totes Kind wie ein Schatten trotzdem bei Dir sein und über Deinem Leben schweben. Lass nicht die Kälte des Todes der Beginn Deiner Zukunft sein, sondern unser gemeinsames Leben so lange und auf die Weise, welche der Schöpfer des Lebens uns schenkt. Bitte sag auch meinem Vater, dass ich ihn liebe und brauchen werde. Sag ihm, dass sein „Nein“ zu meinem Leben auch ein „Nein“ zu eurer Liebe ist, aus welcher ich komme. Sag ihm, dass er stark genug ist, Dich und mich zu beschützen und im Leben zu begleiten. Sag ihm, dass das seine Berufung ist, dem Leben zu dienen, indem er es schützt und nicht das Leben seines Kindes einer grausamen Tötung preisgibt. Das würde auch ihn kälter und härter werden lassen und ihn verändern in der Beziehung zu Dir. Ihr habt im Leben so viel geschafft, so viel gelernt. Ihr seid wunderbar ausgerüstet, um mein Leben anzunehmen. Ich brauche Euch und Eure Stärke.

Euer kleines, ungeborenes Kind

Ungeborene Kinder mit einer Besonderheit

Liebesbrief an das Leben!

Mein liebes Kind,
ich weiß jede Sekunde unserer ersten Begegnung noch ganz genau. Es kommt mir vor, als sei es gestern gewesen. Du warst erst ein paar Stunden alt. Als ich in dein Zimmer auf der Geburtenstation trat, hast du tief geschlafen. Mit klopfendem Herzen stand ich an deinem Bettchen. Ich sah zum ersten Mal dein hübsches Gesicht und deine winzigen Händchen. Du hast dann deinen kleinen Mund bewegt, als ob du mir zulächeln möchtest – auch die Krankenschwester, die dabeistand, bemerkte es und war zutiefst gerührt. In mir drin hörte ich dich deutlich sagen: „Hallo, Mama, da bin ich endlich." In diesem Augenblick hast du mein Herz für immer gewonnen. Ich hatte das tiefe Gefühl, dich schon ewig zu kennen, verband uns doch eine ganz besondere Geschichte miteinander.

Mittlerweile sind beinahe drei Jahre vergangen. Aus dir ist ein überaus liebenswürdiger Junge geworden. Unzählige wunderschöne Begebenheiten durften wir miteinander erleben und dabei kostbare Erfahrungen machen.

Staunend darf ich deine Lebensfreude und deinen kreativen Entdeckergeist hautnah spüren. Deine Begeisterung ist wunderschön mitzuerleben, wenn Verwandte und Freunde zu Besuch kommen. Ich freue mich an deinen Talenten und höre gerne zu, wenn du singst.

Mit deinen unzähligen Fragen bringst du mich zuweilen in Erklärungsnot. Immerzu möchtest du wissen, warum und weshalb etwas so und nicht anders ist. Dadurch beginne auch ich über manches nachzudenken. Unser Haus ist, seit du auf Entdeckungstour unterwegs bist, richtig belebt worden. Sämtliche Möbel und die Fußböden tragen Zeichen deiner schöpferischen Gaben. Durch dich habe ich Gelassenheit lernen dürfen.

Mein Leben hat sich, seit du da bist, völlig geändert. Zu wissen, dass mein Einsatz und Schaffen einem anderen Menschen dient, gibt meinem Leben tiefen Sinn und Kraft.

Jeder Tag mit dir ist spannend, und oft frage ich mich, wie du deinen Weg weitergehen wirst. Ja, das mit dem Gehen, meine ich in deiner Situation im wahrsten Sinn des Wortes. Du wurdest als ein „besonderes Kind" geboren. Diese Tatsache wird uns ein Leben lang begleiten. Du wirst in deiner Mobilität ständig auf Hilfsmittel angewiesen sein. Im Alltag aber fällt mir das eigentlich gar nicht mehr auf. Wir dürfen immer wieder staunen, welch großes Potenzial in dir steckt.

An die vielen Blicke, wenn wir miteinander unterwegs sind, habe ich mich längst gewöhnt. Manchmal kann ich mich sogar daran amüsieren. Du bist es, der mir in vielen großen und kleinen Momenten immer wieder zeigt, wie unwesentlich es ist, ob man auf zwei Beinen durchs Leben geht oder einfach anders. Wie viele Möglichkeiten des „Gehens“ es gibt, habe ich erst durch dich kennen gelernt.

Und dennoch, es verging kaum ein Tag, an dem ich wegen dir nicht geweint habe. Wenn du abends in deinem Bett schläfst, streckst du manchmal dein Händchen von dir. Ich darf dann deine warme Hand halten und spüren, dass es keine Selbstverständlichkeit ist, dass du da bist. Ich möchte dir sagen, dass es immer Tränen der tiefen Verbundenheit und Dankbarkeit sind.

Papa und ich freuen uns riesig, dass du da bist. Unser Leben ist durch dich kostbar und wunderschön geworden.

Wir lieben dich sehr, deine Mama

„Danke, dass du geboren bist!“ – Ja, das ist für viele Kinder mit Behinderung leider nicht selbstverständlich.

Trauen wir es uns zu, ein Kind mit einem schweren Handicap anzunehmen? Das war anfänglich auch eine riesengroße Hürde für uns als Paar. Aber wir dachten uns, jeder Mensch bringt einen Rucksack voll Ungewissheit mit ins Leben. Das gilt auch bei einem völlig gesunden und „normalen“ Kind. Wir hatten in der Entscheidungsphase Höhen und Tiefen. Die Zeit der Entscheidung war nur ganz kurz, weil der Geburtstermin unmittelbar bevorstand.

Der Gesetzgeber „erlaubt“ das Töten von behinderten Kindern bis zur Geburt. Für unser Kind wäre das beinahe todsicher gewesen. Glücklichen Umständen ist es zu verdanken, dass seine Besonderheit erst im letzten Drittel der Schwangerschaft festgestellt wurde und sich offensichtlich nicht so leicht Ärzte finden, die so große und lebensfähige Babys töten.

Unser besonderer Dank gilt den leiblichen Eltern von unserem Jungen. Sie hatten die Größe, sich trotz Ablehnung und Angst für das Leben ihres Kindes zu entscheiden. Unmittelbar nach der Geburt haben sie uns ihr Baby anvertraut. Ein Kind neun Monate unter dem Herzen zu tragen, zu gebären und dann herzugeben, ist ein unglaublich schwerer und mutiger Schritt. Eltern, die sich aber trotzdem für diesen Weg entscheiden, schenken ihrem Kind das Kostbarste, was sie geben können, das Leben! Dafür sind wir den Eltern von unserem Kind zutiefst dankbar. Das werden wir ihnen nie vergessen und deshalb möchten wir immer mit großer Achtung in unseren Herzen an sie denken und von ihnen sprechen.

Unser großer Wunsch ist es, dass Kinder mit oder ohne Handicap leben dürfen und in unserer Gesellschaft willkommen sind. Sie geben uns so viel, was wir mit weltlichen Wertmaßstäben nicht messen können. Einen zweiten Wunsch, den wir haben: Wir möchten alle Frauen ermutigen, ihrem Kind das Leben zu schenken. Adoption ist immer die bessere Option als Abtreibung. Eine Abtreibung hat immer zwei Opfer, das tote Kind und die oft bis an ihr Lebensende leidende Mutter. Wir werden alles tun, dass das Image von Frauen gestärkt wird, die sich für das Leben ihres Kindes entscheiden.

Deine Pflegeeltern

Gedanken einer Hebamme

Ich habe sie gesehen …
und genau hingeschaut!
Hingehört: (!)
Sie hat Finger, genau wie du und ich …
fünf an jeder Hand.
Mit ihrer Hand streichelt sie über meine
– sanft, warm, zart –,
es ist ihre Art, „ Hallo“ zu sagen,
es ist ihre Art, zu Danken,
und ihre Liebe auszusprechen!
Prompt!
Ohne Grenzen von Menschenfurcht.
Ist diese Art etwa nicht lebenswürdig?
Warum ist deine Art lebenswürdig?

Sie hat Augen zum Sehen,
zwei, genau wie du und ich.
Sie strahlen voll Freude,
wenn du Zeit für sie hast.
Sie lachen, wenn du mit ihr spielst:

„Schneller, schneller das Karussell drehen.“
Sie weinen, wenn sie abgegrenzt in der Ecke sitzt.
Sie werden groß, wenn du sie überraschst.
Ist sie mit diesen Augen nicht lebensfähig?
Warum bist du mit deinen Augen lebensfähig?

Sie hat immer etwas zu erzählen und freut sich,
wenn du ihr zuhörst.
Ist es bei uns da anders?
Sie erzählt von der leckeren Riesenbockwurst,
die sie ganz alleine verputzt hat.
Pfunde, Kalorien, Rechnen, Schönheitsideale …
hörst du dabei nicht aus ihrem Mund.
Dieser wird groß, laut, weit,
wenn sie etwas zu lachen hat.
Das ist ihre Weise zu leben.
Ist diese Weise unzumutbar?
Warum bist du zumutbar?

Ihr Herz ist mehr als nur ein Vier-Kammer-Blick,
es ist der Sitz ihrer Gefühle.
Es macht sie zum Menschen.
Es macht sie zu dem Menschen, der sie ist …
Mensch von Anfang an.
Sie atmet die gleiche Luft
wie du und ich …
Willst du es ihr verwehren?
Sie ist ein Geschöpf, dessen Leben in der Hand ihres
Schöpfers liegt.

Wer bist du, darüber zu urteilen?
Ungefragt.
Arrogant. Selbstsicher.
Ihr ein Ende zu setzen?
Sie zu töten?
Was sagst du? Sie sei ein Downsyndrom?
Nein, sie ist ein Mensch, der nur anders ist,
wie du und ich …
Wir leiden nämlich am Menschlichkeitsdefizitsyndrom!

Gedicht 9: Gedanken einer Hebamme, anonym

So wie Du bist – schwanger mit 40 Jahren

Wir haben Ohren, Dich anzuhören,
wir haben Augen, Dich anzuschauen,
so wie Du bist.

Wir haben Münder, mit Dir zu sprechen,
wir haben Worte, Dich zu erreichen,
so wie Du bist.

Wir haben Arme, Dich aufzunehmen,
wir haben Hände, Dich zu berühren,
so wie Du bist.

Wir haben Rücken, um Dich zu tragen,
wir haben Beine, Dich zu begleiten,
so wie Du bist.

Wir haben Herzen, um Dich zu lieben,
wir haben Glauben, Dich zu bejahen,
so wie Du bist.

Wir können wachsen mit Dir gemeinsam,
Dich dankbar als Geschenk verstehen,
so wie Du bist.

Wir sind Gemeinschaft, Schutz zu geben,
mit Dir zu gehen durch dieses Leben,
so wie Du bist.

Gedicht 10: So wie Du bist – schwangere Frau mit 40 Jahren

Das Recht auf Nichtwissen

Das Gedicht „So wie Du bist“ schrieb ich 1995, als ich mit unserem jüngsten Kind mit 41 Jahren schwanger war. Mein Mann und ich hatten bewusst auf invasive pränatale Diagnostik wie Fruchtwasserpunktion oder Chorionzottenbiopsie verzichtet. Einem Ultraschall in der gynäkologischen Abteilung der Universitätsklinik Münster stimmte ich zu. Die untersuchende Ärztin war negativ überrascht, als ich bestätigte, dass ich „nur“ zum Ultraschall käme. „Wie, Sie wollen keine Fruchtwasseruntersuchung?“, fragte sie mich mit vorwurfsvollem Ton. Ich blieb bei meinem „Nein“. In diesem Jahr wurde die erweiterte „Medizinische Indikation“ im Rahmen des §218a Abs.2 StGB eingeführt. Die Definition der WHO von Gesundheit ist die richtungsweisende Definition. Seither können in Deutschland ungeborene Kinder bis zum Einsetzen der spontanen Eröffnungswehen getötet werden, wenn ein ärztliches Gutachten die „Medizinische Indikation“ bescheinigt. Es wird geschätzt, dass mindestens 800 Kinder jenseits der 22. Schwangerschaftswoche dieser Tötung zum Opfer fallen. Über 95 % der ungeborenen Kinder sterben, weil sie mit einer genetischen Verschiedenheit, der „Trisomie 21“, geboren würden.

Miguel ist gestorben

Auf dem Friedhof, wo ich regelmäßig das Grab meiner Mutter besuche, wurde vor wenigen Wochen ein junger Mann beerdigt, welcher mit 24 Jahren nach einer Herzoperation verstarb. Er war in seiner Familie mit seiner Trisomie 21 angenommen und geliebt. Seine Schwester sagte, sie habe ihn nach dem Tod der Eltern gerne zu sich genommen. Als sie dies sagte, standen ihr Tränen in den Augen. Die Eltern sind keine reichen Leute. Sie haben auch keine Hochschulausbildung. Sie besaßen aber den

Herzensreichtum und die geistige Größe, ihr Kind als ihren geliebten Sohn anzunehmen. Seine Mutter meinte am Grab zu mir, dass die Jahre mit dem verstorbenen Miguel die kostbarsten Jahre ihres Lebens gewesen wären. „Es ist jetzt so still in der Wohnung", sagte sie. Miguel hat immer für Lebendigkeit gesorgt. Er hat ein ganz besonderes Licht in unser Leben gebracht." Auf dem Grab liegen Süßigkeiten und eine kleine Gitarre aus Pappe sowie Noten. Miguel spielte so gerne Gitarre und liebte Musik. Er wird nun den lieben Gott mit seiner schönen Seele und seinem lichtvollen Wesen erfreuen.

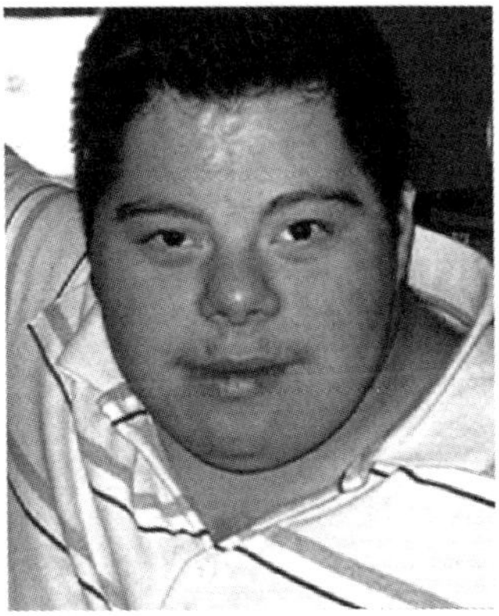

Abbildung 14: Miguel Varela Mira

Miguel

Miguel war lebensfroh und humorvoll, immer offen und freundlich seinen Mitmenschen gegenüber.

Er war selbst für Kleinigkeiten dankbar.

Er war immer stolz auf seine Familie, hat uns bedingungslos geliebt und das jeden spüren lassen.

Immer wurde er als Teil unseres Lebens gesehen, ohne Wenn und Aber. Miguel war das Jüngste von fünf Kindern. Für uns Geschwister war er immer „normal" und wurde auch so behandelt, ausgeschlossen wurde er nie.

Gerne hat er diskutiert, war teilweise launisch und dickköpfig, wenn er seinen Willen nicht bekommen hat.

Wir konnten mit ihm über alles sprechen. Geheimnisse blieben bei ihm.

Trotz seines schweren Schicksals und seiner Krankheit verlor er nie seinen Mut, hat nie gejammert und geklagt, sondern immer das Gute gesehen und gekämpft. Miguel hatte ein Gespür für seine Umwelt, hat gespürt, wenn es einem nicht gut geht, und mit seiner liebenswerten Art anderen wieder ein Lachen ins Gesicht gezaubert.

Er hat das Leben und die Freude in unser aller Leben gebracht.

Für uns als Familie ist es ein riesiger Verlust, den Menschen verloren zu haben, der uns in jeder Hinsicht so viel gegeben hat und unser Leben auf verschiedene Weise bereichert hat. Miguel war und bleibt etwas ganz Besonderes und er geht mit uns in jedem Augenblick unseres Lebens!

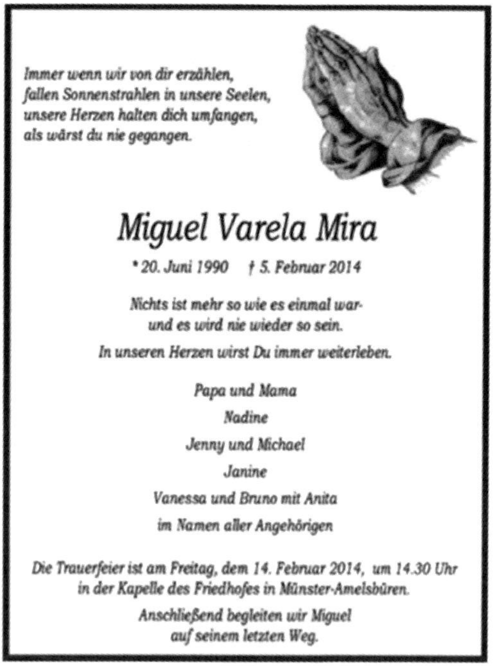

Immer wenn wir von dir erzählen,
fallen Sonnenstrahlen in unsere Seelen,
unsere Herzen halten dich umfangen,
als wärst du nie gegangen.

Miguel Varela Mira

** 20. Juni 1990 † 5. Februar 2014*

Nichts ist mehr so wie es einmal war-
und es wird nie wieder so sein.
In unseren Herzen wirst Du immer weiterleben.

Papa und Mama
Nadine
Jenny und Michael
Janine
Vanessa und Bruno mit Anita
im Namen aller Angehörigen

Die Trauerfeier ist am Freitag, dem 14. Februar 2014, um 14.30 Uhr
in der Kapelle des Friedhofes in Münster-Amelsbüren.
Anschließend begleiten wir Miguel
auf seinem letzten Weg.

Abbildung 15: Todesanzeige von Miguel

Miguel

Du bist ein Meisterwerk
nach Gottes Melodie.
So wie durch Dich
klang es auf Erden nie.
Dein Lächeln war
ein heller Sonnenschein,
der fiel zum Trost
in unsre Herzen rein.

Es war nicht leicht,
Dein Leiden anzusehn.
Wir konnten Gott
da manchmal nicht verstehn.
Aber Dein Herz,
so krank es leider war,
schenkte uns allen
Liebe, hell und klar.

Du warst so stark
und warst doch schwach zugleich.
Nun holte Gott dich in sein ewiges Reich.
Wir spüren tief, wie Deine Liebe bleibt
und dass Du uns
den Weg zum Himmel zeigst.

Du spielst Gitarre nun an Gottes Thron,
Du warst schon immer sein geliebter Sohn.

So wie Du warst, stand es in seinem Plan.
Nehmt eure Kinder als Geschenke an!

Musik zum Text: K. Mikula: Du bist ein Ton in Gottes Symphonie

An ein ungeborenes, behindertes Kind mit Downsyndrom

Lange, bevor die Sterne waren
und Seine Finger die Erde formten,
warst Du – im Herzen der ewigen Liebe.

Ehe der Mond seine Bahn begann
um den kleinen blauen Planeten,
hielt ER dich geborgen
in mütterlicher Zärtlichkeit.

Bevor die ersten Meere wogten
und das Leben zu atmen begann,
kannte ER Deinen Namen
und Du schautest auf IHN.

Unendlich sanft wies ER Dir den Weg
in unsere Zeit, in meine Mitte.
So wie Du bist, liebt ER Dich für immer,
formte Dich weise nach seinem Plan.

Ehe der Mond erneut sich rundet,
wirst Du geboren,
ein Mensch unter Menschen.
Geschenk und Geheimnis,
mit einmaligem Sinn.
Sein Eigen seit der Zeiten Beginn.

Gedicht 11: An ein ungeborenes, behindertes Kind mit Downsyndrom

Spätabtreibung – Gedanken einer Hebamme

Hier im Krankenhaus ist es laut.
Geräte piepsen.
Putzfrauen desinfizieren.
Ärzte untersuchen.
Pflegepersonal rennt.

Doch hier in diesem Raum ist es still.
Weil du hier bist!
Du liegst in der Nierenschale.
Ich stehe.
Bist kaum größer als meine Hand.
Aber dafür lebloser.

Du musstest im Bauch sterben,
weil du zu krank bist,
um normal geboren zu werden.
So hieß es.

Ich sehe nur dich!
Wie heißt du wohl?
Bekommst du in der Sonne Sommersprossen?
Magst du auch einmal Laufrad fahren?
Stiefelst du am liebsten durch alle Pfützen?
Die Fragen pochen in mir…

… doch hier in dem Raum ist es still.
Weil du hier bist!
Bist kaum kleiner als meine Hand.
Aber dafür unschuldiger.

Gedicht 12: Spätabtreibung – Gedanken einer Hebamme, anonym

Welche Spur führt Richtung Zukunft?
Fragen in Zeiten der Präimplantationsdiagnostik

Wer soll für uns entscheiden,
ob wir richtig sind:
jung und alt, stark und schwach,
krank, gesund, ein Kind?

Bunt ist diese Schöpfung,
voller Fantasie
wurde sie erschaffen,
wiederholt sich nie.

Nur Fabrikprodukte
sind sich alle gleich,
machen viele ärmer,
machen manchen reich.

Wer gewinnt, wenn Leben
nur nach Plan erlaubt?
Wenn man allen andern
früh ihr Leben raubt?

Wem dient diese Prüfung
– Menschenselektion.
Wer bestimmt die Regeln,
hat Profit davon?

Zukunft ohne Freiheit,
nach Konzept gemacht,
weil sich Macht für Ohnmacht
so was ausgedacht.

Kinder sind Geheimnis,
mehr als Gen und Geld –
tragen eine Seele
mitten in die Welt.

Tragen eine Hoffnung,
wollen Liebe pur,
fahren Richtung Zukunft
auf der eignen Spur.

Alle gleich geschaltet,
Leben nach Gewinn
geht dem Sinn verloren,
dass ich, wie ich bin,
einem großen Ganzen
ewig zugehör'
und durch Tötung andrer
aller Maß zerstör'.

Gedicht 13: Welche Spur führt Richtung Zukunft?

Die Sorge um das ungeborene Kind

Wer hat das Recht, über Leben und Tod zu entscheiden?

Wer will sagen, Du darfst nicht leben, weil Du behindert oder krank bist?

Jedes Kind hat ein Recht darauf, zur Welt zu kommen. Es ist doch ein Geschenk der Liebe und kein Designerprodukt. Wenn das Kind nach der Geburt aufgrund seiner schweren Erkrankung stirbt, dann ist es eines natürlichen Todes gestorben. Die Eltern haben die Chance eines angemessenen Abschieds und der Schmerz kann heilen. Was bei einer Abtreibung nicht der Fall ist. Und kein Vater und keine Mutter müssen sich vorwerfen, ich habe mein Kind töten lassen.

Es gibt keinen schlimmeren Schmerz als die Erkenntnis, sein Kind im Mutterleib getötet zu haben. Ich habe mit 18 Jahren eine Abtreibung vornehmen lassen. Als gebrochener Mensch habe ich die Klinik verlassen und es tut immer noch weh. Die Sehnsucht nach meinem Kind ist bis heute geblieben. Der Schmerz der Abtreibung heilt nie.

Auch wenn das Kind ein Leben lang behindert bleibt, lasst dieses Kind leben! Das Kind wird es euch mit einem Lächeln danken, das ihr nie vergessen werdet.

Und das so viel heißt: Danke, Papa; danke, Mama, dass ihr mir das Leben geschenkt habt!

Ich hab euch lieb.
Monika Wessels

Kaufhaus des Lebens

Kaufhaus des Lebens,
ob blond, ob braun,
wir führen alles
für Ihren Traum.

Gencode macht happy,
Gencode macht schön,
Wunschkind Designer
kriegen das hin.

Glanzbildprospekte,
Top Angebot.
Gentest mit Fehler
heißt: morgen tot.

Auswahlkriterien,
was das Kind weiß:
Hohe Begabung
hat ihren Preis.

Zu dick oder kränklich,
das muss nicht sein.
Die Guten zu Mami,
die Schlechten hinein

in den Abfalleimer
und später verbrannt.
Das haben wir früher
in unserem Land
mit „unwertem Leben“
auch schon gekannt.

Kaufhaus des Lebens,
genannt PID.
Perfekt oder sterben,
die Zukunft verderben,
weil ich im Herzen
gar nicht mehr seh.

Gedicht 14: Kaufhaus des Lebens

Good bye, Komakind

Good bye, Komakind,
es gibt kein Wiedersehn.
Dein Leben hat Dich umgebracht,
ich möchte das verstehn.

Deine Geschwister starben früh,
sie wurden abgetrieben.
Du musstest wachsen, wo sie litten,
bist knapp verschont geblieben.

Dein Dasein war von Anfang an
im Schatten ihres Leids.
Du wusstest nicht, Du ahntest wohl –
Trost schenkte Dir der Alkohol.

Die Mutter blieb Dir seltsam fern,
die Liebe war wie Glas –
so kalt, zerbrechlich, ohne Halt –
Euch beiden fehlte was.

Dein Vater war nur Dein Erzeuger,
Du hast ihn kaum geseh'n
und Deine Tränen in der Kita,
wer konnte sie versteh'n?

Du suchtest Sinn in Deinem Leben –
die Freunde waren da.

Sie rauchten, tranken, kifften, drückten
und dann war alles klar.

Bald kam der Tag, der große Frust,
die erste Nacht vorbei.
Sie wollte Sex, Du suchtest Nähe –
wer hörte Deinen Schrei?

Für Gott, Gebet, Kirche und Glauben
hörtest Du Spott und Hohn:
„Das ist doch was für alte Leute,
da hast Du nichts davon.“

Das Nichts, es lockte, immer mehr,
denn Du warst sehr allein.
Die Flasche kreiste, keine Schmerzen,
nie mehr so einsam sein.

Good bye, Komakind,
nun stirbst Du viel zu früh.
Deine Geschwister werden da sein
bei Gott, denn Der liebt sie.

Good bye, Komakind,
wir machen weiter so.
Denn in den Spiegel reinzuschauen,
flieht der, der immer floh.

Gedicht 15: Good bye, Komakind

Dieses Gedicht schrieb ich zum Thema „Zunahme der alkoholabhängigen Kinder und Jugendliche“ für „Beten für das Leben“, um die Not der Betroffenen und ihrer Angehörigen vor Gott zu bringen.

Der Zusammenhang zwischen jahrzehntelangem massenhaften Abtreiben und Zunahme der suchtkranken Kinder und Jugendlichen bedarf dringend der wissenschaftlichen Untersuchung.

Du hast mich ausgesucht
An ein ungeborenes Kind

Du hast mich ausgesucht.
Mein Herz staunt
über Deine Wahl.

Ich habe Dich angenommen.
Tief in meinen Träumen
gab es Dich schon immer.

Wir sind gemeinsam
mitten im Leben,
ohne Sicherheit,
aber
geborgen
in unserer Sehnsucht
nach Liebe.

Gedicht 16: Du hast mich ausgesucht

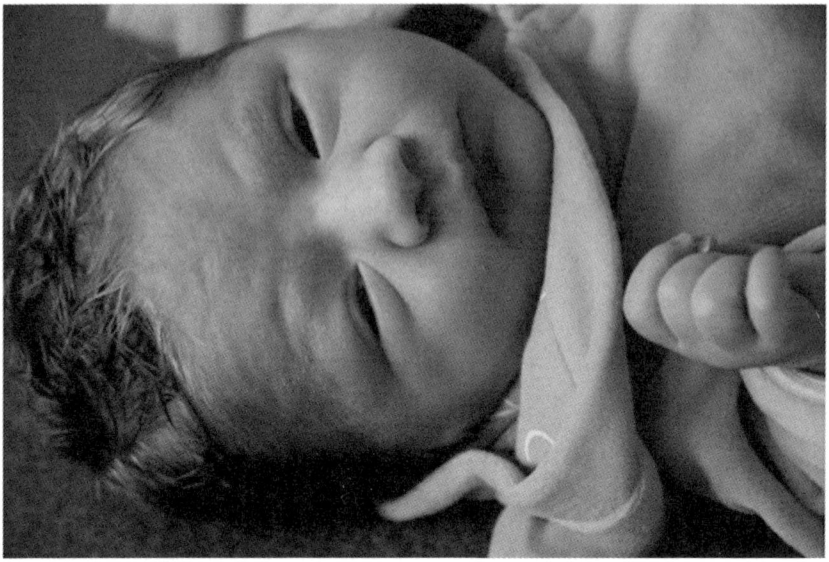

Abbildung 16: Neugeborenes, Bild: Maria Grundberger

Ich bin ein Kind der Erde
Für Rebecca Kiessling,
gezeugt durch Vergewaltigung

Ich bin ein Kind der Erde,
weil Gott mich ewig liebt,
weil Er mir immer wieder
die Kraft zum Leben gibt.

Mein Name steht geschrieben
in Seinem Herzen drin.
Sein Geist schenkt meinem Dasein
für immer einen Sinn.

Die Stunde meiner Zeugung
und wie ich einst entstand –
im Letzten war es Liebe
aus Seiner Vaterhand,

die mich mit meinem Schicksal
annimmt und zärtlich trägt,
weil alles Sein und Werden
aus Seiner Fülle lebt.

Auch wenn die Mutter Nein sagt
und Vater Dich vergisst:
Es gibt den Gott der Liebe,
der immer Dich vermisst,

wenn Du schon ungeboren
im Leib der Mutter stirbst,
wenn grausam abgetrieben
Dein Leben Du verlierst.

Du bist ein Kind der Erde
nach Gottes großem Plan.
Er schenkt Dir Seine Würde.
Erheb Dich und fang an,

zu werden, was schon immer
für Dich von Ihm erdacht.
Vertrau auf Seine Treue
und Seine große Macht!

Gedicht 17: Ich bin ein Kind der Erde

Rebecca Kiesslings Botschaft lautet: Auch Kinder, gezeugt durch Vergewaltigung, haben ein Recht auf ihr Leben. Eine Abtreibung ist eine weitere Traumatisierung für die Frau.

Adoption ist die bessere Option, wenn ein Leben mit dem Kind nicht möglich ist, um die Vergewaltigung zu verarbeiten.

Vortrag: Das Post-Abortion-Syndrom

Die Posttraumatische Belastungsstörung

Jede Abtreibung ist ein Trauma. Ein Trauma kann bei Überbelastung der individuellen psychischen und psychosozialen Kompensationsmechanismen die Entwicklung einer posttraumatischen Belastungsstörung zur Folge haben. Das Post-Abortion-Syndrom ist diagnostisch als eine Form der Posttraumatischen Belastungsstörung einzuordnen, wie ein Vergleich der typischen Kriterien zeigt. Die posttraumatische Belastungsstörung hat sich im 20. Jahrhundert als anerkannte Erkrankung schrittweise etabliert, wie ein kurzer Blick in die historische Entwicklung verdeutlicht.

Der Freudschüler Abram Kardiner (1891–1981) beschrieb als Folge seiner Beobachtungen im 1. Weltkrieg das Phänomen der Kriegsneurose als posttraumatische Belastungsstörung, wobei er mit dem Vorurteil zu kämpfen hatte, dass die Betroffenen nicht krank, sondern verweichlicht seien. Dies wiederholt sich heute indem den vom Post-Abortion-Syndrom Betroffenen vorgehalten wird, sie seien sowieso prädisponiert gewesen für eine psychische Erkrankung.

Nach dem 2. Weltkrieg wurde im angloamerikanischen Raum die wissenschaftliche Arbeit zur posttraumatischen Belastungsstörung auf dem Hintergrund des Holocausts intensiviert. Nach dem Vietnamkrieg etablierte sich der Begriff PTSD (Post-Traumatic-Stress-Disorder). Es wurden zunehmend Fälle beschrieben, in welchen Soldaten nach Konfrontation mit Triggerreizen unwillkürlich mit einer Kaskade von vegetativen Symptomen wie Zittern und Herzrasen, starken Affekten und flash backs reagierten. Diese Phänomene können die Betroffenen so stark beeinträchtigen, dass sie berufsunfähig werden. Aktuell werden

Fälle bei Soldaten nach Kampfeinsätzen in Afghanistan beschrieben. Auch andere Traumatisierung durch Folter, sexuellen Missbrauch oder Unterdrückung sozialer Minderheiten führen zu einer vergleichbaren Symptomatik.[60]

Definition der Posttraumatischen Belastungsstörung (PTSD)

Die Posttraumatische Belastungsstörung (PTSD) ist eine durch Traumatisierung (physisch, psychisch) ausgelöste Angsterkrankung mit Störungen von körperlichen und seelischen Funktionen mit Krankheitswert.

Zur Diagnostik der Posttraumatischen Belastungsstörung (PTSD) gehören vier Gruppen von Symptomen[61], welche sich nach einem traumatisierenden Ereignis einstellen und über mindestens vier Wochen bestehen bleiben.

---

[60] K. Krippner, B. Steiner, Psychotraumatherapie, Schattauer, Stuttgart 2006, S. 11.

[61] F. Harder, W. Tschan, Die posttraumatische Belastungsstörung (PTSD) in der hausärztlichen Praxis, Erkennen – Verstehen – Behandeln (Teil 1), SchweizerMedForum 2004,4, S. 392–395, 417–419.

Diagnosekriterien

Intrusion (Aufdrängung, Störung)

- Unwillkürlich wiederkehrende Erinnerungen an das Trauma
- Alpträume
- Psychische Stressreaktion bei Konfrontation mit Triggerreizen (= auslösende Reize)
- Physische Stressreaktion bei Konfrontation mit Triggerreizen

Vermeidung

- Vermeidung von Gedanken, Gefühlen, Erinnerungen zum Traumakontext
- Vermeidung entsprechender Reize in Medien (z. B. Zeitungen, Fernsehen)
- Versuch, das Geschehene zu verdrängen
- Dissoziative Störungen
- Teilamnesie oder komplette Amnesie für den Vorfall/die Vorfälle
- Zusammenhang der Störungen mit dem Trauma oft nicht bewusst

numbing

- Emotionale Abstumpfung, Isolation
- Teilnahmslosigkeit, kein Mitgefühl für andere
- Sozialer Rückzug, Suchtgefahr
- Verlust sozialer Beziehungen, Partnerschaft, Ehe
- Depressions- und Suizidgefahr

hyperarousal

- Hypervigilanz (überwach / angstbedingte Katecholaminausschüttung)

- Ein- und Durchschlafstörungen
- Konzentrationsstörungen
- Emotionale Labilität, erniedrigte Schwelle für aggressive Ausbrüche
- Gesteigerte Schreckhaftigkeit

Häufigkeit und Dauer der Posttraumatischen Belastungsstörung (PTSD)

Die Häufigkeit der PTSD beträgt in der Allgemeinbevölkerung ca. sechs bis acht Prozent. Neue Studien aus den USA[62] geben Hinweise auf eine Prävalenzrate (Verbreitung) von zwölf bis vierzehn Prozent in der Bevölkerung. Die akute PTSD zeigt den Beginn der Symptome innerhalb von ein bis drei Monaten nach dem Trauma. Die chronische PTSD wird durch Symptome typischerweise mehr als drei Monate nach dem Trauma deutlich. Die PTSD mit verzögertem Beginn ist häufig besonders schwer in ihrem Zusammenhang mit dem Trauma zu diagnostizieren, da die Symptome erst sechs Monate bis Jahre nach der oder den traumatisierenden Erfahrungen beginnen. Die Dauer der Erkrankung ist höchst unterschiedlich und kann Monate, Jahre oder Jahrzehnte betragen. Auch die Kombination und Ausprägung der Symptome kann, abhängig von verschiedenen Faktoren wie individuellen Charaktereigenschaften, Beginn, Häufigkeit und Schwere der Traumatisierung sowie vorhandener oder fehlender Unterstützung im psychosozialen Umfeld, höchst unterschiedlich sein.

---

[62] R. Yehuda, Risk factors for posttraumatic stress disorder, American Psychiatric Press, Washington DC 1999.

Verteilung und Folgen der PTSD

Auffällig ist die unterschiedliche Geschlechterdisposition von zwei zu eins (Frauen ↔ Männer)[63]. Hier spielt die höhere Gefährdung der Mädchen und Frauen im Hinblick auf eine sexuelle Traumatisierung sicher eine große Rolle. Auch Fehl- und Totgeburten sind in ihrer traumatisierenden Bedeutung bislang noch zu wenig beachtet worden. Bei einer zunehmenden Häufigkeit der traumatischen Erfahrung durch Abtreibung ist nach meiner Einschätzung hier ein weiterer wesentlicher Faktor für den Überhang von Frauen, welche an einer PTSD in Form des Post-Abortion-Syndroms leiden, gegeben.

Die Verletzungen an Leib und Seele hinterlassen tiefe Spuren. Bei vom PTSD betroffenen Menschen ist die Gefahr, sich das Leben zu nehmen, also die Suizidalität, fünfzehn bis zwanzigfach gegenüber der Allgemeinbevölkerung erhöht. Man spricht von einer entsprechend erhöhten Komorbidität. Entsprechend zeigt die Depressionswahrscheinlichkeit gegenüber der Allgemeinbevölkerung eine Wahrscheinlichkeit der Erhöhung um fünfzig Prozent. Durch den Versuch, eine innere Pseudodistanz oder Flucht vor den quälenden inneren Bildern und Erfahrungen als Folge der Traumatisierung zu erreichen, ist auch die Wahrscheinlichkeit, an einer Abhängigkeit von Alkohol, Drogen oder Medikamenten zu erkranken, bis zu 80 Prozent gegenüber der Allgemeinbevölkerung erhöht.[64]

---

[63] Kessler RD, Sonnega A., Bromet E., Huges M., Nelson C. B., Posttraumatic stress disorder in the National Comorbidity Survey, ArchGenPsychiatry 1995, 52, S. 1048–1060.

[64] F. Harder, W. Tschan, a. a. o.. (Fußnote 4), S. 395.

Neuroanatomie und Neurophysiologie der traumatischen Reaktion

Was geschieht neuroanatomisch bei einer Traumatisierung? Im Folgenden möchte ich kurz auf diese Zusammenhänge eingehen, da nur so Phänomene wie flash backs, Dissoziation und weitere psychovegetative Symptome nach einer Traumatisierung verständlich sind. Eine zentrale Bedeutung nimmt das limbische System bei der Verarbeitung und Beantwortung von Reizen ein. Der Thalamus ist eine Art Relaisstation im Diencephalon (Zwischenhirn) und besteht aus vielen Kerngebieten. Er hat besonders starke Verbindungen zum gesamten Gehirncortex (Hirnrinde). Um sich sensorisch-sensibler Informationen bewusst zu werden, müssen die aufsteigenden Bahnen auf dem Weg zum Cortex im Thalamus verschaltet werden. Er wird deshalb als „Tor zum Bewusstsein" bezeichnet. Der Thalamus kann auf schnellstem Wege Informationen an die Amygdala (Mandelkern) im medialen Teil des Temporallappens (Schläfenlappens) weiterleiten. Die Amygdala ist in mehrere Kerngruppen gegliedert und erhält über Faserverbindungen zahlreiche Informationen aus anderen Hirnzentren.

Hier werden sensorische Informationen wie Bilder, Töne und Gerüche, Temperatursignale, Tasteindrücke etc. mit Gefühlen wie Angst, Wut, Freude oder Glück verbunden. Beispielsweise wird der eine Mensch beim Anblick eines Hundes (sensorische Information) Freude (emotionale Färbung der Information) empfinden. Ein anderer Mensch wird auf die gleiche sensorische Information mit ängstlicher Abwehr reagieren. Die Amygdala-Region ist wesentlich an der Entstehung von Angst und der Ausschüttung von Stresshormonen und stressassoziierten Neurotransmittern beteiligt. Im Tierversuch zeigte sich, dass die Zerstörung der Amygdala die Fähigkeit zur Angstentwicklung mit sich bringt. Was geschieht nun in einer Gefahrensituation? Hier greift das Gehirn unter Ausschaltung der entwicklungsgeschichtlich jüngeren Regionen des Hirncortex auf entwicklungsgeschichtlich ältere Anteile zum Zweck der Zeitersparnis zurück, was in einer Gefahrensituation lebensrettend sein kann. Diese „fight or flight"-Impulse aktivieren eine Kaskade von Stressreaktionen und die Mobilmachung des ganzen Körpers. Der Hypothalamus steht als Reglerzentrale für nervöse vegetative Vorgänge in diesem Kontext in enger Wechselbeziehung mit der Hypophyse.[65] Hat die Amygdalaregion die emotionale Markierung wichtiger Ereignisse im Sinne des impliziten/emotionalen Gedächtnisses vorgenommen, werden sie an den Hippocampus weitergeleitet, wo sie im expliziten/verbalen Gedächtnis im Sinne einer „cognitive map" (Erkennungskarte) bis zu zwei Jahre gespeichert werden. Man könnte den Hippocampus als eine Art Festplatte für das Kurzzeitgedächtnis bezeichnen. Je nach Input vom Frontalhirn, welches für Integration und Planung zuständig ist, werden die Erinnerungen weiter verfestigt.

Funktionsschema (vereinfacht)

Reize --------> **Thalamus** -------> **Großhirn**

(intern/ | Sprachzentrum (Broca)

extern) | **= Langzeitgedächtnis**

| | ^

| |

V V |

Amygdala Hippocampus

= =

implizites/ --------> **explizites/**

emotionales **verbales**

Gedächtnis <-------- **Gedächtnis**

[65] A.Waldeyer, Anatomie des Menschen, Zweiter Teil, 13. Auflage 1975, S. 360.

Neuropathologie der Traumatisierung

Bei einem das Leitungssystem überfordernden traumatischen Ereignis ist die Übertragung der Nachrichten zwischen Amygdala und Hippocampus gestört. Es kommt zu flash backs, Ängsten und Schlafstörungen. Kernspintomografische Untersuchungen bei Vietnamveteranen mit posttraumatischer Belastungsstörung zeigten eine Verkleinerung des Hippocampus von 5 bis 25 Prozent gegenüber gesunden Personen sowie die Erniedrigung eines chemischen Markers (N-Acetylaspartat) um 23 Prozent in der Kernspin-Protonenspektroskopie (bildgebendes Verfahren) als Hinweis für Schäden an Nervenzellen. Diese Befunde fand man auch bei missbrauchten Kindern im Hippocampus.[66] Eine bedrohliche Situation wird also zunächst von der Amygdala festgestellt. Dies geschieht automatisch und ohne Zutun des Großhirns. Die Entscheidungsfindung zwischen Amygdala und Hippocampus wird schlichtweg gekappt. Große Teile der Nachrichten werden gar nicht an das explizite/verbale Gedächtnis weitergeleitet, sondern vom impliziten/emotionalen Gedächtnis gesteuert. Durch diese Trennung wird die Reaktionszeit stark beschleunigt. Wo das Großhirn einige Sekunden zur Informationsverarbeitung benötigen würde, kann durch die beschriebene Umvernetzung die Entscheidung über Flucht oder Verteidigung sehr viel schneller gefällt werden. Der Vorteil kann in der Lebensrettung liegen. Der Nachteil dieser Unterbrechung liegt in der Dissoziation. Dies bedeutet, verschiedene Gehirnteile stehen nicht mehr miteinander in vollem Kontakt, wie oben in der traumatischen Situation beschrieben. Kommt es posttraumatisch zur Entwicklung einer PTSD, kann das unwillkürliche Überschwemmtwerden des Bewusstseins mit Bildern, Körpergefühlen

[66] G. Roth, Direktor des Instituts für Hirnforschung der Universität Bremen, Interview mit W. Irsch, Die Welt vom 10.09.2005.

und fragmentierten Erinnerungssequenzen (flash back) sowie das Gefühl, außerhalb des Körpers „neben sich zu stehen" (Dissoziation) die Folge sein. Was im Trauma der Lebensrettung dienen sollte, wird nun zu einem Symptom mit Krankheitswert. Die traumatische Situation wird, wie beschrieben, anormal im Gedächtnis gespeichert. So kann es im Tagesbewusstsein zu flash backs (Rückversetzung) in die Traumasituation kommen. Diese treten am häufigsten visuell auf, absteigend häufig folgen Körpersensationen, Geräusche und Gerüche. Nachts stellen sich oft angstgefärbte Alpträume ein. Traumatische Erinnerungen sind in der Regel bruchstückhaft und in Form von emotional gefärbten Bildern gespeichert. Das Bruchstückhafte solcher traumatischen Erinnerungen wird von den Betroffenen häufig als Mangel, z. B. in der Beweisführung, bei der Rekonstruktion einer Traumatisierung angesehen. Tatsächlich spricht die fragmentierte Erinnerung aber eher für die Authentizität des Erinnerten. Bei flash backs, dem Überschwemmtwerden von traumatischen Erinnerungsbildern, wie es sich spontan oder in einer Psychotherapie ereignen kann, ist die Gefahr der Retraumatisierung gegeben. Bei Personen, welche experimentell mit ihrem Traumabericht konfrontiert wurden, zeigte sich, dass häufig das in der linken Gehirnhemisphäre (Gehirnhälfte) gelegene motorische Sprachzentrum vorübergehend inaktiv blieb. Es entstand der Zustand von „speechless terror", vom sprachlosen Terror, von welchem Traumaopfer immer wieder berichten.[67]

Ziel der Traumatherapie ist es, die bildlich-emotionale (implizites Gedächtnis) und verbale Erfahrungsebene (explizites Gedächtnis) der traumatischen Erfahrung wieder miteinander zu verbinden und sie aus dem „speechless terror" zu befreien. Dies kann im Laufe der Therapie

[67] K. Krippenr, B. Steiner, a. a. O. (Fußnote 1, S. 20): Die basalen Dimensionen von Traumaverarbeitung und Symptomproduktion, Neuere Konzepte des psychischen Traumas: Intrusionsphase.

zu einer Neuausbildung von Neuronen führen, welche die geordnete Abfolge von integrierter Erinnerung wieder ermöglichen.

Das Post-Abortion-Syndrom (PAS)[68]

Das Post-Abortion-Syndrom (PAS) ist eine seelische Erkrankung nach Abtreibung mit psychosomatischer Symptomatik ,die in einem zeitlich variablen Intervall auftritt. Das PAS ist eine Sonderform der posttraumatischen Belastungsstörung (engl. Post-Traumatic-Stress-Disorder, Abk. PTSD). Der Zusammenhang mit dem Trauma (Abtreibung) wird oft verdrängt.[69]

Der Zusammenhang mit dem Trauma (Abtreibung) wird oft verdrängt. Der Zusammenhang mit körperlichen/psychischen Störungen ist für Betroffene und Helfer (s. PTSD) oft nicht direkt erkennbar.

Typische psychische Störungen

- Depressionen (z. T. larviert)
- Schlafstörungen
- Alpträume
- Angst- und Panikattacken
- Schuldkomplexe
- Beziehungsstörungen: Scheidung, Überbehüten oder Vernachlässigen geborener Kinder (Post-Abortion-Surviver-Syndrom, Prof. Philip Ney, Kanada),
- Suchtentwicklung

[68] A. Pokropp-Hippen, Das Post Abortion Syndrom, Lebensschutz oder kollektiver Selbstbetrug? Bundesverband Lebensrecht, hhrsg. von B. Büchner, C. Kaminski, Verlag Dr. T. Schirrmacher, Bonn 2006; S. 29–62.

[69] Vgl. Angelika Pokropp-Hippen, Lebensschutz oder kollektiver Selbstbetrug?, hrsg. von Bernward Büchner, Claudia Kaminski, BVL 2006, Das Post-Abortion-Syndrom und sein Bezug zur posttraumatischen Belastungsstörung, S. 43.

- Psychosemanifestation
- Essstörungen

Typische körperliche Störungen

Psychosomatische Erkrankungen mit Organmanifestation je nach Disposition: z. B. Migräne, Rückenbeschwerden, asthmatische Beschwerden, Herzbeschwerden, Reizmagen, Reizdarm, Menstruationsbeschwerden, Hauterkrankungen.

Studien zu Risiken und Informationen, wie bei jedem anderen Eingriff/Medikament vorgeschrieben, sind im Falle einer Abtreibung mangelhaft. Longitudinalstudien (Studien über einen Zeitraum) und Transversalstudien (Studien in einer größeren Gruppe) sind dringend geboten.

Typische Zeiten der Manifestation des PAS:

unmittelbar nach der Abtreibung nach einer Phase der vermeintlichen Entlastung Wochen oder Monate nach der Abtreibung um den Geburtstermin des abgetriebenen Kindes

- zum Tötungstermin = Sterbetag des Ungeborenen
- bei erneuter Schwangerschaft und Geburt selbst oder im sozialen Umfeld
- bei schwerer Erkrankung oder Unfall geborener Kinder
- nach einem Todesfall; das abgetriebene Kind hat kein Grab, sondern wurde als Organmüll entsorgt, fehlender Ort der Trauer, fehlende Trauerrituale
- nach Trennung oder Scheidung
- nach dem Auszug der Kinder
- Klimakterium (Wechseljahre)
- Konfrontation mit dem eigenen Tod

Zusammenhang zwischen PTSD und Post-Abortion-Syndrom

Zahlreiche Symptome von Frauen, welche am Post-Abortion-Syndrom leiden, finden sich beim Vergleich in den Symptomen der posttraumatischen Belastungsstörung (PTSD).

Oft wird das Post-Abortion-Syndrom als Auslöser der PTSD verschwiegen.

Bei geschätzten 800 bis 1000 Abtreibungen pro Werktag in Deutschland sind täglich ca. 1600 bis 2000 Männer und Frauen in die Abtreibung ihrer ungeborenen Kinder involviert. Hinzu kommen die Zahl der durch die Abtreibung eines Geschwisterkindes involvierten Kinder sowie den Beratungsschein ausstellende Institutionen, die abtreibende Ärzteschaft und das Pflegepersonal.

Kollektive Verdrängung (C. G. Jung, 1875–1961) findet immer dann statt, wenn ein schuld- und schambesetztes Thema auf diese Weise scheinbar besser ertragen werden kann. Ohne breite Erforschung der Erkrankungshäufigkeit und Erkrankungsweise der Frauen (und Männer), psychisch und physisch bzw. psychosomatisch nach Abtreibung, wird es jedoch dabei bleiben, dass viele Betroffene die Praxen von Allgemeinmedizinern, Frauenärzten, Orthopäden u. a. aufsuchen und an unspezifischen Symptomen leiden, deren gemeinsamer Nenner weder von den Erkrankten noch von den Ärzten oder Therapeuten zu finden ist. Bei Psychiatern und Psychotherapeuten findet sich, dem Tenor, des Zeitgeistes entsprechend, die Verleugnung und Verdrängung dieses Krankheitsbildes sowie die Subsumierung der Symptome unter anderen Krankheitsbildern. Persönliches Involviertsein in das Post-Abortion-Syndrom auf therapeutischer Seite kann dann zu einem Bündnis des Schweigens über die Traumatisierung durch Abtreibung mit den entsprechenden Folgen für den zu erwartenden Erfolg der psychotherapeutischen Arbeit führen. Wir kennen das Phänomen der Symptomverschiebung (z. B. erst Angstsymptome, nach deren Sistieren depressive Symptome) oder der psychosomatischen Fixierung als Folge einer therapeutischen Behandlung, welche an Symptomen laboriert, statt bis zum Focus (z. B. PAS) vorzudringen. Die folgenden Studien verdeutlichen die schwerwiegenden Konsequenzen, welche sich für die Betroffenen aus einer Erkrankung am Post-Abortion-Syndrom ergeben können.

Die psychische Ebene: Studien zum Post-Abortion-Syndrom

Das Elliot Institut führte 1994 eine Studie an 260 Frauen von 15 bis 35 Jahren aus 35 verschiedenen Staaten der USA durch, Sie wurden zu ihrem Gefühlszustand nach der Abtreibung befragt.[70]

92,60 % der befragten Frauen leiden an starken Schuldgefühlen.
88,20 % leiden an Depressionen.
82,30 % haben ihr Selbstwertgefühl verloren.
55,80 % haben Selbstmordgedanken.
66 % beendeten die Beziehung zu ihrem Sexualpartner nach der Abtreibung.
40,60 % begannen, Drogen zu nehmen.
36,50 % flüchteten in den Alkohol.

Eine Studie von David M. Fergusson weist nach, das fast jede zweite Frau nach einer Abtreibung psychisch erkrankt.[71] „Der enge Konnex zwischen

[70] Reardon David C., The Post Abortion Review, Elliot Institute 1994 oder Reardon David C., Psychological reactions reported after abortion: in: www.afterabortion.org/survey2.htm

[71] David M. Fergusson et al., Abortion in young women and subsequent mental health, Journal of Child Psychology and Psychiatry, 2006.

Depressionen, Angstzuständen, Suizidgefährdung, Suchtverhalten und einer Abtreibung war selbst für die Autoren überraschend. Aus einer Gruppe von 1265 Mädchen der neuseeländischen Stadt Christchurch, die seit ihrer Geburt im Jahre 1977 beobachtet wurden, wurden 41 Prozent der Mädchen bis zum Alter von 25 Jahren schwanger. 14,6 Prozent ließen ihr Kind abtreiben. Von jenen 90 Frauen, die eine Abtreibung vornehmen ließen, entwickelten 42 Prozent innerhalb der nächsten vier Jahre eine schwere Depression. Auch der Drogen- und Alkoholmissbrauch stieg bei dieser Gruppe von Frauen signifikant an. Diese Verhaltensweisen und Erkrankungen könnten auf keine früheren Erlebnisse zurückgeführt werden, betont Studienleiter Fergusson von der Universität von Otago (Department Christchurch Health and Development Study)." Fergusson bezeichnete es als Skandal, dass „die psychischen Folgen eines Eingriffs, der bei jeder zehnten Frau durchgeführt wird, kaum studiert oder evaluiert werden."

Wie dramatisch die Folgen einer Abtreibung für Frauen sein können, zeigt auch eine finnische Studie von 1997[72]: eine dreifach erhöhte Suizidrate nach Abtreibung.

Im *Scandinavia*n Journal of Public Health erschien in 2008[73] eine Langzeitstudie aus Norwegen: Vor allem junge Frauen, die abtreiben ließen, neigen später stärker zu Depression als andere. Die Ergebnisse der Studie, für die der Soziologe Willy Pedersen an der Universität Oslo 11 Jahre hindurch 768 Frauen im Alter zwischen 15 und 27 Jahren wissenschaftlich begleitet hat, zeigten außerdem, dass das Suchtverhalten (Alkohol und Drogen) bei jungen Frauen nach einer Abtreibung signifikant höher war als bei jenen, die sich für ihr Kind entschieden.[74]

---

[72] Suicides after pregnancy in Finland, 1987–94: register linkage study. BMJ. 1997 Mar; 314 (7084): 902; Gissler, M. et al., Unit of Statistics, National Research and Development Centre for Welfare and Health, STAKES, Helsinki, Finnland.

[73] http://sjp.sagepub.com/cgi/content/abstract/36/4/424

[74] *Addiction* 2007; 102(12): 1971–1978.

Die päpstliche Akademie für das Leben arbeitet unter ihrem neuen Präsidenten Ignacio Carrasco (im Oktober 2010 zum Bischof geweiht) an einem Dokument über die psychologischen Folgen von Schwangerschaftsabbrüchen. Es werde neben Depressionen und Angstzuständen auch „die Gewöhnung an Abtreibung" untersucht. Der Bioethiker verwies auf eine Studie der römischen Universität Sacro Cuore, nach der häufige Schwangerschaftsabbrüche bei Frauen zu einer „völligen Auslöschung der moralischen Sensibilität" für dieses Thema geführt hätten. Ein solcher Effekt sei auch durch die Abtreibungspille RU 486 zu befürchten.[75]

Fallbeispiel zum Post-Abortion-Syndrom

Ich möchte nun den Fall einer Frau vorstellen, die am PAS leidet. Mit ihr leiden der Mann, welcher ebenfalls Symptome des PAS zeigt, und das zum Zeitpunkt der therapeutischen Arbeit wenige Monate alte Kind, welches in der depressiv belasteten Atmosphäre heranwachsen muss.

Im Rahmen der psychotherapeutischen Arbeit bat ich die Patientin zu malen, wie sie sich fühlt. Wie schon beschrieben, sind Emotionen vorwiegend bildlich gespeichert. Das Sichtbarmachen dieser inneren Bilder ist ein therapeutischer Schritt, welcher eine erste Distanzierung von der emotionalen Erstarrung im Trauma bedeutet. Im Gespräch über das gemalte Bild werden oft lang zurückgehaltene Gefühle und Assoziationen freigesetzt.

[75] de.radiovaticana.va/articolo.asp?.c=412197, kna 31.07.2010

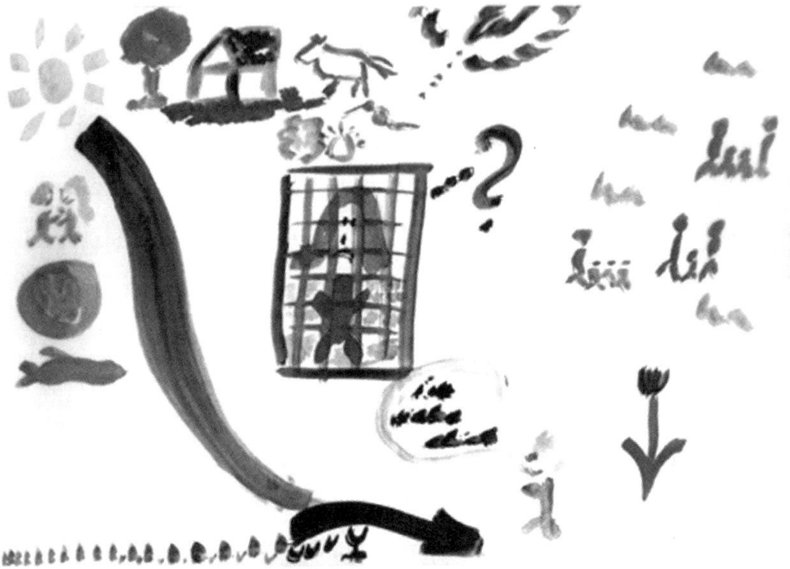

Abbildung 17: Käfigbild

Die Patientin hat sich in einem Käfig ohne Hände und Füße gemalt.

Dies korreliert mit dem Erleben der Patientin, nicht mehr auf dem Boden des täglichen Geschehens zu stehen, sondern abgehoben zu sein. Sie hat den Kontakt zum Leben verloren.

Sie kreist, wie sie sagt, 90 Prozent der wachen Zeit um die Abtreibungsthematik und die Schuldzuweisung an sich und an ihren Ehemann. Sie ist depressiv gestimmt, sie hat ihren Antrieb verloren. Dies drückt die Patientin bildlich in den fehlenden Händen aus. Sie kann nicht mehr zufassen, nicht mehr ihr Leben gestalten. Der Mund ist traurig herabgezogen, die Augen schauen wie erschrocken. Die Frau steht in einem roten Hintergrund. „Dies ist das Blut meines ungeborenen Kindes, welches ich vergossen habe." So beschreibt sie selbst, was die rote Farbe bedeutet. Das „Warum, warum haben wir das getan?" kommt in dem Fragezeichen zum Ausdruck, so sagt sie. Sicher ist auch die Frage des Ausgangs aus dem Gefängnis von Schuld und Depression in dem Fragezeichen symbolisch dargestellt. Unter dem Käfig mit der Frau hat sie ihren Mann gezeichnet. In einer Sprechblase ruft er seiner Frau „Ich liebe Dich" zu, aber seine Worte und ihre Bedeutung kann die Frau nicht annehmen. Im linken Bildteil soll der blaue Weg die gemeinsame Zeit darstellen. Die Sonne links oben, das Paar, darunter die Weltkugel und ein Flugzeug: Erinnerungen an die im Rückblick unbeschwerten Jahre, wo sie ihren Wunscherfüllungen lebten, durch die Welt reisten. Unten links sprechen die lilafarbenen Striche von den Ehejahren. Die dunklen Haken sollen, so die Patientin, verdeutlichen, wie etwas Dunkles immer mehr in ihre Beziehung hineindringen konnte. „Eigentlich träumten wir von einem gemeinsamen Haus mit Garten", so hat es die Patientin im oberen Bildteil gemalt. Die Frage nach den entscheidenden Faktoren für die Abtreibung quält die Patientin zu jeder wachen Stunde. Die Patientin und ihr Ehmann leiden darunter, sich nicht miteinander und vor Gott versöhnen zu können. Als vor wenigen Monaten ein Kind geboren wurde, hofften beide, in dem Kind Versöhnung und Neuanfang zu finden.

Das Kind kam nach über 25 Stunden Wehen und Geburtsstillstand durch Sectio (Kaiserschnitt) zur Welt. Unter der Geburt in den Wehen quälten die Patientin die Gedanken an ihr durch Abtreibung gestorbenes Kind. Sie konnte sich körperlich nicht für das zweite Kind öffnen, wie sie es unter dem Eindruck der ständig sich wiederholenden Schuldfantasien auch seelisch bis heute nicht kann. Hebammen berichten, dass gerade in der Geburtssituation frühere Abtreibungen Thema werden und sie gerne zuvor darüber Bescheid wissen, da mit Komplikationen wie in diesem Fall in einem höheren Prozentsatz zu rechnen ist. Im Bild sehen wir das Kind im Lichte strahlend, von Gott (die Hand aus der blauen Wolke) geschenkt, vom Storch getragen. Das Kind erreicht die Mutter im Käfig aber nicht, die Eltern können es nicht wirklich empfangen, da sie blockiert sind in Schuldzuweisungen und Streit. Die Mutter liebt das Kind und kann sich nicht an ihm freuen, der Vater liebt das Kind und kann seine Freude nicht teilen. Auch das Kind ist außerhalb des Käfigs, auch die Beziehung zum Kind ist von Anfang an überschattet und gestört durch das Fixiertsein der Mutter auf die Abtreibungsthematik. So beginnt dann das Post-Abortion-Surviver-Syndrom, die Erkrankung der überlebenden Kinder einer Familie. Oft wissen sie gar nichts von ihrem abgetriebenen Geschwisterkind, ihren abgetriebenen Geschwistern, aber ein Schatten liegt von Anfang an über der Beziehung zwischen Mutter und Kind, zwischen Vater und Kind mit all seinen Folgen für die psychische Gesundheit des geborenen Kindes. Auch das Überbehüten als Folge der Bestrafungsfantasien ist eine typische Post-Abortion-Reaktion. Der Anfang dieser Entwicklung wird in der Deutung der Mutter sichtbar, ihr Kind sei als Strafe Gottes erkrankt und ihr stünde so ein gesundes Kind gar nicht zu, als es kurz nach der Geburt für einige Tage in eine Kinderstation verlegt werden musste. Durch Überbehüten wird die natürliche Entwicklung und Expansionskraft des Kindes erneut wie durch einen Käfig blockiert. Im rechten Bildteil sind Paare mit Kindern dargestellt, „ha ha" steht daneben. „Die lachen miteinander, die können sich freuen, die lachen mich aus", so die Patientin. Auch die sozialen Kontakte zu anderen Müttern und Familien sind blockiert durch das Gefangensein in den kreisenden Gedanken. Die Patientin isoliert sich auch, weil die anderen von der Abtreibung nichts wissen sollen. Dies ist eine typische Vermeidungsreaktion bei scham- und schuldbesetzter

Thematik. Die ganze Familie ist isoliert mit den entsprechenden psychosozialen Folgen. Die Blume rechts unten im Bild hat keine Wurzeln. Die Tulpe soll als Frühlingsblume die Lebensfreude symbolisieren, zu welcher die Patientin keinen Zugang mehr hat. Sie kann den Frühling des Lebens ihres geborenen Kindes nicht mit Freude erleben. Auch der Ehemann hat eine kleine Skizze gezeichnet, um seine Gefühlslage auszudrücken.

Bilder des Ehemanns

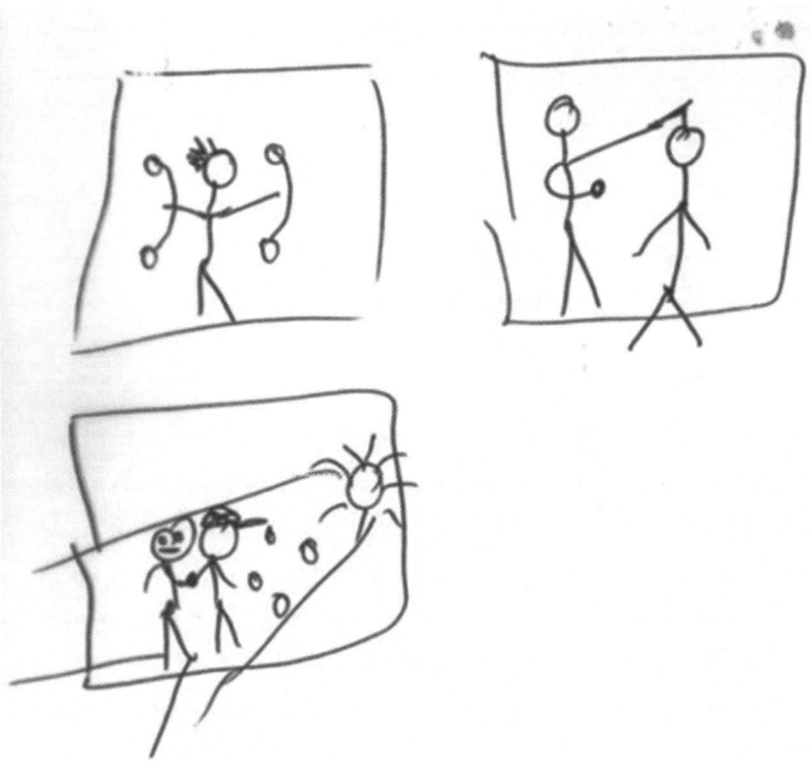

Abbildung 18: Zeichnungen des Ehemannes

Der Ehemann der Patientin leidet ebenfalls an einem PAS mit einem Schwerpunkt bei der Symptomatik von Schuldzuweisungen an sich und depressiv gefärbten Bestrafungsfantasien. Die Untersuchung des Post-Abortion-Syndroms bei an Abtreibung beteiligten oder durch die Abtreibung ihres Kindes gegen ihren Willen traumatisierten Männern ist noch weiter verdrängt als die Erkrankung der Frauen. Dem Mann gehen Sätze durch den Kopf, wie: „Du bist ein Versager, Du hast Deine Frau und Dein Kind nicht beschützt. Ich verlange, dass ich leide. Du bist ein Feigling, dass Du Dich nicht aufhängst." In seiner Skizze hat der Mann links oben seine Frau gezeichnet, wie sie sich ständig selbst verletzt. Er hat dies durch eine Wunde an ihrem Kopf dargestellt. Unbewusst haben beide eine verhängnisvolle Übereinkunft, sich selbst zu quälen und das Gequältwerden durch den anderen als Bestrafung zu tolerieren. So sind sie im Teufelskreis ihrer Schuldfantasien gefangen. Im zweiten Bild hängt der Mann wie eine Marionette hilflos an der Hand seiner Frau. „Ich komme nicht an sie ran und ich kann mich nicht entfernen." Er ist ohnmächtig ihren aggressiven Projektionen ausgeliefert. Da er sich innerlich den Auftrag gab zu leiden, nimmt er die aggressiven Ausbrüche seiner Frau gegen ihn oft stumm und versteinert hin.

Die rechte Hand der Frau ist zur Faust geballt und verdeutlicht ihre Wut auf den Ehemann, welche sich in täglichen Kleinkriegen entlädt. Das linke untere Bild zeigt den Ehemann, wie er versucht, über den steinigen Weg der gemeinsamen Vergangenheit (Abtreibung) mit der gemeinsamen Schuld zum Licht zu gehen, neu zu beginnen. Er versucht, seine Frau an die Hand zu nehmen, aber sie schaut zurück in die Vergangenheit und kann sich nicht ein Leben (Sonne als Symbol) mit Mann und Kind zugestehen. Unbewusst lebt sie in der Vorstellung, durch ihre Rückkehr in das gelebte Leben ihr abgetriebenes Kind erneut zu verraten.

Im Rahmen unserer psychotherapeutischen Arbeit hat die Patientin die Gedanken, welche ihr immer wieder durch den Kopf gehen, auf meine Bitte hin aufgeschrieben.

Empfindungen der Patientin nach der Abtreibung (wörtliche Zitate)

- „Ich bin schuldig – wenn man erkennt, dass man das Wertvollste und Beschützenswerteste im Leben preisgegeben hat, sein EIGENES Kind, unschuldig und wehrlos. Es gibt kein größeres Schuldgefühl auf dieser Welt und im Leben eines Menschen."
- „Ich bin selbst nichts mehr wert. Mit welchem Recht lebe ich, wenn ich einem anderen dieses Recht verwehrt habe?"
- „Meine Seele ist entzweit. Ich fühle mich beschmutzt und entwürdigt."
- „Ich habe keinen Boden mehr unter den Füßen, keine innere Mitte mehr, drehe mich innerlich nur noch im Kreis."
- „Ich leide unter Angst- und Panikzuständen, Angst vor dem weiteren Leben, das täglich aushalten zu müssen. Panik, weil es ein gelebter Alptraum ist, der erst mit dem Wachwerden beginnt."
- „Ich leide unter Schlaflosigkeit, habe das Gefühl, Watte im Kopf zu haben, weil kein anderer Gedanke so stark ist und vorherrscht."
- „Keine rechte Freude mehr am Leben. Man nimmt die schönen Dinge nicht mehr richtig wahr, wie den Wechsel der Jahreszeiten, Blumen, ein schöner Sonnenuntergang etc."
- „Ich habe das Gefühl, als sei mein Leben gelaufen, als sei ich mit gestorben, damals auf dem Stuhl."
- „Das Gefühl, niemals mehr entrinnen zu können. Denn man nimmt sich selbst überallhin mit. Man kann sich vom Partner trennen, der einem das angetan hat. Doch niemals wird man sich selbst los."
- „Dauerunruhe und große innere Disharmonie."

- „Enttäuschung über den Partner. Man sieht seine Liebe, die man ihm einst entgegenbrachte. Verraten, verkauft. Wofür hat man all die Gefühle investiert? Enttäuschte Hoffnung."
- „Man steckt in einem inneren Gefängnis, aus dem man nicht einfach entlassen wird, und man ist alleine, einsam. Denn die anderen ‚Mithäftlinge' geben sich nicht zu erkennen im täglichen Leben – so wie ich auch nicht aus Scham."
- „Wohin mit der Wut? Auf einen selbst, den Partner, der einen nicht bewahrt hat, der die tödliche Gefahr nicht gesehen hat oder nicht sehen wollte?"
- „Wut auf das System, das Abtreibungen überhaupt erlaubt, ohne die Aufklärung über die Folgen! Diese sind tabuisiert oder werden geleugnet."
- „Wut auf die Institutionen, die als ‚Beratungsstelle' getarnt auf arglose Opfer lauern, weil es für sie ein MORDSGeschäft ist."

Diese Patientin leidet auf allen drei Ebenen an den Folgen der Abtreibung.

Physische (körperliche) Symptomatik:

Durch ihre innere Daueranspannung hat sie schmerzhafte Muskelverspannungen und Rückenschmerzen, welche auch nach physikalischer Behandlung nur kurzfristig nachlassen. Durch das Verspannen der Muskulatur im Halswirbelsäulenbereich leidet sie an chronischen Kopfschmerzen. Es bestehen Schlafstörungen, welche das Allgemeinbefinden schwächen, die Konzentration verschlechtern und Schwindelattacken fördern. Nächtliche Alpträume führen zu Herzrasen und Schweißausbrüchen. Die Körperhaltung der Patientin ist gebückt, ihr Gang wirkt müde. Sie hat eine traurige Mimik, welche selten einem Lächeln Raum geben kann.

Psychische Symptomatik:
Die Psyche der Frau ist gekennzeichnet von Depression. Sie hat eine deutlich ausgeprägte Antriebsstörung sowie Schlafstörungen. Ihre Gedanken kreisen um das nicht verarbeitete Trauma der Abtreibung. Sie leidet an starken Schuldgefühlen und wendet die aggressiven Impulse in einem hohen Maße gegen sich selbst sowie gegen ihren Ehemann. Sie war über mehrere Monate suizidal gefährdet. Ihr Selbstwertgefühl und ihre Selbstachtung sind schwer verletzt. Sie neigt zu sozialem Rückzug und depressiver Selbstbestrafung. Sie erlebt ihre depressive Erkrankung und die ständige aggressiv gefärbte emotionale Verletzung ihres Ehemannes unbewusst als Sühnemittel und muss sich jede Form der Besserung ihres Zustandes verbieten. Die fehlende emotionale Zuwendung zum neugeborenen Kind vertieft die eigene Insuffizienz- und Schuldwahrnehmung, ein Teufelskreis von Schuld und Bestrafung hat sich etabliert.

Seelische Symptomatik:
Die schwerste Verletzung ist im seelischen Bereich zu verzeichnen. Die Patientin hat den Glauben an einen Gott, welcher ihr ihre Schuld vergibt, verloren. Sie kann auch nach mehreren Beichten nicht den Freispruch von ihrer Schuld im Namen Christi annehmen. Das lässt die Frage nach dem Gottesbild der Patientin stellen. Sie hat über viele Jahre ihrer Ehe, wie sie sagt, Gott nicht mehr als lebendige Mitte empfunden. Das Leben war oberflächlich geworden. Beide Ehepartner verdienten gutes Geld, beide freuten sich auf Urlaube. Beide stammen aus zerbrochenen oder schwer belasteten Familien. Die Mutter der Patientin hatte ihr drittes Kind abgetrieben, um arbeiten gehen zu können. Die Familie mit Migrantenhintergrund hatte sich sozial mühsam emporgearbeitet. Emotional war die Familie zerbrochen. Gott gehörte zur Tradition der

Herkunftsfamilie, aber Glaube wurde nicht aktiv gelebt. Die Gottesbeziehung der Patientin war verstummt und stellte keine Ressource dar. Aggressionen wurden auf Gott projiziert. Ihre Schuldkomplexe lassen Vergebung und Neubeginn nicht zu, sie entwickelt eine grausame Bestrafungssucht. Bestrafungsfantasien und Scham stehen im Vordergrund.

Trauma Abtreibung

Unabhängig von dem Eintreten einer sichtbaren Folgeerkrankung stellt jede Abtreibung für die betroffene Frau eine Traumatisierung dar. Ob sich aus der Traumatisierung eine Erkrankung im Sinne des Post-Abortion-Syndroms entwickelt, hängt von Faktoren wie der Belastbarkeit der Betroffenen allgemein, ihrer psychosozialen Stabilität und Ressourcen zur Krisenbewältigung ab. Wenn man die Zahlen der Posttraumatischen Belastungsstörung in Bezug auf Erkrankungswahrscheinlichkeit und Erkrankungskomplikationen auf das Post-Abortion-Syndrom überträgt, ergeben sich bei ca. 800–1000 Abtreibungen an jedem Werktag und einer geschätzten Inzidenzrate von 20 % für Neuerkrankungen pro Jahr an PAS ca. 40.000 bei 800 Abtreibungen täglich Fälle von Post-Abortion-Syndrom mit unterschiedlich starker Ausprägung. Abtreibung hinterlässt lebenslang Spuren in Körper, Geist und Seele der Frau und kollektiv im Bewusstsein ihrer Familie und der Gesellschaft. Im Falle der Abtreibung ist es ärztlich und therapeutisch ethisch geboten, das Ausmaß der Belastung durch diese Traumatisierung deutlich zu machen und die möglichen Folgen dieser Belastung ins Bewusstsein zu bringen. Es geht darum, die Gefahr nicht zu verharmlosen, in welche Frauen, die ihr ungeborenes Kind töten lassen, geraten. Es ist von individueller und kollektiver Bedeutung, nicht die Augen vor der immensen Belastung zu verschließen, welche die Psyche der Frau belastet.

Fallbeispiel 2, 4 Bilder

Ein weiterer Fall aus meiner psychotherapeutischen Arbeit soll Ihnen das Post-Abortion-Syndrom und seine möglichen psychischen Folgeerkrankungen verdeutlichen. Ich stelle zunächst einige biografische Daten vor. Die Patientin ist Anfang 40. Sie hat Mitte zwanzig und mit dreißig Jahren eine Abtreibung durchführen lassen und ist nach der ersten Abtreibung nach eigenen Angaben depressiv erkrankt. Sie heiratete den Kindsvater der abgetriebenen Kinder, obwohl sie sich der Beziehung nicht sicher war, aus einer Idee der Selbstbestrafung, verbunden mit der Vorstellung: „Wir sind eine Familie, aber eine tote." Sie hoffte, die Tötung der Kinder durch die Eheschließung mit dem Vater heilen zu können. Kurze Zeit später musste sie feststellen, dass diese Heilungshoffnung sich nicht erfüllte. Unter den unbearbeiteten emotionalen Belastungen erkrankte sie an einer paranoid gefärbten Psychose. Während der Schwangerschaft mit ihrer Tochter einige Jahre später erlitt sie einen weiteren psychotischen Schub, wobei die emotionale Belastung durch die Auseinandersetzung mit den Abtreibungen ihrer zwei Kinder eine wichtige Rolle spielte. Die Patientin musste monatelang stationär behandelt werden. Vier Jahre später erlitt sie erneut einen schweren Schub. In zwei Jahren Psychotherapie war von den Abtreibungen und ihrer Bedeutung als ein Auslöser der schweren psychischen Dekompensation der Patientin im Sinne des Post-Abortion-Syndroms nicht ein Mal die Rede. Die Patientin selbst erkannte den Zusammenhang zwischen den Abtreibungen und ihrer zunächst depressiv gefärbten, sich später in eine psychotische Dekompensation entwickelnden Erkrankung Sie sagt, seit den Abtreibungen fühle sie sich „beschmutzt im Schoß".

In einem von ihr gemalten Bild bringt sie die Dimension der Verletzung sowie den Versuch der Heilung und der Befreiung von der empfundenen inneren Verschmutzung durch die Abtreibung im Aufkleben einer Blume zum Ausdruck. Die Blume legt sie auf den Ort des Lebens und Sterbens ihrer Kinder, auf ihre Gebärmutter. Sie legt eine Blume auf die Gebärmutter, wie man eine Blume auf ein Grab legt. Vor ihren Leib malt sie ein Kreuz. Die Beschriftung im Bild spricht von Liebe und Angst, thematisiert mangelnden Schutz und Wut auf die Ärzte, welche die Kinder töteten, wie ein gemaltes Stethoskop verdeutlicht. Die Frau hat, wie sie darstellt, aus Angst abgetrieben, ihr schwach entwickelter Selbstwert spielte eine große Rolle. Sie hat ihr Gesicht verloren, im Bild durch das Wegdrehen des Kopfes dargestellt. Das fehlende Gesicht weist auch auf die Identitätsstörung in der psychotischen Erkrankung hin. Auch Rituale wie das Beschriften von Schiefertafeln mit Namen der abgetriebenen Kinder und den Abtreibungsdaten sowie das Begraben dieser Tafeln im Garten in Anwesenheit des Kindsvaters brachten der Patientin nur vorübergehend Erleichterung bezüglich ihrer depressiven Symptomatik einhergehend mit massiven Antriebsstörungen und Schlafstörungen sowie vegetativen Symptomen. Sie

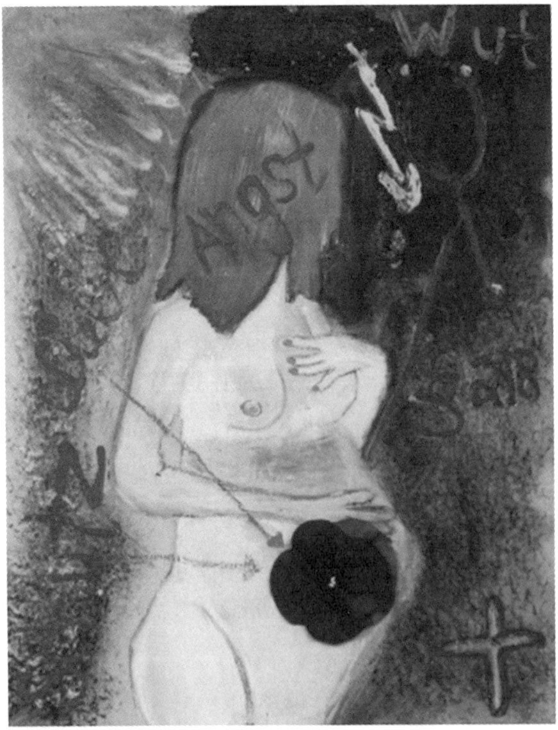

Abbildung 19: Nach zwei Abtreibungen

musste ihre berufliche Tätigkeit als Art Direktorin einer Werbefirma aufgeben. Der Zugang zur Trauer um die abgetriebenen Kinder konfrontierte die Patientin immer wieder mit ihren starken Schuldgefühlen und führte die Patientin in eine Spirale von Selbstbestrafungsfantasien bis hin zur Suizidalität.

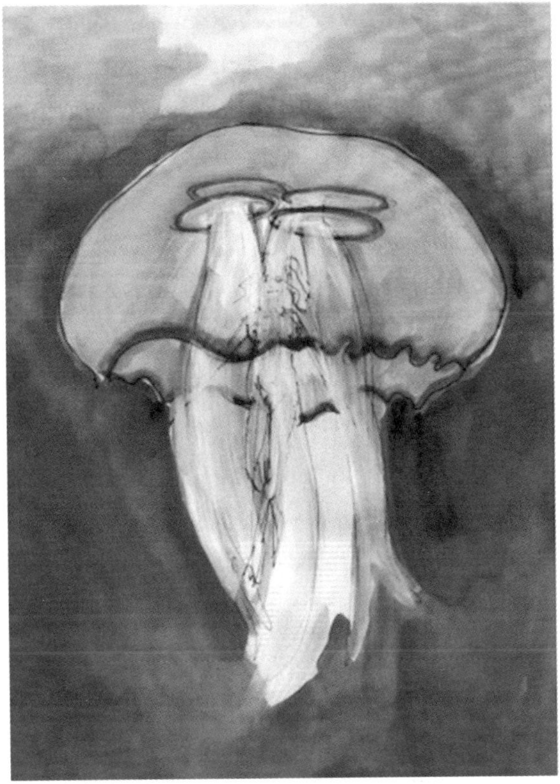

Abbildung 20: Qualle (Bild 1)

Im Rahmen der psychotherapeutischen Arbeit mit dem PAS entstanden folgende Bilder:

Sie sehen eine Frau, welche in einer Qualle durch das Meer treibt. Meer ist ein archaisches Symbol für den Ursprung des Lebens. Es verbindet uns, mit C. G. Jung gesprochen, mit der „participation mystique“, der inneren Gemeinschaft mit allem Geschaffenen als Geschöpfe dieses Planeten. Der italienische Dichter Pier Paolo Pasolini schrieb, wie Karin Struck zitiert: „In meinen Träumen, in meinem ganzen Verhalten lebt – wie bei allen Menschen – etwas vom Dasein vor der Geburt weiter, von einem seligen Schwimmen im Mutterleib: Ich weiß, dass ich schon existiert habe.“[76] Die Patientin stellt sich im Bild schwanger dar. Ihr Körper ist bis unter die Brüste von einer transparenten Qualle umhüllt, welche an eine Plazenta erinnert und die vorgeburtliche Symbolik vertieft. In den vier Öffnungen in der Qualle taucht die Zahl der kompletten Familie auf, welche zur Patientin gehört (ein Mann, ein lebendes Kind, zwei abgetriebene Kinder). Die Patientin wird vom Licht aus drei dieser Öffnungen eingehüllt. Assoziativ lässt die Patientin das Licht an ihre Hoffnung denken, dass die toten ungeborenen Kinder bei ihrem Schöpfer leben dürfen. Sie konnte die Kinder nicht konkret malen, da sie durch den vorgeburtlichen Verlust und das Trauma der Zerstörung der Körper der Kinder bei der Abtreibung keinen Zugang zu der körperlichen Ebene der Kinder besaß, als dieses Bild entstand. Sie malte die Kinder in sich selbst verborgen, wie sie die vorgeburtliche Existenz ihrer Kinder erlebt hat, indem sie sich schwanger darstellt. Der Frau fehlen Hände und Füße. Dies ist ein Hinweis darauf, dass die Patientin ihre Kinder nicht vor dem Tod schützen konnte (keine Hände) und sie nicht auf die Erde bringen konnte (keine Füße). Es ist auch ein Hinweis auf ihre psychische Verfassung. Die Patientin erlebt sich im PAS als hilflos und stellt so ihr Verlorensein in der psychischen Erkrankung dar. Das von Frauen im Post-Abortion-Syndrom beschriebene „roboter feeling“ kommt hier durch die fehlenden Hände und Füße als Organe der Selbstbestimmung zum Ausdruck. Die Patientin treibt in der Weite des Meeres, wie sie in den strukturellen Defiziten im Kontext ihrer psychotischen Erkrankung oft richtungslos ist. Die einzige richtungsgebende Dynamik scheint von den Lichtstrahlen auszugehen, welche auf die Wichtigkeit der Beziehungen zur Familie für die Strukturierung des Lebens hinweisen, wobei die Hälfte dieser Beziehungen durch Abtrei-

[76] Karin Struck, Ich sehe mein Kind im Traum, Verlag Fiat Domine 1999, S. 89.

bung zerstört wurde. Die Beziehung zum geborenen Kind und zum Ehemann wird von Konflikten überschattet, welche im Kontext der allgemeinen Bindungsstörungen der Patientin einerseits und den speziellen Bindungsstörungen durch das Post-Abortion-Syndrom andererseits zu verstehen sind. Das Post-Abortion-Survivor-Syndrom, die Wunden in den Beziehungen zu den lebenden Familienmitgliedern, verursacht durch das Abtreibungstrauma und seine Folgen, kommen hier zur Geltung.

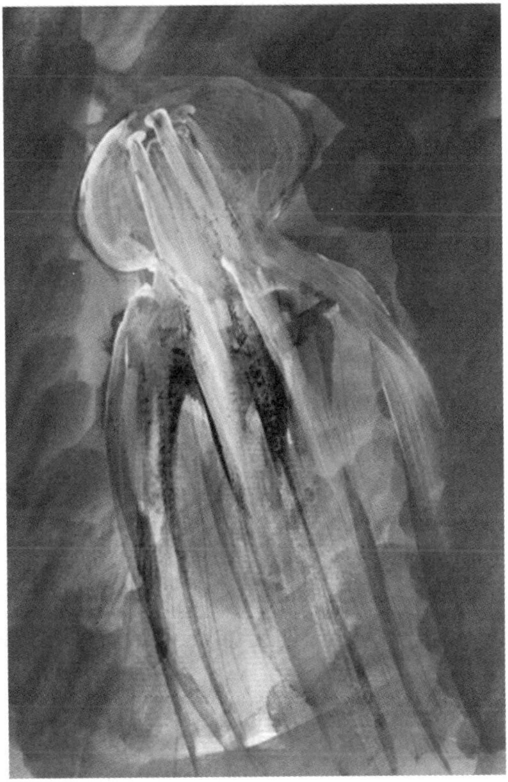

Abbildung 21:
Qualle (Bild 2)

Im zweiten Quallenbild wird die Gestalt der Frau unkonkreter, sie scheint hinter den Lichtstrahlen zu ruhen wie hinter einem Vorhang. Der Vorhang steht symbolisch für die Schwierigkeiten der Patientin, ihrer Selbstwahrnehmung und ihrer Trauer um die zwei verlorenen Kinder Raum zu geben. Der Zugang zu einem wichtigen Teil ihrer Selbst fällt der Patientin schwer, wobei Schmerz und Schuldgefühle eine zentrale Rolle spielen. Die Qualle erscheint bewegter, sie wird von nun fünf Öffnungen angestrahlt, der Zahl der kompletten Familie inklusive der Patientin. Im dritten und letzten Bild dieser Serie wirken die fünf Lichtquellen wie erloschen und die Farbe Weiß dominiert die Qualle, welche wie vereist wirkt. Diese bildliche Darstellung korreliert mit der Beschreibung der Patientin, dass sie sich vom Lebensgefühl oft wie vereist und erstarrt fühlt, dass sie dann emotional sowohl den Zugang zu sich selbst als auch zu ihrer Familie in dieser Erstarrung nicht leben kann. Das gelbe, an Sonne und Leben erinnernde Licht ist einem kalten Weiß als Farbe für das Gefühl des erloschenen Seins gewichen. Hier findet in einem Teil der Patientin eine Identifikation mit den verstorbenen Kindern statt, was sie an einem dem Leben zugewandten Weiterleben mit ihrer Familie hindert.

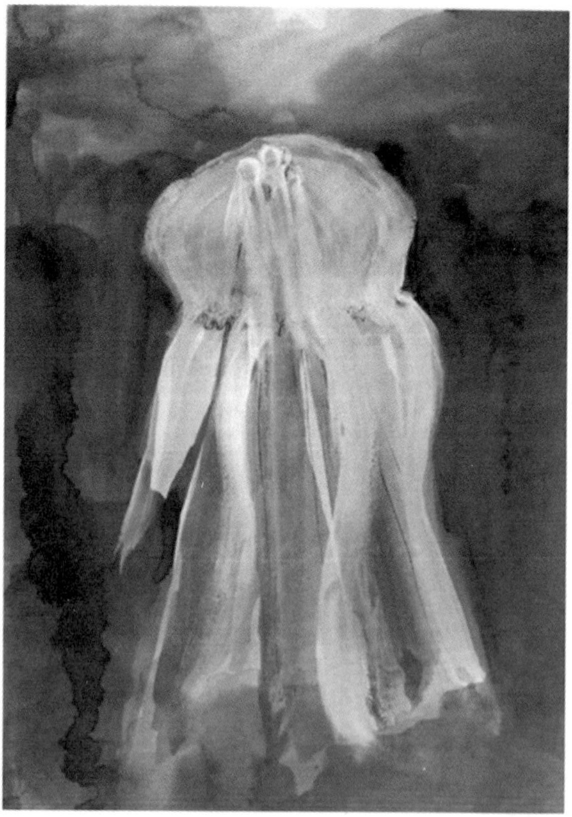

Abbildung 22:
Qualle (Bild 3)

Fallbeispiel 3, 2 Bilder

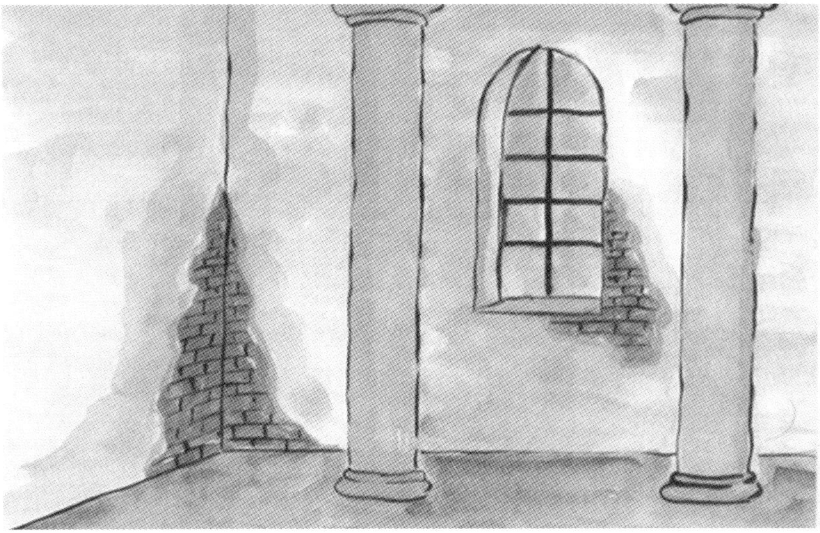

Abbildung 23: Drei Blutflecken im Haus (Wiederholungstraum nach 3 Abtreibungen)

Die folgenden zwei Bilder einer am PAS erkrankten Patientin entstanden mit ca. zwei Jahren Abstand im Rahmen der psychotherapeutischen Arbeit. Zur Vorgeschichte sei erwähnt, dass die Patientin mit 20 Jahren heiratete und wenige Monate nach der Eheschließung eine Fehlgeburt erlitt. Es folgte die Geburt zweier Söhne sowie die Abtreibung von drei weiteren Kindern in den nächsten zehn Jahren; die letzte, als die Patientin 48 Jahre alt war. Die Patientin erkrankte schon nach der ersten Abtreibung an einer depressiven Symptomatik mit Antriebs- und Schlafstörungen, ohne dass diese Erkrankung Beachtung gefunden hätte. Es kamen nach der folgenden Abtreibung massive Angst- und Panikattacken hinzu, z. B. beim Fliegen, Schiff- oder Autofahren. Wegen unklarer abdominaler Schmerzen war die Patientin wiederholt in ambulanter und stationärer internistischer Behandlung, ohne dass ein Zusammenhang mit den erlittenen Abtreibungen gesehen worden wäre. Dreißig Jahre litt die Patientin so an der Symptomatik eines Post-Abortion-Syndroms, ohne dass eine adäquate Behandlung erfolgt wäre. Die Patientin erhielt höchstens Valium-Infusionen. Nach einem depressiven Zusammenbruch im Alter von 68 Jahren und einer erstmaligen stationären psychiatrischen Behandlung kam die Patientin in meine ärztlich-psychotherapeutische Sprechstunde. Im Entlassungsbrief der Klinik war von vier Fehlgeburten statt von einer Fehlgeburt und drei Abtreibungen die Rede und das PAS fand bei den Diagnosen keine Erwähnung.

Das erste Bild zeigt die Thematik eines Wiederholungstraumes, an welchem die Patientin seit vielen Jahren litt. Die Patientin betrat in diesen Träumen stets ein ehemals stattliches Haus in desolatem Zustand. In einem Raum fand sie stets drei blutrote Flecken an den Wänden, welche sich durch alle Versuche nicht entfernen ließen. Beim nächsten Wiederholungstraum waren die Flecken wieder da und die Patientin bemühte sich erneut vergeblich. Die drei blutroten Flecken korrelieren mit den drei Abtreibungen, welche die Patientin nicht aus dem Bewusstsein löschen kann. Die zwei Säulen erinnern an die zwei geborenen Kinder.

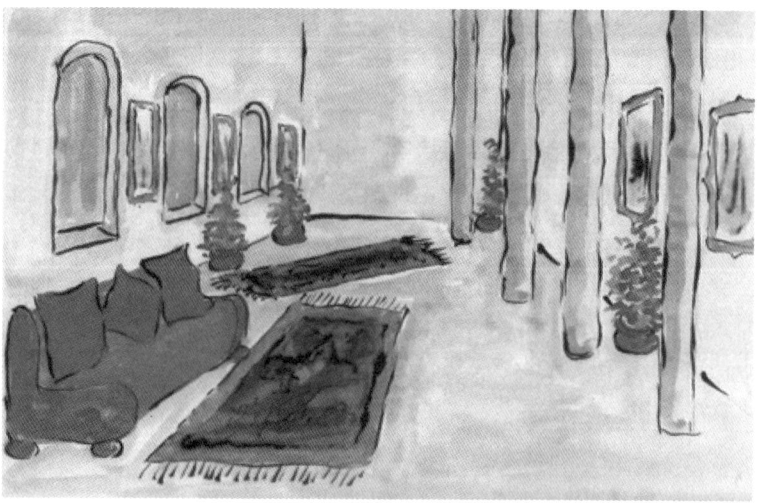

Abbildung 24: Das bewohnbare Haus (nach Therapie)

Zum Ende der Therapie, in welcher eine Aufarbeitung der komplexen Thematik der Kindheitstraumata, der Ehesituation und der Abtreibungsthematik im Sinne der ressourcenorientierten Traumatherapie stattgefunden hatte, malte die Patientin im Rahmen der imaginativen Arbeit mit der Hausthematik das folgende Bild.

Der Raum ist wieder eingerichtet, die blutroten Flecken an den Wänden sind dauerhaft verschwunden. Drei Fenster weisen auf die Verbindung nach draußen, von der Patientin als eine Verbindung zu ihren drei abgetriebenen Kindern in eine andere Welt gedeutet. Die drei zwischen den Fenstern hängenden gerahmten Spiegel sollen ein ungemaltes Bild für je eines der Kinder symbolisieren. Die Gesichter ihrer Kinder hat die Patientin nie gesehen, daher wählte sie nicht die Symbolik eines Bildes, sondern eines Spiegels. Im Spiegel sieht man einen Teil von sich, so wie die ungeborenen Kinder emotional ein Teil der schwangeren Patientin waren. Im Verlauf der Therapie konnte sie die ehemals diffuse, unbegrenzte Trauer im Rahmen unserer Trauerarbeit begrenzen und in eine für sie stimmige Form bringen, worauf die Rahmen hinweisen. Auf der gegenüberliegenden Wand sollen die zwei Spiegel für die geborenen Geschwisterkinder stehen, die vier Säulen sollen an die insgesamt – mit dem durch Fehlgeburt verstorbenen Kind – vier toten Kinder im Leben der Patientin erinnern. Eine Säule verbindet Decke und Boden stützend miteinander. Auf der Symbolebene zeigen die Säulen, dass die Patientin in der Therapie eine Verbindung zu ihren ungeboren verstorbenen Kindern bekommen hat und ihre Trauer zu erden vermochte. Sie konnte durch die Bearbeitung des PAS nach dreißig Jahren ihr Leben in einen versöhnten Zusammenhang mit dem Verlust ihrer Kinder bringen, wobei für diese Patientin das Sakrament der Versöhnung bei der Integration der Schuldthematik eine zentrale Rolle spielte.

Therapie des Post-Abortion-Syndroms (PAS)

Nur wenn ich, ohne zu richten, in innerer Liebe und Anteilnahme auf die Belastungen schaue, die Wunden betrachte, die Entstellungen wahrnehme, kann ich zur Heilung beitragen.

1. Gespräch

1.1 – innere Wahrnehmung der seelischen Verfassung
1.2 – Überwindung der Isolation
1.3 – Dialog mit anderen
1.4 – Trauerarbeit
1.5 – geistliche Hilfe
1.6 – bei Bedarf Selbsthilfegruppen
1.7 – Psychotherapie
1.8 – Traumatherapie

2. Versöhnung

2.1 – mit Gott
2.2 – mit dem Kind
2.3 – mit sich selbst
2.4 – mit dem Partner
2.5 – mit der Familie
2.6 – mit dem Leben

3.: Integration

3.1 – (Wieder-)Aufnahme des Lebenskontextes
3.2 – Neuorientierung
3.3 – Sinngebung

1. Gespräch

1.1 innere Wahrnehmung

In der inneren Wahrnehmung muss aus dem „etwas“ des Objektes der Abtreibung wieder ein „jemand“ als personales Gegenüber der Frau werden, welches das ungeborene Kind unbewusst auf der archetypischen Ebene immer war. Frauen nach Fehlgeburt trauern nicht um den verlorenen Zellklumpen, sondern um das verlorene Kind in seiner ganzheitlichen Existenz. Im Falle der Abtreibung erschweren innere Blockaden von Scham und Schuld oft den Zugang zum inneren Anschauen des Verlustes. Häufig besteht eine Selbstbestrafungsneigung, welche in verschiedenen Formen der Sucht und der Beziehungsstörung ihren Ausdruck finden kann.

1.2 Überwindung der Isolation

Es gilt, die innere Isolation in depressiver Antriebsstörung, Scham und Schuld zu überwinden. Der Käfig der Isolation muss von innen geöffnet werden, wobei Vertrauen und Wertschätzung eine wesentliche Rolle spielen. Die vom Post-Abortion-Syndrom betroffenen Frauen (Männer) dürfen nicht erneut instrumentalisiert werden, wie es in der Abtreibungssituation geschah. Die Erkenntnis der Verletzung durch eine Abtreibung bedarf eines empathischen Klimas der Wertschätzung der Person und der ganzen Breite der emotionalen Betroffenheit, um weite re Traumatisierungen zu vermeiden.

1.3 Dialog mit anderen

Der therapeutische Dialog sowie das Gespräch mit anderen vom Post Abortion-Syndrom Betroffenen oder Personen des Vertrauens ist von wesentlicher Bedeutung, um den Käfig der Isolation, Depression und Schuldzuweisung mit quälender Selbstbestrafungsneigung zu öffnen.

Gefühle wie Ohnmacht, Trauer und Wut auszusprechen und den Gefühlen Raum geben zu können, wird oft als entlastend und heilsam erlebt. Die quälenden Erfahrungen werden durch das Benennen und Durcharbeiten aus dem „speechless terror" des vorsprachlichen emotionalen Erlebens in eine bewusstseinsnähere sprachliche Ebene transferiert und auf diese Weise schrittweise in ihrem depressiven Sog entmachtet.

1.4 Trauerarbeit

Die Trauerarbeit besteht aus verschiedenen Phasen, wie die Schweitzer Tiefenpsychologin Verena Kast in ihrem Buch „Trauern, Chancen und Phasen eines psychischen Prozesses" beschrieben hat. Der ersten Phase des Erstarrtsein im Schock schließt sich häufig eine Zeit des Gefühlschaos an, welche durch das Nebeneinander sich zum Teil scheinbar widersprechender Gefühle gekennzeichnet ist. Bei Bewältigung dieser Phase folgt eine Phase der emotionalen Durcharbeitung des Verlustes und abschließend der Integration. Die fehlenden konkreten Erfahrungen mit dem ungeborenen Kind erschweren oft den Zugang zur Trauerarbeit. Im Falle der Abtreibung kommt das eigene emotionale Involviertsein in den Verlust des Kindes erschwerend hinzu. Trauerrituale wie das Benennen/Taufen des ungeboren verstorbenen Kindes und das Begraben bzw. im Falle der Abtreibung das symbolische Begraben können Wege zur positiven Trauerarbeit bahnen helfen. Beim Verharren in einem der Trauerphasen, was bei Schuldzuweisung am Tod des Kindes nicht selten geschieht, sind die Betroffenen oft sehr allein und bedürfen dringend der helfenden Begleitung.

1.5 Geistliche Hilfe

Das Verstricktsein in Trauer und Schuld kann bei Betroffenen, welche für geistliche Hilfe offen sind, eine zentral entlastende Bedeutung haben. Das verlorene Kind ist nicht mehr in dieser Welt und die emotionale (Wieder-)Annäherung kann nur in der Dimension stattfinden, in welcher die Seele des Kindes lebt. Es ist von wesentlicher Bedeutung, die trauernde Person dort abzuholen, wo die geistlichen Wurzeln sind. Bei einer als sensibel und achtsam erlebten Begleitung kann die betroffene Person die eigene geistliche Realität frei von Instrumentalisierungen erfahren und möglicherweise in einem Klima des Vertrauens entwickeln. Das Ziel der geistlichen Hilfe soll der inneren Heilung und Versöhnung dienen.

1.6 Selbsthilfegruppen

Ziel der Versorgung vom Post-Abortion-Syndrom Betroffener muss es sein, flächendeckend Selbsthilfegruppen zu installieren. Die Gruppen sollten von Personen geleitet werden, welche in Seminaren geschult wurden und bei eigener Betroffenheit den Weg der inneren Heilung gegangen sind. Die Gruppengröße sollte nicht zu groß sein, um dem Einzelnen genügend Raum bieten zu können. Der Schutz der einzelnen Mitglieder vor Retraumatisierung muss ein wesentliches Kriterium sein. Die Gruppenleiter sollten in Supervisionen die Möglichkeit haben, über ihre Erfahrungen und Konflikte bei der Arbeit in den Gruppen in einem Dialog zu stehen. Geistliche Begleitung sollte bei Wunsch der Gruppe Teil des Angebotes zur inneren Heilung sein.

1.7 Psychotherapie

Jeder Mensch hat das Recht auf eine professionelle Behandlung seiner Erkrankung. Im Falle der Erkrankung an den Folgen der Abtreibung sind viele Betroffene nicht in der Lage, eine adäquate Behandlung zu finden. Im Jahre 2014 ist das Post-Abortion-Syndrom noch nicht einmal in der ICD 10 für Ärzte (Internationale statistische Klassifikation der

Krankheiten und verwandter Gesundheitsprobleme) oder dem DSM IV (Diagnostic and Statistic Manual der American Psychiatric Association, Ausgabe 2013) namentlich erwähnt. Die kollektive gesellschaftliche Verdrängung macht auch vor den helfenden Berufen nicht halt. Das persönliche Involviertsein in das Thema des Post-Abortion-Syndroms ohne eigene Aufarbeitung kann das gemeinsame Verdrängen dieser Thematik in der Therapie von Therapeut/in und Klient/in zur Folge haben. Das Persistieren der psychischen Verletzung vielleicht maskiert durch eine Symptomverschiebung, kann die Folge sein. Falls der am Post-Abortion-Syndrom leidenden Person selbst der mögliche Zusammenhang zwischen vorhandenen psychischen und/oder psychosomatischen Syptomen und einer oder mehrerer Abtreibungen bewusst ist, sollte die Integration dieser Traumatisierung in die Therapie eingefordert werden.

Es ist dringend notwendig, die Symptomatik des Post-Abortion-Syndroms als Sonderform der Posttraumatischen Belastungsstörung sowohl auf der Seite der professionell helfenden Berufe als auch bei nach einer Abtreibung Betroffenen als Krankheitsbild öffentlich bewusst zu machen.

1.8 Traumatherapie

Jede Abtreibung ist ein Trauma. Dieser Traumatisierung sind im Leben der Frauen, welche sich einer Abtreibung unterziehen, oft andere Traumatisierungen vorausgegangen. Die Frage der Sozialisation als Mädchen in der Ursprungsfamilie ist hier von großer Bedeutung. Wer schon von Kindheit an unter mangelnder Wertschätzung litt, kann Schwangerschaft und Geburt oft emotional nur als Bedrohung erleben. Auch sexuelle Traumatisierungen spielen in diesem Kontext eine wichtige Rolle.

In der Erziehung von Jungen können Rollenbilder vermittelt werden, welche den emotionalen Zugang zum eigenen inneren Kind und zum ungeborenen Kind, das erwartet wird, erschweren.

Traumatisierungen im eigenen Leben können ausschlaggebend sein, dem Leben eines ungeborenen Kindes durch Abtreibung ein Ende zu setzen. Es kann auf dem Weg der Heilung dieser erneuten traumatischen Erfahrung wesentlich sein, die früheren Traumatisierungen unter Ich-Stützung und Ich-Stabilisierung zu bearbeiten. Die Arbeit mit der katathym-imaginativen Psychotraumatherapie ist ein tiefenpsychologisch fundierter Weg, die Fähigkeit des menschlichen Gehirns zur bildlichen und assoziativen Symbolarbeit zur Integration von Traumatisierungen zu nutzen.

2. Versöhnung

2.1 Versöhnung mit Gott

Die Versöhnung mit Gott als Ursprung und Ziel des Lebens ist von zentraler Bedeutung auf dem Weg der Heilung beim Post-Abortion-Syndrom. Die Abtreibung hat ein Kind getötet, welchem Gott das Leben geschenkt hatte. Voraussetzung der Heilungserfahrung auf geistlicher Ebene ist das Erkennen und Anerkennen der Versöhnungsbedürftigkeit. Gott mag von dem je eigenen konfessionellen oder religiösen Zugang her unterschiedlich benannt werden. Gott wird nach der erfahrenen Beziehung oder Nichtbeziehung zu dem eigenen Vater und der eigenen Mutter emotional unterschiedlich erfahrbar oder blockiert sein. Im Zentrum der archetypisch verbindlichen Aussage über Gott steht kollektiv die Bedeutung als Quelle des Lebens. Im katholischen Kontext ist der Weg der Versöhnung im Sakrament der Versöhnung möglich. In der Lossprechung des Priesters im Namen der Kirche und im Auftrag Christi findet Heilung statt, welche geistlich, seelisch und körperlich erfahrbar werden kann. Falls diese Erfahrung durch Schuldkomplexe blockiert wird, kann eine Bearbeitung dieser Blockaden auf therapeutischer Ebene notwendig sein, damit die zugesprochene Versöhnung im Leben spürbar werden kann. Oft steht der Versöhnung mit Gott das Unversöhntsein mit erlittenen spirituellen Verletzungen, zum Beispiel im Rahmen der religiösen Erziehung, im Weg. Auch hier gilt es, heilsame Arbeit zu leisten auf geistlicher und/oder therapeutischer Seite, um Heilung den Weg zu bahnen. Im Falle des fehlenden Zugangs zu einer Gottesbeziehung ist die Wertschätzung der Person in ihren Grenzen und die gemeinsame Suche nach sinnstiftender Versöhnungsarbeit im Umgang mit dem verlorenen Kind von wesentlicher Bedeutung und eröffnet manchmal verborgene Sehnsüchte und Zugänge auf spiritueller Ebene.

2.2 Versöhnung mit dem Kind

Die Versöhnung mit dem Kind setzt voraus, dass der emotionale Zugang zum inneren Dialog gefunden wurde. Das Aufschreiben von Träumen und das Malen von Trauminhalten kann auf diesem Wege sehr hilfreich sein. Die eigene Schuld wird von Frauen und Männern, welche am Post-Abortion-Syndrom leiden, oft als ständige Qual erlebt. Papst Johannes Paul II. hat in seiner Enzyklika „Evangelium vitae" Worte hinterlassen, welche über konfessionelle Grenzen hinaus Mut und Zuversicht für den Weg von Heilung und Versöhnung vermitteln: „Falls ihr es noch nicht getan habt, öffnet euch voll Demut und Vertrauen der Reue; der Vater allen Erbarmens wartet auf euch, um euch im Sakrament der Versöhnung seine Vergebung und seinen Frieden anzubieten. Ihr werdet merken, dass nichts verloren ist, und werdet auch euer Kind um Vergebung bitten können, das jetzt im Herrn lebt" (Fußnote 21). Die Hoffnung auf das Geborgensein in Gottes Zukunft gemeinsam mit dem Kind gibt der Trauer um das Verlorene eine neue, tröstende und verheißungsvolle Dimension. Die Versöhnung mit dem verlorenen Kind ist auch von Bedeutung für den Umgang mit geborenen Kindern. Schuld kann Bestrafungsfantasien zur Folge haben, welche das Entwicklungspotenzial geborener Kinder aus Angst hemmen und eingrenzen wollen. So wird der Käfig des Post-Abortion-Syndroms dann zum Käfig des Post-Abortion-Surviver-Syndroms, wie in Fall 1 beschrieben. Auch emotionale Vernachlässigung geborener Kinder kann Ausdruck des Post-Abortion-Surviver-Syndroms sein und Folgen für die psychosoziale Entwicklung der betroffenen Kinder haben.

Fallbeispiel

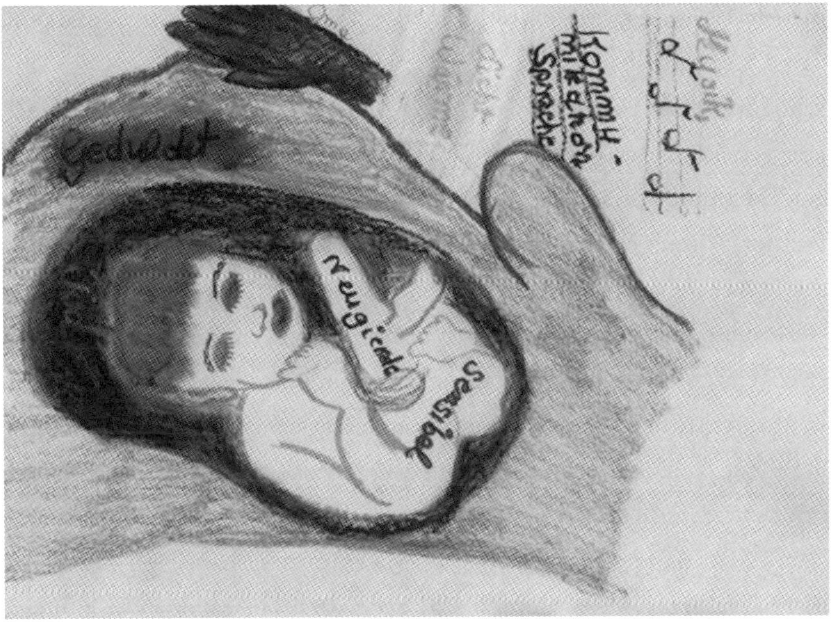

Abbildung 25: Geduldet im Mutterleib

Das Bild einer Frau, deren Mutter ihr erstes Kind abtrieb und die Patientin eigentlich auch abtreiben wollte, verdeutlicht diese innere Misere des „Nichtgewolltseins“. Das Kind, im Leib der Mutter gemalt, möchte sensibel das Leben spüren, voller Neugier. Es wächst Licht und Wärme entgegen, beschützt von der Hand der Großmutter, welche ihr ungeborenes Leben verteidigt, und bedroht vom Tod. Das Wort „Tod“ schwebt über dem Kopf des ungeborenen Kindes und beschreibt die Abtreibungswünsche der Mutter, welche nach der Geburt des Kindes bei Konflikten der Tochter oft entgegenschrie: „Hätte ich Dich doch abgetrieben.“ Die Folge ist eine schwere psychische Erkrankung im Sinne der Kriterien des Post-Abortion-Surviver-Syndroms, welche ich an dieser Stelle nicht weiter ausführen kann. Das schon vor der Geburt seelisch verletzte innere Kind, das nach der Geburt immer wieder traumatisiert wurde, muss in der Psychotherapie intensiv Wertschätzung Trost und Selbstbestätigung erfahren, um „Ja“ zu sich selber sagen und sich entwickeln zu können.

2.3 Versöhnung mit sich selbst

Bei der Tötung des ungeborenen Kindes wurde auch das innere Kind der Frau, ihre verletzliche, kindliche Seite, tief verletzt. Auf dem Weg der Versöhnung mit meinem verletzten Anteil werde ich wie auf einem anstrengenden Pilgerweg mit meinen Grenzen und meinen Schattenseiten konfrontiert. Ich werde alten Verletzungen, vielleicht bis in vorgeburtliche Zeit zurückreichend, begegnen und muss mich Schritt für Schritt mit dem Schutt und der Asche alter Versäumnisse und Verletzungen konfrontieren, welche ich erlitten oder verursacht habe. Ich werde mit nicht gelebten Lebensträumen und zerstörten Hoffnungen in Kontakt kommen und erkennen müssen, dass die Abtreibung der dunkle Brennpunkt eines Gewirrs von Verletzungen und Schatten war, in welchen ich Opfer wie Täter gewesen bin. Ich muss meine stolze Seite anschauen und meine Unversöhnlichkeit, um zu der erlösenden Erfahrung zu gelangen, dass ich all dies loslassen darf. Dieser Weg der Versöhnung wird häufig zum Teil des weiteren Lebensweges und führt in eine neue Sinngebung jenseits der eigenen Schuld. In diese Versöhnungsarbeit mit mir selbst muss die Versöhnung mit jenen integriert sein, welche mir von Kind an etwas schuldig geblieben sind und so meine „Nein-Seite" gegenüber dem Leben mit geprägt haben, welche in der Ablehnung des ungeborenen Kindes seinen tödlichen Ausdruck fand.

2.4 Versöhnung mit dem Partner

Wenn der Partner ursächlich an der Entscheidung gegen das Kind beteiligt war, ist die Beziehung durch den Tod des gemeinsamen Kindes in der Wurzel vergiftet. Die Beziehung zwischen Mann und Frau, welche in allen Kulturen als Keimzelle der Erneuerung des Lebens gilt, wurde im Falle der Abtreibung zur Ursache oder Mitursache für den Tod des Kindes. Die Frau, welche sich selbst die Schuld an diesem Tod gibt, wird den Vater mit anklagen. Sie wird ihn als Verräter empfinden, welcher in seiner ureigensten Aufgabe versagt hat. Statt die Frau und das gemeinsame Kind zu schützen, war er Mitvollstrecker des Todesurteils. Wie in Fall 1 gezeigt, können Aggression, ohnmächtige Trauer und Verzweiflung zu einem Teufelskreis werden, in welchem die Beziehung von gegenseitiger Verletzung und Abwertung geprägt ist. Im Falle der Abtreibung des Kindes gegen den Wunsch des Vaters wird dieser mit seiner Ohnmacht gegenüber einem System konfrontiert, in welchem er rechtlos die Tötung seines ungeborenen Kindes ertragen muss. Die dabei erlittene emotionale Demütigung wird eine Bürde in der Beziehung zu einer Frau. Die meisten Beziehungen nach Abtreibung scheitern an diesen emotionalen Hürden. Zurück bleiben im Falle weiterer Kinder Scheidungswaisen in wachsender Zahl. Ein therapeutischer Ansatz muss neben der Einzeltherapie auch die Paarbeziehung bzw. das System Familie behandeln und die ursächlichen Zusammenhänge benennen, was gegenwärtig die Ausnahme ist.

2.5 Versöhnung mit der Familie

Was für den menschlichen Körper gilt, gilt auch für die Familie: ist ein Teil krank, leiden alle. Die Symptomträger sind nicht immer der eigentlich erkrankte Teil. Es wäre dringend geboten, auf diesem Hintergrund die Zunahme von depressiven Erkrankungen und Suchterkrankungen von Kindern und Jugendlichen, aber auch Essstörungen oder das ADS (Aufmersamkeitsdefizitsyndrom) zu beleuchten. Unsere Gesellschaft kann und darf sich nicht leisten, dass eine zunehmende Zahl von Familien zerbricht und/oder Kinder bzw. Jugendliche mit ihnen, ohne alle möglichen ursächlichen Faktoren zu erforschen, so auch das Post-Abortion-Syndrom. Die Versöhnungsarbeit mit der Ursprungsfamilie ist ebenfalls von großer Bedeutung auf dem Weg der inneren Heilung.

2.6 Versöhnung mit dem Leben

Der eigene Lebensentwurf war häufig mit ursächlich für die Entscheidung gegen ein Kind. In den Fällen, wo im Laufe des weiteren Lebens diese Entscheidung bereut wird, gerät das Vertrauen in die Kompetenz, den eigenen Lebensweg zu gestalten, in eine Krise. Diese Krise manifestiert sich nicht selten an so genannten Schwellensituationen des Lebens wie Klimakterium, Berufsaufgabe, Tod naher Angehöriger oder eigener Krankheit. Von wesentlicher Bedeutung ist es, neue und tragfähige Perspektiven zu entwickeln, wobei die eigenen Kraftquellen, die Ressourcen, aus denen ich lebe, oft sinnstiftend sind.

3. Integration

3.1 Wiederaufnahme des Lebenskontextes

Der Prozess der Wiederaufnahme des Lebenskontextes korreliert mit tragfähigen Ressourcen, wobei nach der Erfahrung von mit dem Post-Abortion-Syndrom arbeitenden Helfern verschiedener Konfessionen eine Verwurzelung in spirituellem Bodengrund die beste Grundlage bietet. In vielen Fällen wird die Suche nach diesem Bodengrund eine wichtige Aufgabe sein bei dem Bemühen, den durch Abtreibung erlittenen Verlust eines oder mehrerer Kinder in das eigene Leben zu integrieren. Der von der Patientin in Fall 1 gemalte Käfig muss sich öffnen, damit das Leben gestaltet werden kann. Die soziale Isolation und der depressive Rückzug müssen schrittweise unter Umständen auch durch Behandlung mit Antidepressiva überwunden werden.

3.2 Neuorientierung

Heilung bedeutet nicht, die erlittenen Wunden glatt zu polieren, sondern zu lernen, mit den erlittenen Verletzungen und ihren Folgen in innerem Frieden zu leben. Heilung meint die körperliche, die geistliche und die psychische Ebene. Eine Ausrichtung des Lebens auf neue Ziele und eine innere Versöhnung hängen tief miteinander zusammen.

3.3 Sinngebung

Die Sinngebung wird mit dem je eigenen Lebenskontext zusammenhängen, welcher das Leben individuell bestimmt hat. Der Weg der inneren Heilung sollte ermöglichen, den Lebensfaden wieder aufzunehmen oder neu mit der eigenen persönlichen Ausrichtung zu verknüpfen. Der Tod des eigenen Kindes wird niemals vergessen werden, aber Teil des Weges sein, welcher mein Leben ausmacht. Im Falle der geistlichen Verwurzelung kann ich daran glauben, dass mein Kind bei Gott lebt und in Liebe mit mir verbunden ist für Zeit und Ewigkeit.

Beispiel für geistliche Versöhnungsarbeit beim PAS: „Du fehlst mir“

Der Wiener Kalasantinerpater Bruno Meusburger und sein Team haben im Dienst der Versöhnung eine praktische Gebetsanleitung in dieser inneren Haltung der Versöhnung für nach Abtreibung leidende Frauen und Männer, Mütter und Väter, entwickelt. Der Weg zur Versöhnung schließt ein, das Kind nun geistig anzunehmen und willkommen zu heißen, dem Liebesplan Gottes nachträglich zuzustimmen, welchen Er mit diesem Kind und seinem einmaligen Leben hatte. Der Name des Kindes und die Benennung des Kindes mit seinem Namen heilen den Prozess der Entmenschlichung, als das Kind zum Abtreibungsobjekt und Zellhaufen degradiert wurde. Dem Kind darf nun gesagt werden, was man ihm noch nie gesagt hat. Das Sprechen mit dem Kind bahnt die personale Beziehung und ermöglicht, Gefühle auszudrücken, die noch nie zugelassen und ausgesprochen wurden. Das Kind kann um Verzeihung gebeten werden. Es folgt ein Gebet, in welchem jene Menschen um Verzeihung gebeten werden, die das Kind behalten wollten oder sich über das Kind gefreut hätten, wie zum Beispiel Geschwister oder Großeltern. In einem weiteren Schritt wird jenen vergeben, welche zur Abtreibung geraten, überredet oder genötigt haben. Dann wird das Kind Gott übergeben und im Sinne von 1 Kor 15,29 um die Taufgnade stellvertretend für das Kind gebeten. Das Kind wird der Muttergottes, dem hl. Josef, seinem Schutzengel und seinem Namenspatron anvertraut. Nachdem das Kind bei Gott gut versorgt ist, folgt der oft schwierige Schritt, sich selbst die Abtreibung zu vergeben. Hierzu werden Gebete um innere Heilung und Freisetzung gesprochen. Diese Gebete haben die tiefe, ganzheitliche Heilung der Seele zum Ziel. Diese Heilung strahlt aus und fördert die Heilung des Geistes und des Körpers. Die Heilung der Beziehung zwischen Mann und Frau vor Gott ist ein weiterer Schritt im Dienst der Heilung und Versöhnung. Für Christen steht im katholischen Kontext das Sakrament der Versöhnung im Mittelpunkt der Versöhnung und wird durch die beschriebenen Schritte vorbereitet. Durch diese Vorbereitung kann die versöhnende Liebe Gottes in der Beichte leichter für die Betroffenen angenommen und in das Leben integriert werden. Bei Heilungssuchenden anderer Konfession oder anderen Glaubens ist der beschriebene Weg ebenfalls hilfreich, um zu innerer Heilung und Versöhnung zu finden.[77]

Nachwort

Die Behandlung des Post-Abortion-Syndroms ist eine vielschichtige Aufgabe und Teil der kollektiven Gesundung unserer Gesellschaft. Eine Gesellschaft, welche sich leistet, an jedem Werktag geschätzt fast 800–1000 ungeborene Kinder zu töten, ist in ihren Wurzeln krank. Das Phänomen der kollektiven Verdrängung wurde von C. G. Jung beschrieben und trifft besonders auf Themen zu, welche schuld- und schambesetzt in der Verdrängung ihr Schattendasein fristen. Manfred Spieker geht von mehr als acht Millionen durch Abtreibung getöteten Kindern in Deutschland in den letzten 30 Jahren aus. Wenn man als Schätzung von 20 % vom Post-Abortion-Syndrom Betroffener mit Therapiebedarf ausgeht, wären in Deutschland 1,6 Millionen Menschen betroffen und zurzeit in den meisten Fällen ohne adäquate Therapie, was neben dem menschlichen Leid zu einem erheblichen Anwachsen der Folgekosten führt. Die Zunahme an Suchterkrankungen, an stationären Behandlungskosten und auch an Suiziden bedarf dringend der genauen Untersuchung.

Jedes Medikament hat einen Beipackzettel mit Risiken und Nebenwirkungen. Im Falle der Abtreibung wird vorher wenig darüber informiert, was hinterher an Erkrankungsrisiko vorhanden ist. Im Falle einer Erkrankung werden die meisten Betroffenen mit diesen Folgen, wie beschrieben, allein gelassen.

---

[77] Pfarrer P. Bruno Meusburger COp, Maria vom Siege 3, „Du fehlst mir“: Dienst der Versöhnung für Menschen, die Kinder verloren oder nicht angenommen haben. 6. Fassung, Mai 2009; p.bruno@mariavomsiege.at

Die psychosozialen Folgen und Folgekosten beispielsweise durch die hohe Zahl der Scheidungen in Korrelation mit der hohen Zahl der Abtreibungen bedürfen dringend der Untersuchung. Stefan Rheder und Monika Basel haben gezeigt, dass in Deutschland zurzeit ca. jedes vierte Kind abgetrieben wird. Auch jede dritte bis vierte Ehe wird bundesweit geschieden (Fußnote 22).

Abtreibung ist immer ein Trauma und macht häufig krank. Das Post-Abortion-Syndrom zerstört Leben durch eine möglicherweise durch Suizid oder chronischen Tabletten- oder Drogenkonsum tödlich verlaufende Erkrankung, es zerstört Beziehungen zwischen Partnern und Familien. Die vom Post-Abortion-Syndrom Betroffenen haben ein Recht darauf, behandelt zu werden, und die eine Abtreibung erwägenden Frauen und Männer haben ein Recht auf umfassende Aufklärung über diese mögliche Folgekrankheit. Die ungeborenen Kinder haben ein Recht auf Leben und, wo sie starben, ein Recht auf die gesellschaftliche Akzeptanz der Trauer derer, die erkannten, was sie verloren haben. Das Recht auf Leben gilt unteilbar vom Moment der Vereinigung von Eizelle und Samenzelle bis zum natürlichen Tod. Jeder willkürliche Eingriff in diesen ethischen Zusammenhang birgt die Gefahr der Tötung weiterer Gruppen je nach gesellschaftlicher Situation. Der massenhaften Tötung von ungeborenen Menschen kann die massenhafte Tötung von Alten und Sterbenden folgen. Es ist an uns, das Recht auf Leben und auf Unversehrtheit der Person jedem Menschen zuzugestehen, auch dem Ungeborenen. Es ist an uns, den am Post-Abortion-Syndrom Erkrankten zu dem zu verhelfen, was jeder bei Krankheit für sich erwartet: eine angemessene Therapie.

Seminar: Wege zum Schattenkind

Seminarinformation – Wege zum Schattenkind

Das Seminar zum Thema „Folgen nach Abtreibung" findet unter der Leitung von Fr. Dr. med. Angelika Pokropp-Hippen als Fachärztin für Allgemeinmedizin und Psychotherapeutin und Frau Adelheid Kentrup als Ehe-, Familien- und Lebensberaterin statt. Es richtet sich an Personen, welche an seelischen Folgen nach Abtreibung leiden, die sich auch über körperliche Symptome verdeutlichen können.

Das Seminar wird geistlich geleitet von einem katholischen Priester. Von Freitagmittag bis Sonntagmittag sind Frauen versammelt, um sich gemeinsam durch Gespräch, die Arbeit an Bibelstellen mit verschiedenen Rollen zur Selbsterfahrung und Gebet den seelischen Wunden nach einer oder mehreren Abtreibungen zu nähern. Für die Frauen ist es oft das erste Mal, dass sie vor anderen über die verschwiegenen und verdrängten Gefühle sprechen. Dieser Austausch in einem geschützten Rahmen in Schweigepflicht hilft den betroffenen Frauen, den emotionalen Rückzug zu überwinden. Sie stellen fest, dass diese Öffnung eine Entlastung mit sich bringt, und sie erfahren, dass auch andere Frauen nach Abtreibung leiden. Es zeigt sich häufig, wie allein und allein gelassen die Frauen vor der letzten Entscheidung zur Abtreibung standen und dass sich darin oft ein Stück der Lebensgeschichte verdichtet. Die Symbolarbeit zum Thema Trauer und Informationen zu der Folgeerkrankung nach Abtreibung sowie das Angebot, einen Fragebogen zu dieser Thematik zu bearbeiten, helfen, die eigene Betroffenheit zu verstehen und zu bearbeiten. Die Trauerarbeit mündet in Trauerrituale mit dem Entzünden von Kerzen für die ungeboren verstorbenen Kinder, der Möglichkeit zur Namensgebung, einem Brief an die verstorbenen Kinder, welcher, falls die Frau es wünscht, in der hl. Messe vorgelesen werden kann, und dem gemeinsamen Gebet. Die Trauer-

und Versöhnungsarbeit gipfelt in der Erfahrung der heilenden Gegenwart Christi in der Feier der heiligen Messe und in der eucharistischen Anbetung. Es besteht das Angebot, das Sakrament der Versöhnung zu empfangen. Auch nichtkatholische Teilnehmerinnen können ein heilendes Gespräch mit dem anwesenden Priester führen. Die Teilnahme an den geistlichen Angeboten wird jeder Teilnehmerin in eigener Entscheidung angeboten. Das Seminar enthält katholisch verwurzelte geistliche Quellen der Heilung. Der Ablauf ist jedoch so gestaltet, dass auch Personen anderer Konfession oder Religion und Menschen ohne Glaubenshintergrund teilnehmen und von der wertschätzenden Kommunikation und der Seminararbeit profitieren können. Die Grundidee ist so ausgerichtet, dass alle Teilnehmerinnen und Teilnehmer zur Teilnahme und Teilhabe an den Heilungsangeboten nach den eigenen Wünschen und Grenzen eingeladen sind. Das Seminar richtet sich auch ganz bewusst an Menschen, welche außerhalb von Kirche und Glauben stehen oder „anders glauben". In diesem Zusammenhang ist die geschwisterliche Erfahrung anderer geistlicher Wege zur Begegnung mit dem barmherzigen Gott möglich und gewünscht. Die Gruppe ist auch für Menschen offen, welche für andere teilnehmen möchten, die noch hinter der Mauer des Schweigens isoliert sind. Es besteht auch die Einladung an Paare, gemeinsam teilzunehmen. Auch Männer, welche den Tod ihres ungeborenen Kindes nicht verhindern konnten und an den Folgen leiden, sind herzlich willkommen. Die Gemeinschaft lebt auch von der kulturellen Anreicherung mit Musik oder Gedichten und Bildern. Jeder und jede ist eingeladen, sich kreativ in die Gestaltung einzubringen. Die Kosten beziehen sich auf die Unterbringung und Verpflegung im Hause. Die Leiterinnen und der Geistliche arbeiten unentgeltlich. Spenden zur Unterstützung sind je nach Möglichkeit willkommen. Wir sind dankbar für jeden, welcher das Seminar im Gebet begleitet, damit die Gnade der inneren Öffnung und Heilung seelischer Wunden erfahren werden kann.

Flyer-Informationen des Seminars „Wege zum Schattenkind“

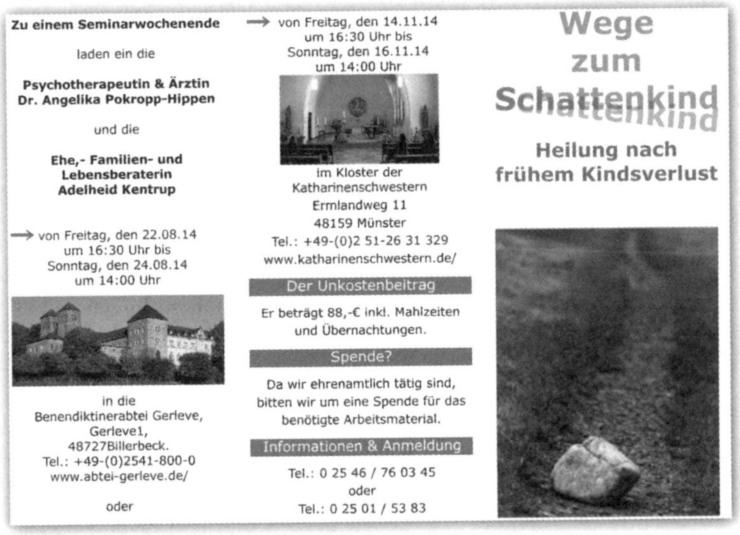

Abbildung 26: Flyer des Seminars „Wege zum Schattenkind“, Seite 1. Bilder: St. Katharinenkloster Münster, „Steine im Weg“, © digital-fineart – Fotolia.com

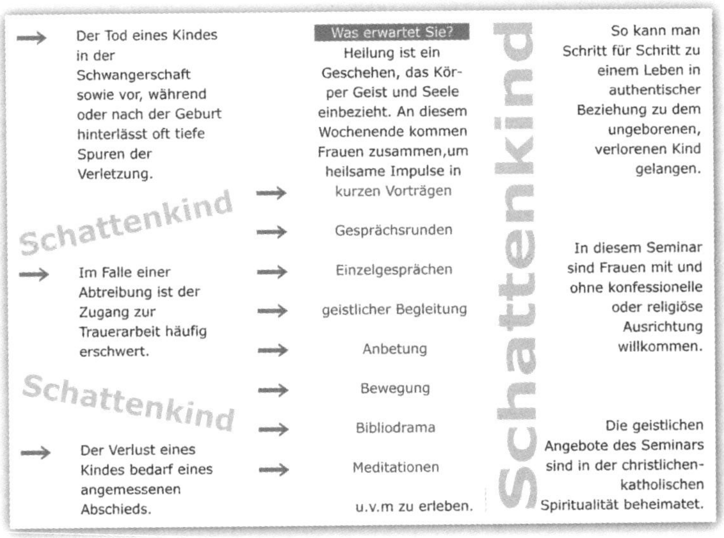

Abbildung 27: Flyer des Seminars „Wege zum Schattenkind“, Seite 2

Trauer nach dem Verlust eines ungeborenen Kindes

Es folgen Texte und Bilder einer Patientin nach acht Fehlgeburten

Urbach, Bad Waldsee, Sommer 2011

Und immer noch fließt du.
Unaufhörlich.
So wie der Strom des Lebens
immer weiter und weiter fließt,
so hältst auch du niemals an.
Bei unserer ersten Begegnung
ringe ich nach Luft,
ertrage dein Sprudeln nicht,
habe meines verloren.
Wieso hörst du nicht mal auf zu fließen?
Ich wünschte mir,
die ganze Welt würde mit mir anhalten.
Wo ist meine Lebensfreude?
Sie gab es doch mal. Genauso sprudelnd.
Und tief in mir
spüre ich die Gewissheit,
sie ist noch da, nur verschüttet.
In mir wächst die Hoffnung,
sie kommt wieder.
Dann plötzlich
steckt mich dein Sprudeln an,
ich spüre die Lebendigkeit in mir.
Nun stehe ich da und staune.
Ein tiefes Gefühl
von Dankbarkeit

breitet sich in mir aus,
wie viel Kraft
ich doch
aus deiner Schöpfung ziehen kann.
Danke, Gott!

(Abbildung 28) Gedicht 18 und Bild:
Urbach, Bad Waldsee Sommer 2011,

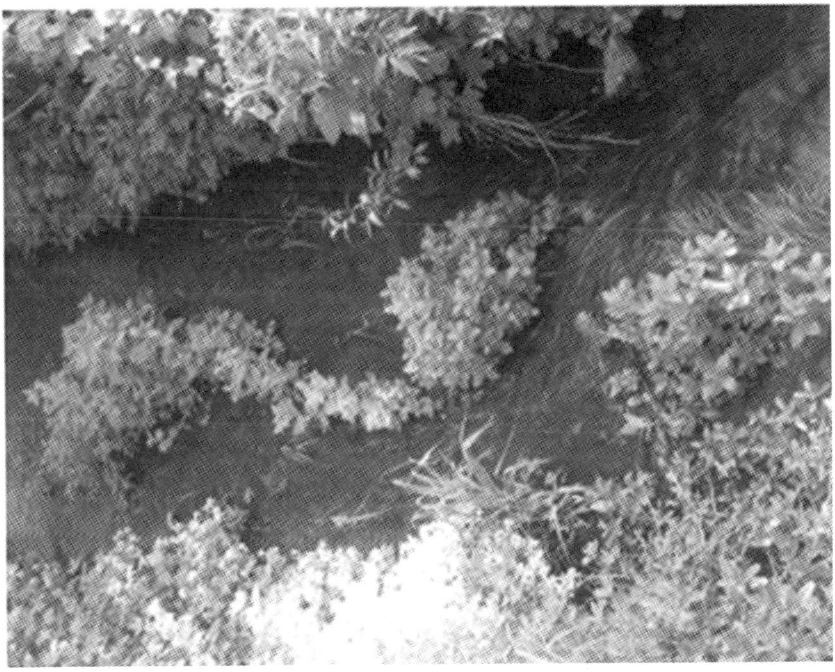

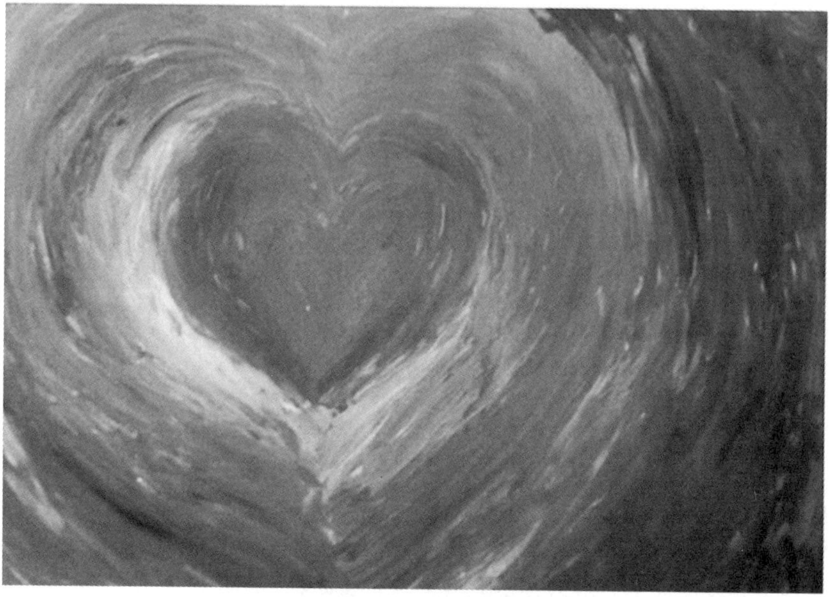

Abbildung 29: Mutterliebe, Nicole Wirp

Mutterliebe

Kind,
das unter meinem
Herzen
wuchs.
Engel,
geschickt
von Gott.

Gedicht 19: Mutterliebe, Nicole Wirp

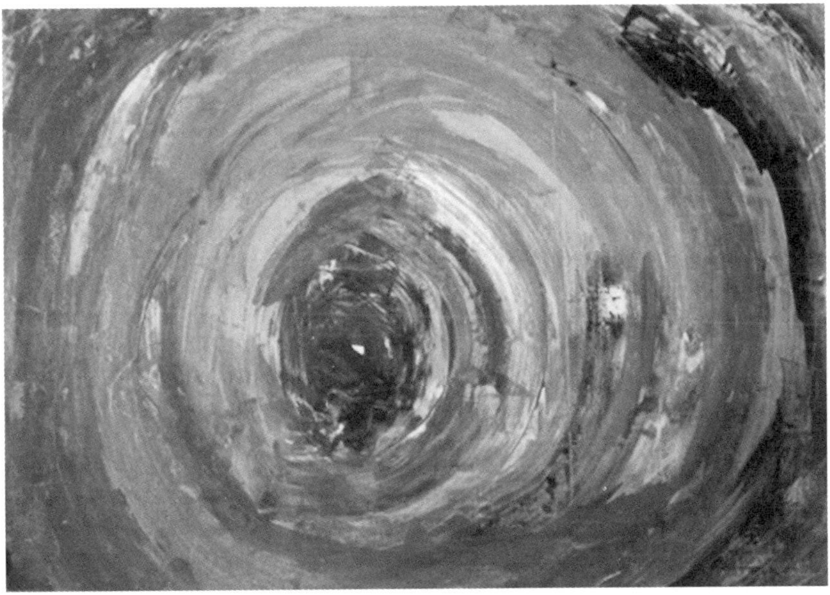

Abbildung 30: Trauer, Nicole Wirp

Trauer

Trauer
ummantelt mich.
Es ist eng.
Alles zieht sich in mir zusammen.
Trauer.
Sie wiegt schwer
auf meinem Herzen.
Plötzlich
ist es so,
als wenn sich
meine Seele

von ihr befreien möchte.
Tränen
schwemmen sie fort.

In mir ist es leer.
Da ist nichts außer dieser Leere.
Die Seele
seufzt,
Der Körper
schmerzt
bei dem Gedanken
an die Trauer.
Tränen trocknen.
Es ist vorbei.
Der Blick nach vorn,
wenn auch vernebelt,
er ist wieder
möglich.

Gedicht 20: Trauer, Nicole Wirp

Kind von meinem Kinde
(Die Großmutter der Patientin spricht zu ihr.)

Du
hast mich
gerufen.
Ich stehe
hinter dir
und
ich stärke dich
mit meiner
inneren Ruhe,
nach der
du dich sehnst.

Gedicht 21: Kind von meinem Kinde, Nicole Wirp

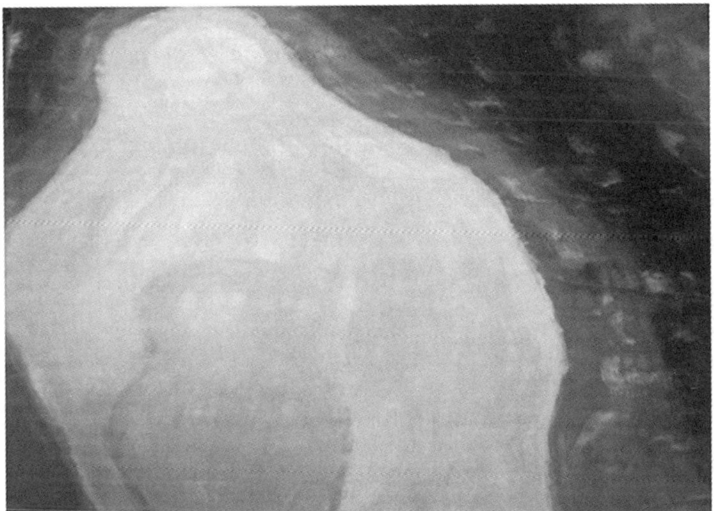

Abbildung 31: Kind von meinem Kinde, Nicole Wirp

Vortrag: Trauerbewältigung nach vorgeburtlichem Kindsverlust

Einleitung

Trauern ist ein komplexer psychischer Vorgang, welcher als eine existenzielle Erfahrung zum menschlichen Leben gehört wie die Freude und der Schmerz. Trauerarbeit ist ein individuell gefärbtes Erleben, welches häufig auf typische Weise verläuft, die ich kurz mit der Phasenbeschreibung der Schweizer Tiefenpsychologin Verena Kast[78] beschreibe. Im ersten Teil des Artikels werde ich weiter diesen Trauerprozess in seiner Entwicklung darstellen und auf typische Komplikationen eingehen. Im zweiten Teil werde ich die besondere Situation der Trauer nach Kindsverlust durch Fehlgeburt, Abtreibung oder in Folge einer durchgeführten invasiven pränatalen Diagnostik thematisieren.

Der Verlust eines nahestehenden Menschen ist vom inneren Erleben mit der Reaktion auf eine Traumatisierung vergleichbar. Die erste Phase nach dem Verlust kann als

Phase des Erstarrens oder „Nicht-wahrhaben-Wollens“ ***(1)***

beschrieben werden. Der erlittene Verlust erscheint als nicht realistisch. Es wird oft das „Gefühl der Gefühllosigkeit“ beschrieben, das Erstarrtsein im Schock über die konkrete Erfahrung der Endgültigkeit des Todes. Diese Phase kann typischerweise einige Stunden bis zu Wochen andauern. Sie scheint bei plötzlich eingetretenen Todesfällen oft von längerer Dauer zu sein.[79] Von großer Bedeutung ist es für die Betroffenen, dass ihnen einerseits genügend Wärme und menschliche Anteilnah-

[78] Verena Kast, „Trauern – Chancen und Phasen eines psychischen Prozesses“, Kreuz Verlag.

[79] Bolwlby, J., s. Fußnote 78, S. 71.

me, andererseits genügend Abstand und Raum für die Selbstwahrnehmung gelassen werden. Als Komplikation gehören die nicht geweinten Tränen in diese Phase. Wir kennen das biblische Bild von Lot und seiner Frau, welche in der Rückschau zum Ort der Katastrophe zur Salzsäule erstarrt (Gen 19,26). Sie kann sich nicht nach vorn, der Zukunft, zuwenden. Sie bleibt erstarrt im Blick zurück und nimmt nicht mehr am Leben teil. Wenn Sie an Menschen denken, welche nach traumatischen Erfahrungen wie erstarrt sind, ist dieses „Taub- oder Tumbsein" ein typischer Ausdruck der Posttraumatischen Belastungsstörung. Beim Nichtbewältigen dieser Phase ist dieses innere Erstarrtsein ein chronisches Verhaltensmuster. Dieser ersten Phase der Empfindungslosigkeit folgt die

Phase der aufbrechenden Emotionen *(2)*

In dieser Phase ist der schnelle Wechsel intensiver Gefühle typisch. Wut, Trauer und Zorn[80] können abwechseln mit Angstgefühlen und Ruhelosigkeit.[81]

Der Zorn kann sich sowohl auf den Verstorbenen richten, der einem durch das Sterben diese Verletzung angetan hat, als auch auf an der Phase des Sterbens Beteiligte. Der Zorn kann sich auch auf Gott richten oder auf ein blindes Schicksal, welches diesen Tod zugelassen hat.

Der Umgang mit real erlebter Schuld und die Erfahrungen der Aufarbeitung oder des Verdrängens sind bedeutsam. Es gibt einen Zusammenhang zwischen den Chancen zum Gelingen der Trauerarbeit und der Qualität der Beziehung zwischen Angehörigen und Toten. Grof und Halifax wiesen nach, dass bei einer guten Kommunikation die Schuldgefühle zwischen Hinterbliebenem und Sterbendem wesentlich geringer

[80] Bowlby, J., s. Fußnote 78, S. 73.

[81] Parkes, C. M., s. Fußnote 78, S. 73.

waren.[82] Die Dauer der Trauerperiode wird auch durch die Intensität von Schuldgefühlen beeinflusst.[83] In der psychotherapeutischen Arbeit spielt auf der Seite der Schuldgefühle sowohl die Auseinandersetzung mit realer Schuld als auch mit Schuldkomplexen und Bestrafungsfantasien eine Rolle, welche das Durcharbeiten der Emotionen schwieriger gestalten. Verursachte reale oder vermeintliche Schuld kann den Weg zurück zum Leben entscheidend blockieren. In besonderem Maße wird dies bei der Behandlung von Frauen deutlich, welche nach einer Abtreibung an der Verlusterkrankung nach Abtreibung, dem „Post-Abortion-Syndrom", leiden. Wenn Frauen nach einer Abtreibung um den Verlust ihres nicht geborenen Kindes trauern, tritt die Betroffenheit von der Schuld am Tod des Kindes zentral erschwerend zur Trauer hinzu. Je konkreter die Beziehung zum Verstorbenen war, desto konkreter kann die Trauerarbeit verlaufen. Je konfliktreicher und distanzierter die Beziehung war, desto größer wird die Gefahr, das nicht gelebte Leben nun in Illusionen zu projizieren und sich an dem nicht gelebten Leben, der nicht gelebten Beziehung, festzuklammern.

Dies gilt insbesondere für einen sehr frühen Kindsverlust vor oder nach der Geburt. Die nicht gelebte Beziehung kann zum Füllhorn meiner Wünsche nach Beziehung allgemein werden und es ist der eigenen Entwicklung zu mehr Beziehungsfähigkeit hinderlich, auf nicht gelebte Beziehungen fixiert zu bleiben. Gerade die Neigung zur Selbstbestrafung bei realer oder vermeintlicher Schuld kann diese Fixierung weiter verfestigen, da die Sühne unbewusst in einer Orientierung zum nicht gelebten Leben gesehen wird. Das bleibt dann nicht ohne Folgen für die Menschen im Umfeld einer so nach rückwärts, in die versäumten Chancen

---

[82] Grof, S., Halifax, J.: Die Begegnung mit dem Tod. Klett/Cotta, Stuttgart 1980, S. 157, in: Fußnote 1, S. 75.

[83] Fußnote 1, S. 75.

und Lebensräume orientierten Person. Bei dauerhafter Fixierung wird Beziehungsverlust, Einsamkeit und noch größere Sehnsucht nach dem nicht Gelebten mit Suchtneigung, Depression und möglicherweise Suizidalität die Folge sein.

Der Abschied von Sehnsüchten ist schwerer als der Abschied von realen Erfahrungen.

Insofern ist bei dem Abschiednehmen von vor der Geburt verstorbenen Kindern neben der Trauer um das nicht gelebte Leben des Kindes auch die Trauer in Bezug auf das nicht gelebte gemeinsame Leben und auf den Verlust an Leben für den Trauernden selbst von großer Bedeutung. Auch für diesen Traueraspekt in Bezug auf das eigene, nicht gelebte Leben gilt wie für die Trauer um Verstorbene: Je authentischer ich mein Leben lebe, desto eher werde ich Abschied nehmen können, Abschied nehmen von den Aspekten der Trauer um das verstorbene Kind und die mit dem Kind verstorbene Lebensgeschichte. Je mehr mein eigenes Leben, von nicht gelebten Sehnsüchten und verdrängten Emotionen dominiert, Mangel an realer Substanz hat, desto größer ist die Gefahr, in die Idealisierung zu fliehen und mich aus der verbleibenden Realität zu verabschieden. Die Trauerarbeit ist in ihrem Gelingen oder Scheitern ein Spiegel des bislang gelebten oder nicht gelebten Lebens. Wichtig für die Personen im Umfeld eines Trauernden ist es auch, in der Phase der aufbrechenden Emotionen die unter Umständen massiven emotionalen Ausbrüche mitzutragen. Ein Wegrationalisieren oder ein Kleinreden, ein Ablenken oder Abschwächen sind wenig hilfreich und sollen häufig mehr den Helfer entlasten. Das „Dasein" und „Annehmen" sind die wesentliche Basis, um bei der Trauerarbeit Hilfe zu leisten. Die dritte Phase der Trauerarbeit ist die

Phase des Suchens und Sichtrennens (3)

Die Suche nach dem, worauf man endgültig verzichten muss, ist zugleich eine Suche nach der Möglichkeit, das, was mir wesentlich von der Beziehung zu dem Verstorbenen bleibt, als Teil von mir zu sehen und zu integrieren. Je besser dies gelingt, desto weniger besteht die Gefahr, sich in dieser Phase zu verlieren, wobei die normale Dauer Monate bis Jahre betragen kann.[84]

Das Aufsuchen von Orten, die der Verstorbene liebte, das Entdecken von Ähnlichkeiten bei anderen im Äußeren oder im Verhalten, das Träumen von erneuten Begegnungen mit dem Verstorbenen stehen im Dienste der Verinnerlichung des endgültigen Verlustes und der Einbindung dessen, was bleiben soll vom Verlorenen in meiner eigenen Beziehung zum Leben und zu den Menschen. Das Muster von Suchen, Finden und Sichtrennen ist das Grundmuster der psychosozialen Entwicklung. Je intensiver die Erfahrungen mit positiver Bindung waren, desto leichter kann das im Urvertrauen gestärkte Kind in die Phase des Sichtrennens gehen und in immer neuer Rückversicherung in die erfahrene Nähe erneut Distanz wagen. Dieser Rhythmus ist so natürlich wie das Ein- und Ausatmen, wie Wachsein und Schlafen. Das Suchen muss das Finden erfahren, damit sich im Anschluss Trennung ereignen kann. Die Bindungsfähigkeit und die Fähigkeit loszulassen hängen eng miteinander zusammen, sie bedingen einander im Kern. Wenn ich mich nicht authentisch binden konnte, werden die Ängste vor dem Sichtrennen den Trauerprozess behindern oder unmöglich machen. Verena Kast beschreibt, dass verhinderte oder unterdrückte Trauer dazu führt, „die Welt als bedeutungslos, die eigene Existenz als wertlos und die Zukunft als hoffnungslos zu erleben, dass also Störungen in Richtung depressiver Reaktionen erfolgen“[85].

G. W. Brown und T. Harris wiesen nach, dass Menschen, die in ihrer

[84] Fußnote 78, S. 82.

[85] Fußnote 78, S. 87.

frühen Jugend einen Elternteil verloren haben, mehr dazu neigen, bei dem späteren Verlust eines Partners heftiger zu reagieren als andere, die nicht so sehr geprägt sind durch einen frühen Verlust.

Sie reagieren auch auf Verlusterlebnisse im späteren Leben heftiger als andere.[86],[87]

Wesentlich für trauernde Patienten ist, dass sie sich von einer Tiefe getragen wissen, welche in Verbindung steht zur Transzendenz. Verena Kast schreibt zur optimalen Symbiose: „… Sie kann dort gelebt werden, wo es einem Menschen gelingt, die kleinkindliche Sehnsucht nach der Mutter in Sehnsucht nach Transzendenz und in die Möglichkeit zu verwandeln, mit diesem Transzendenten zu verschmelzen und, welchen Namen er immer dieser Transzendenz geben mag, daraus Kraft zu beziehen, um sich so autonom wie möglich in seinen alltäglichen Gegebenheiten zu bewegen … Bei diesem Verschmelzen mit Transzendenz muss nicht der Mensch seine Grandiosität beweisen und darunter leiden, dass er die Ansprüche nicht erfüllt; er hat teil an Großem, von dem er sich aber unterscheidet."[88] Die Einbeziehung dieser Ebene der Transzendenz in die Psychotherapie halte ich auch und gerade für die Arbeit mit Trauernden für eine wesentliche Hilfe. Die gelungene Trauerarbeit mündet in die vierte Phase, die

Phase des neuen Selbst- und Weltbezuges (4)

In dieser Phase wird das, was mich an den oder die Verstorbene bindet, verinnerlicht.

Diese Integration wandelt und bereichert den Trauernden, vertieft und ergänzt den eigenen Selbst- und Weltbezug. Ich bin nicht mehr der,

---

[86] Fußnote 78, s. S. 117.

[87] Fußnote 78, s. S. 86.

[88] Fußnote 78, .145.

der ich war vor dem Verlust und ich habe dies zugelassen und angenommen. Ich öffne mich neu dem eigenen Leben unter Integration des Verlorenen in mein eigenes Selbst. Ich habe in der Trauerarbeit das Verlorene auf eine neue Weise wiedergewonnen.

Am Beispiel einer Frau, welche in Kontakt zu dieser Transzendenz, in ihrem gelebten und erfahrenen Glauben, die Kraft fand, insgesamt vier Fehlgeburten anzunehmen und zu tragen, möchte ich überleiten zum zweiten Teil meines Artikels.

Die Trauer nach Fehlgeburt

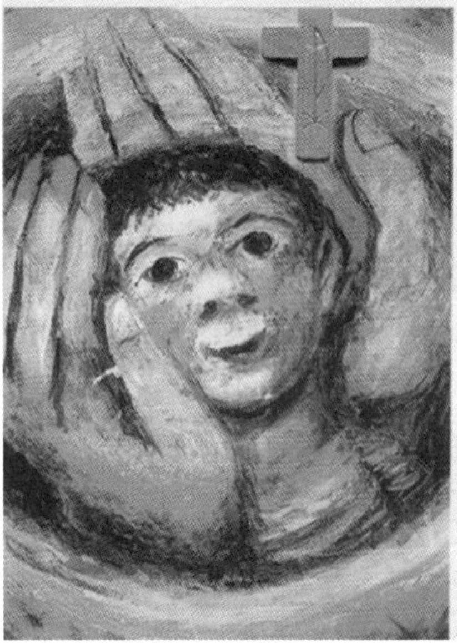

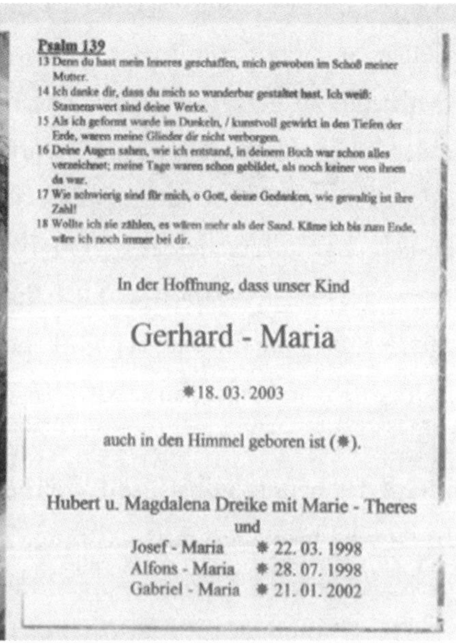

Psalm 139

13 Denn du hast mein Inneres geschaffen, mich gewoben im Schoß meiner Mutter.

14 Ich danke dir, dass du mich so wunderbar gestaltet hast. Ich weiß: Staunenswert sind deine Werke.

15 Als ich geformt wurde im Dunkeln, / kunstvoll gewirkt in den Tiefen der Erde, waren meine Glieder dir nicht verborgen.

16 Deine Augen sahen, wie ich entstand, in deinem Buch war schon alles verzeichnet; meine Tage waren schon gebildet, als noch keiner von ihnen da war.

17 Wie schwierig sind für mich, o Gott, deine Gedanken, wie gewaltig ist ihre Zahl!

18 Wollte ich sie zählen, es wären mehr als der Sand. Käme ich bis zum Ende, wäre ich noch immer bei dir.

In der Hoffnung, dass unser Kind

Gerhard - Maria

* 18. 03. 2003

auch in den Himmel geboren ist (*).

Hubert u. Magdalena Dreike mit Marie - Theres
und
Josef - Maria * 22. 03. 1998
Alfons - Maria * 28. 07. 1998
Gabriel - Maria * 21. 01. 2002

Abbildung 32: Trauer nach Fehlgeburt, Bild „In Gottes Händen" von Sieger Köder

Fallbeispiel
Die betroffene Frau hatte nach der glücklichen Geburt einer Tochter vier Fehlgeburten erlitten. Später brachte sie noch eine Tochter zur Welt. Die beiden letzten der alle im ersten Trimenon verstorbenen Kinder konnten in einem Grab beigesetzt werden, welches für vorgeburtlich verstorbene Kinder eingerichtet wurde. Ein Rosenbaum erinnert an die Stelle der Beisetzung. Auf dem Grabstein steht: „Weißt Du, wie viel Sternlein stehen …?“ Der Liedtext des Kinderliedes spricht davon, dass Gott ein jedes Kind kennt und es lieb hat.

Die Kinder starben so früh, dass die Eltern nicht wussten, welches Geschlecht die Kinder hatten. Sie entschieden sich für einen Doppelnamen, wobei der Name „Maria“ den Glauben zum Ausdruck bringt, dass die Gottesmutter Maria den nun bei Gott lebenden Kindern ihre mütterliche Liebe schenken wird. Zitate aus dem Psalm 139 verdeutlichen, dass Gott die Kinder „wunderbar im Schoße der Mutter gewoben hat“.

Die Nähe Gottes und ihr Ursprung in Ihm wird ihnen, so die Hoffnung, ewiges Leben schenken. Das Bild von Msgr. Sieger Köder (geb. 1925) gibt in den lichtvollen Farben des Regenbogens Ausdruck von dieser Hoffnung über den Tod hinaus.

Die trauernde Frau schrieb zu einem bekannten Lied einen Text: „Gabriel-Marie, wo bist Du denn nur?“ Sie beschreibt darin die Freude auf das Kind und die Erfahrung des Verlustes des Kindes durch Fehlgeburt. Sie endet mit dem Worten: „Gabriel-Marie, Du bist bei Gott“.

Nach dem Tod unseres ungeborenen zweiten Kindes in der zehnten Schwangerschaftswoche schrieb ich den folgenden Gebetstext.

An mein totes ungeborenes Kind und seinen Engel

Du, großer Engel,
wenn Du zurückfliegst
in das Licht,
sag meinem Kind,
dass ich es liebe.

Du, großer Engel,
wenn Du sein Lachen hörst,
still meine Tränen
mit seinem Glück.

Du, großer Engel,
deck seinen kleinen Leib
mit Deinen Flügeln zu.
Nie sah ich seine Augen.
Nie hielt ich seine Hand.
Nie spürte ich seinen Atem.

Du, großer Engel,
ich danke Dir,
dass Du seine Seele
zu meiner Seele begleitest.

Ich danke Dir,
dass Du die Brücke bist,
dass Du der Helfer bist,
dass in Deiner Gottesnähe
mein Kind
geborgen ist.

Amen.

Gebet 3: An mein totes ungeborenes Kind und seinen Engel

Trauer und Transzendenz

Was ist dem Liedtext und dem Gebetstext in Bezug auf die Trauerverarbeitung gemeinsam? Gemeinsam ist ihnen die transzendente Ebene, welche eine große Hilfe bei der Trauerarbeit und Trauerbewältigung schenkt. Es ist ein Unterschied, ob ich um ein geliebtes Kind trauere, das ich bei Gott geborgen weiß, oder ob ich mit der Vorstellung lebe, dass mit der Fehlgeburt mein Kind endgültig und vollkommen gestorben ist und sein kleiner Körper als Klinikmüll verbrannt und die Asche verarbeitet wurde. Die Tiefendimension der Trauer bringt uns in Berührung mit den Grenzen des Lebens, mit den Grenzen der Erkenntnis und verweist zugleich auf etwas, dass unbegrenzt trägt. Rainer Maria Rilke hat dies in einem Herbstgedicht zum Ausdruck gebracht. Er schreibt: „Wir alle fallen, diese Hand da fällt und schau Dir andre an, es ist in allen. Und doch ist einer, welcher dieses Fallen unendlich sanft in seinen Händen hält.“[89] Was aber, wenn mir in der Erfahrung von Tod und Trauer diese transzendente Ebene als hilfreiche und stabilisierende Kraft nicht zugänglich ist? Die folgende Patientin entwickelte auf Grund der fehlenden Ressourcen in der verdrängten Trauer eine Depression und Lebensverneinung, welche später auch zu einer Abtreibung führten.

Fallbeispiel

Die Patientin, welche mit 17 Jahren ein Kind durch Fehlgeburt verloren, später ein Kind geboren und ein Kind abgetrieben hat, berichtete mir von ihrer Erfahrung bei der Fehlgeburt ohne eine emotional tragende Hilfe. Sie hatte Blutungen und im Krankenhaus verlor sie auf dem Weg zur Toilette ihr Kind. Es war in der Fruchthülle ihren Augen entzogen.

[89] Rainer Maria Rilke,1875–1926, Herbstgedicht: „Die Blätter fallen“.

Sie war traurig und schockiert. Die Krankenschwester meinte, sie solle sich nicht so haben, das passiere jeder zweiten Frau. Die Mutter war genauso kalt und ignorierte ihr Schockiertsein und ihre Angst. Die Frauenärztin meinte zu der jung verheirateten Frau, sie solle schnell wieder schwanger werden, das sei die beste Medizin. Sie sagte in der Therapie: „Niemand sah mich mit meiner Trauer um mein Kind. Dann habe ich mich auch verhärtet." Dieses „Verhärten" und die Erfahrung der existenziellen Einsamkeit bahnten später im Schwangerschaftskonflikt die Entscheidung zur Abtreibung. Viele Frauen beklagen, dass die Umwelt, auch die eigene Familie, sich schnell von dem Verlust abwenden. Frau muss schnell wieder funktionieren. Selbst der eigene Ehemann wird häufig als emotional fern erlebt und auf eine Weise ist er es ja auch. Ein Mann kann nicht nachempfinden, was es heißt, mit dem eigenen Leibe und mit der eigenen Seele zu spüren, dass kindliches Leben in einem heranwächst, dass kindliches Leben in einem stirbt. Diese Erfahrung der Leere brachte eine Frau zum Ausdruck, welche nach dem Verlust ihres Kindes sagte: „Ich habe geboren und halte kein Kind im Arm."

In den Krankenhäusern hat es sich etabliert, von nach Frühgeburt oder später Fehlgeburt verstorbenen Kindern Fotos zu machen, um sie auf Wunsch den Eltern mitgeben zu können. Auch das Herrichten der verstorbenen Kinder und Zeit für Trauer und Abschied sind sehr wichtig, um dem Wunsch nach konkretem Kontakt zum verstorbenen Kind nachzukommen.

Bei einer Überforderung mit solchen Ritualen in der aktuellen Situation sollte der Wunsch genau erfragt werden, ob die Mutter, der Vater vielleicht einige Zeit später nochmals die Möglichkeit zum Abschiednehmen geboten werden soll. Um die Trauer festmachen und die Trauerarbeit konkreter gestalten zu können, ist es ratsam, dem ungeboren verstorbenen Kind einen Namen zu geben. Dies gilt sowohl für Kinder, welche kurz vor der Geburt verstarben, als auch für jene, welche im ersten Trimenon zu Tode kamen. „Ich habe Dich bei Deinem Namen gerufen, Du bist mein“ (Jes 43,1), so hört Jesaja Jahwe sprechen. Einen Namen haben verdeutlicht die personale Würde, einen Namen nennen schafft Beziehung. Einem verstorbenen Kind einen Namen geben heißt, diese personale Würde zu verdeutlichen, in Beziehung zu treten. Dieser Name kann auch im Rahmen eines Trauerrituals dem Ungeborenen gegeben werden, was die Bedeutung dieses vorgeburtlich verstorbenen Menschen als Mitglied seiner Familie betont.

Abbildung 33: Das Logo Gebetsinitiaive Alpha et Omega, Design Stefanie Krass

Initiative: Alpha et Omega

In Münster habe ich im Mai 2000 „Alpha et Omega“ gegründet. Einmal im Monat beten wir den Rosenkranz und feiern die hl. Messe in den Anliegen des Lebensschutzes. Die Fürbitten sind besonders an Themen des Lebensschutzes ausgerichtet. Es liegen Einladungszettel in verschiedenen Kirchen aus. Außerdem wird über die örtlichen Zeitungen auf das Gebetstreffen aufmerksam gemacht. Ein Geistlicher betreut die Gebetsgruppe seit Jahren. In den Wochen vor Ostern laden wir besonders Mütter und Väter ein, welche um ein ungeboren verstorbenes Kind trauern, um mit ihnen den Weg vom Kreuz der Todeserfahrung zum Licht des Ostermorgens zu gehen. Leid anschauen, Leid ernst nehmen, Leid annehmen und in der Gemeinschaft tragen sind zutiefst menschliche Rituale im Umgang mit dem, was uns trauern lässt. Es wäre Ausdruck der Wertschätzung der Kirche für die Trauer um ungeboren Verstorbene, wenn Trauergottesdienste als feste Einrichtung für Eltern angeboten würden, welche um ein ungeborenes Kind trauern. Trauernde Mütter und Väter nach Abtreibung sollten ebenfalls zu diesen Gottesdiensten eingeladen werden, denn Trauer kann verbinden über die Grenzen von Ursache und Schuld hinaus. Solch ein Angebot wäre der Entwicklung von Solidarität unter den trauernden Eltern förderlich, unabhängig von der Ursache des Sterbens des ungeborenen Kindes.

Trauergottesdienste und deren gemeinsame Vorbereitung können auch den trauernden Familienmitgliedern helfen, Barrieren der Wortlosigkeit und Erstarrung in der Begegnung mit dem frühen Kindstod als gemeinsame Herausforderung zu verstehen und in der Bewältigung als Gemeinschaft wachsen zu können. Geschwister können dem in der Schwangerschaft verstorbenen Kind auf ihre Weise Zeichen des Verbundenseins schenken. Oft legen kleine Kinder Spielzeug mit in den kleinen Sarg. Diese Särge werden heute auch schon für Embryos angeboten und haben manchmal die Form eines Eis oder eines Herzens. Kinder hinterlassen auf den Särgen auch Abdrücke ihrer Hände in Farbe als Zeichen der Verbundenheit. Auf diese Weise wird auf der Symbolebene das im Letzten unfassbare Geheimnis des Todes im wahrsten Sinne ein Stück begreifbarer gemacht. Wenn die Pfarrei für die Eltern, die Familie des in der Schwangerschaft verstorbenen Kindes eine Urkunde bereithält, welche auf die Präsenz des Kindes vor Gottes Angesicht und im Gedächtnis der Gemeinde hinweist, wird die Achtung und Beachtung der Trauer der Hinterbliebenen und der Existenz des kleinen ungeborenen Kindes als Mitglied der menschlichen

Gemeinschaft vertieft. All diese Schritte tragen dazu bei, die Gemeinschaft der Glaubenden zu festigen und die Trauerarbeit gemeinsam zu bewältigen. Begräbnisstätten für ungeboren verstorbene Kinder sind ebenfalls wichtig, um einen Ort der Trauer zu haben, um die Trauer an einem Ort festmachen zu können. Die Trauer orten können, dies ist oft der Wunsch von Frauen, welche nach einer Abtreibung trauern. Wenn der Körper des ungeboren verstorbenen Kindes nicht bestattet werden konnte, ist es für viele hilfreich, sich zu Hause je nach Glaubenssituation ein Trauersymbol oder ein christliches Motiv an persönlicher Erinnerungsstätte einzurichten. Auch in der Natur werden Orte der Trauer aufgesucht, Blumen oder Bäume gepflanzt, Steine errichtet. Öffentliche Gedenkstätten für vorgeburtlich verstorbene Kinder können die individuelle und kollektive Trauer zum Ausdruck bringen.

Trauer nach der Abtreibung eines ungeborenen Kindes – verstorben nach Amnioszentese im 5. Schwangerschaftsmonat

Jede Abtreibung ist genau wie jede Fehlgeburt ein Trauma. Ein seelisches Trauma kann die Entwicklung einer posttraumatischen Belastungsstörung zur Folge haben.[90] Bei über 8 Millionen Abtreibungen in den letzten dreißig Jahren in Deutschland[91] kann von einer kollektiven Verleugnung und Verdrängung dieses tabuisierten Themas gesprochen werden. Auf politischer Ebene gilt weitgehend, dass „nicht sein kann, was nicht sein darf“. Entsprechend findet so gut wie keine wissenschaftliche und politische Beschäftigung mit der Thematik statt. Die kollektive

---

[90] Kessler RC, Sonnega A., Bromet E, Huges M, Nelson CB, Post traumatic stress disorder in the National Comorbidity Survey, ArchGennPsychiatry 1995, 52, S. 1048–1060, in: Angelika Pokropp-Hippen, Lebensschutz oder kollektiver Selbstbetrug? „Das Post-Abortion-Syndrom“, BVL, hrsg. von C. Kaminski, B. Büchner 2006, S. 36,37.

[91] Manfred Spieker, Der legalisierte Kindermord, Lebensschutz oder kollektiver Selbstbetrug?, BVL 2006, S. 105.

Verdrängung kommt der Verdrängungsneigung der betroffenen Frau entgegen, sodass es oft ein langer Leidensweg ist, bis die der posttraumatischen Belastungsstörung entsprechenden Symptome des Post-Abortion-Syndroms erkannt werden. Die Behandlung setzt dann voraus, einen in diesem Feld kompetenten Therapeuten zu finden, was wiederum eine entsprechende Ausbildung voraussetzen würde.

Die Folgen nach einem Kindsverlust durch Amniozentese (Fruchtwasserpunktion)

Fallbeispiel

Die Patientin verlor ihre Tochter im Sommer 2006 im 5. Schwangerschaftsmonat. Sie suchte mich im Frühjahr 2009 auf, nachdem sie 2007 eine spontane Fehlgeburt im dritten Schwangerschaftsmonat hatte und im Jahre 2008 ein Kind zur Welt brachte. Ihre ältere Tochter ist 13 Jahre alt. Sie kommt wegen zunehmender Angst- und Panikattacken sowie einer depressiven Störung. In einem Tagtraummotiv (Katathymes Bilderleben) in der psychotherapeutischen Arbeit zum Thema „Blume" sah sie ein Lavendelfeld in ihrer Heimat. Die Erde ist sehr trocken, am Rand wächst Mohn. Das Bild ändert sich plötzlich und sie sagt: „Ich sehe mein Kind im fünften Monat." Sie meint ihr an den Folgen der pränatalen Diagnostik verstorbenes Kind. Ich frage, wie es ihr geht, wenn sie das Kind sieht. Sie sagt: „Dass der Tod so nah ist." Dann erzählt sie von der Punktion: „Ich habe vorher gesehen, wie die Hand des Kindes sich bewegte im Ultraschall. Als ob es winken würde.

Dann haben die eine Punktion gemacht. Eine Woche später war das Kind tot. Ich musste es zur Welt bringen."

„Da muss ich dran denken, dass es den Mund offen hatte in dem Tuch. Ich habe es hinterher noch gesehen in dem Tuch, wie es

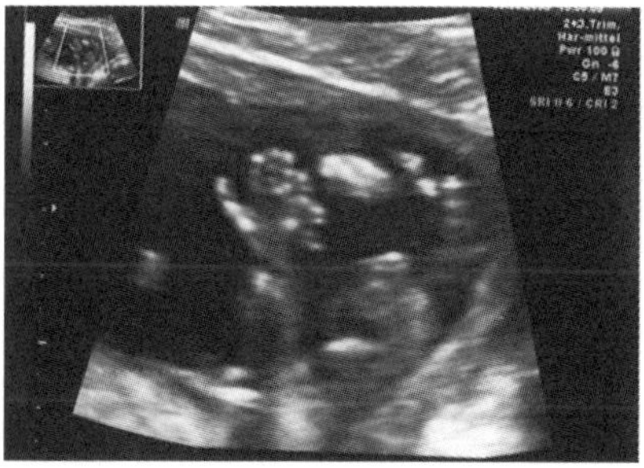

Abbildung 34: Winkendes Kind, Ultraschall vor Punktion (PND)

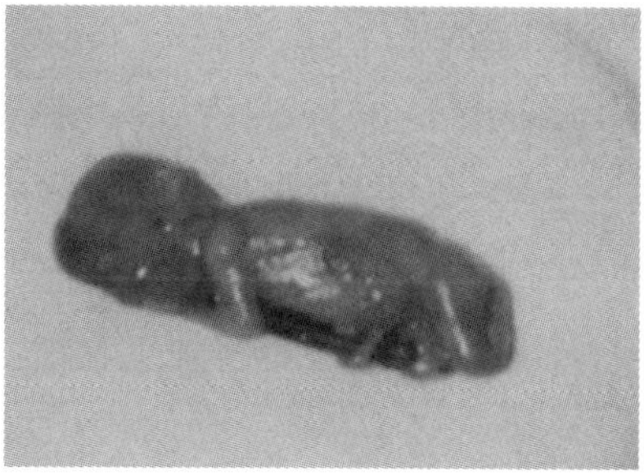

Abbildung 35: Totgeborenes Kind nach PND

leblos dalag. Es war noch dünn. Ein kompletter Mensch, ganz dünn, ganz zierlich, ein Mädchen." „Haben Sie ihr einen Namen gegeben?" „Sie heißt ‚Daria' (Name geändert) … Ich habe oft das Bild von der Kleinen, dann packt mich die Angst, dass wir so vorübergehend sind, dann bin ich so bedrückt." „Das kann ich verstehen. Es ist ja auch ein Kind, dass Ihnen fehlt." „Die Frauenärztin meinte, die Nackenfalte sei in Ordnung, die Blutwerte stimmten nicht" (Triple-Test, Anm. der Verf.) „Da könnte man ‚noch was machen'. Sie meinte die Abtreibung. Dabei hätte ich auch ein behindertes Kind haben wollen."

„Wie hat denn Ihre Frauenärztin nach der Fruchtwasserpunktion reagiert, als Sie zur Kontrolluntersuchung wiederkamen?" „Die hat Ultraschall gemacht, dann sagte sie: ‚Scheiße' und ist aufgestanden. Dann hat sie gesagt, dass das Kind keine Herztöne mehr hat. Es hatte kein Fruchtwasser mehr. Es lag im Trockenen." Sie meinte weiter: „Die hätten mir das sagen sollen mit der Nachkontrolle. So kam ich erst vier Wochen später. Ich ging in die Uni. Die wollten mich erst mit dem toten Kind nicht sofort aufnehmen, da hat mein Mann Druck gemacht. Ich bekam nachts die Wehen. Ich dachte, da wäre eine Hebamme im Kreissaal. Ich war ganz allein in der Nacht und hatte viele Schmerzen. Ich musste zur Toilette, das Kind kam. Die Nabelschnur durchtrennte die Schwester.

Sie machten Fotos mit der Polaroidkamera." „Haben Sie das Kind zum Begräbnis bekommen?" „Es wog zu wenig. Einen Monat später begrub der Pfarrer eine Sammelurne auf dem Friedhof." Er verschenkte Engel an die Eltern. Die Patientin schenkte ihren Engel der Schwiegermutter. „Die meinte, ob sie noch einen Engel haben könnte. Das tat mir sehr weh. Der Schwiegervater fragte nach abgetrennten Armen und Beinen. Das war völlig daneben." Ihre älteste Tochter war damals 11 Jahre alt. Sie weiß vom Tod der Schwester keine Einzelheiten. Die Umgebung ignorierte den Tod des ungeborenen Kindes, sie erfuhr keine Anteilnahme, kein Mitleid. Sie fühlte sich einsam und leer, vermisste Wärme und Anteilnahme. Immer wieder ging der Gedanke durch ihren Kopf: „Ich hätte es doch auch behindert genommen. Warum habe ich die Punktion machen lassen?"

„Ein Jahr später kriegten wir die Rechnung über 50 Euro für die Punktion, da fing ich gerade an, das zu verarbeiten. Das hat mir sehr wehgetan und alles wieder aufgerissen. „Die Frauenärztin meinte, es war wohl krank. Aber es hat sich doch noch bewegt beim Ultraschall, es hat gewunken mit der Hand" (s. Abbildung 34).

Die zweite Fehlgeburt war ein Jahr später im dritten Schwangerschaftsmonat. Die Patientin war vorher wegen Blutungen drei Wochen im Krankenhaus. Es verletzte sie, dass man ihr keinen Mutterpass geben wollte, weil die Schwangerschaft „auf der Kippe" stand. „Ich bin doch trotzdem die Mutter." Wieder fühlte sich die Patientin in ihrer Situation nicht wahrgenommen und wertgeschätzt. Nach der Entlassung verlor sie zu Hause das Kind auf der Toilette. Sie sah das kleine Gesicht, der Körper steckte in der Fruchthülle. Das Gesicht sah aus wie von einem richtigen Baby, die Augen waren geschlossen. Sie weiß nicht, ob es ein Junge oder ein Mädchen war. Dem Kind hat sie noch keinen Namen gegeben. Als ich sie nach Trauerritualen frage, erzählt sie, dass sie Steine gesucht und gewaschen habe. Auf diese Steine möchte sie einen Namen schreiben und zu den Gräbern bringen. „Ich finde es blöd, dass die getrennt beerdigt sind." „Das zweite Kind liegt auf einem Friedhof mit schwarzer Kapelle. Billiges Holz drauf, die Beerdigung war auch nicht schön, so ohne Mitgefühl ... Wie angreifbar das Leben ist." Als Ziele für die Therapie gibt die Patientin an, sie leide seit den Fehlgeburten stark unter Angst vor dem Tod und Angst vor Krankheiten oder dass ihrer Familie etwas passiert. Sie möchte ihren Lebensradius wieder erweitern und ihren Beruf wieder ausüben können. Sie leidet darunter, dass „alles in ihr so dunkel wird".

Im Vordergrund der therapeutischen Arbeit wird es stehen, der Patientin durch Ich-stützende und Ich-stabilisierende Interventionen zu helfen, sich der ganzen Bandbreite ihrer Emotionen schrittweise zu stellen und die zum Teil verdrängte Trauerarbeit zu leisten. Auch die abgespaltenen aggressiven Emotionen über den durch die Punktion ausgelösten Verlust des ungeborenen Kindes gilt es, zum gegebenen Zeitpunkt bei ausreichender emotionaler Belastbarkeit zu bearbeiten. Dann wird auch der Zeitraum gekommen sein, die Schuldgefühle über die Zustimmung zur pränatalen Diagnostik anzuschauen und durchzuarbeiten. Der Engel, welchen ihr der Pfarrer bei der Beerdigung schenkte, erlebt sie als inneren Begleiter. Er kann für die muslimische Frau ein Begleiter auf ihrem Weg sein, ihre Kinder bei Gott geborgen und versorgt zu wissen. Durch eine gelungene Trauerarbeit mit Namensgebung für beide Kinder und Trauerrituale nach den Vorstellungen und Möglichkeiten der Patientin wird ihr eine Integration des Verlustes und eine lebendige und dem Leben zugewandte Beziehung zu ihren geborenen Kindern und ihrem Ehemann gelingen. Ich möchte die Reflektionen über den Verlust von durch pränatale Diagnostik verlorene Kinder beenden mit Zitaten aus einer Veröffentlichung von Annegret Braun, der Leiterin einer Beratungsstelle zur pränatalen Diagnostik, folgender Spätabtreibung und Aufklärung der Eltern.

„Das System der Pränataldiagnostik lässt allen Beteiligten kaum noch Spielräume. Gefordert ist eine unabhängige Beratung schon vor Beginn des vorgeburtlichen Screening-Programms … Die Frauen bzw. Paare müssen nach dem Schwangerschaftsabbruch in der Regel mit dem traumatischen Erleben, dem Erschrecken auch über sich selbst, allein fertig werden. Was der Verlust des Kindes körperlich, psychisch und seelisch in den Biografien der Frauen/Paare bedeutet, wird vor einem Abbruch selten angesprochen und im Blick auf eine Entscheidung für oder gegen einen Abbruch ungenügend ausgelotet … Studien belegen, dass mehr als 70 Prozent der vorgeburtlichen Untersuchungen in ihrer Zielrichtung selektiven Charakter haben. Es entsteht ein Rechtfertigungsdruck für Paare, die sich für das Austragen eines möglicherweise kranken oder behinderten Kindes entscheiden, der unweigerlich in die Nähe einer gesellschaftlichen Diskussion um lebenswertes beziehungsweise lebensunwertes Leben führt.“[92] In diesem Kontext weise ich darauf hin, dass invasive pränatale Diagnostik an konfessionell gebundenen Krankenhäusern durchgeführt wird. Wenn invasive pränatale Diagnostik durchgeführt wird, heißt das, ich gefährde das Leben des ungeborenen Kindes. Der Tod des Kindes als Folge der invasiven pränatalen Diagnostik wird als Möglichkeit billigend in Kauf genommen. Pränatale Diagnostik ist ein Geschäft zu Lasten der ungeborenen Kinder, welche das Risiko tragen müssen, ohne sich wehren zu können. Die Würde und das Lebensrecht des ungeborenen Kindes sollten ethisch der höchste Wert sein. Leider ist aus dem pränatalen Patienten bei genetischer Verschiedenheit schnell das pränatale Objekt geworden, welches häufig als

[92] Annegret Braun, Pränatale Diagnostik, Deutsches Ärzteblatt 2006.

Abtreibungsopfer endet. Die Gefahr, das ungeborene behinderte oder beeinträchtigte Kind als Schadensfall um seine Würde und um sein Leben zu bringen, ist gegeben. Die Gefährdung aller ungeborenen Kinder, deren Mütter durch invasive pränatale Diagnostik untersucht werden, wird beim Verlust des Kindes durch diese Maßnahme für die Mütter und Väter oft zu einer großen psychischen Belastung auf Grund der Einwilligung in diese ärztliche Untersuchung mit Risiko Kindstod. Dieses Risiko wird oft im Vorgespräch bagatellisiert. Im Falle des Kindstodes bleiben die oft übersehenen Opfer zurück: tote ungeborene Kinder, ihre traumatisierten Mütter, welche die verstorbenen Kinder zur Welt bringen mussten, und belastete Väter.

Wesentlich zur ethischen Abwägung sollte vor der Durchführung die Beantwortung der Fragen sein: „Dient die Diagnostik dem Kind, um ihm im kurativen Sinne zu helfen, oder dient sie der Erkenntnisgewinnung Richtung Selektion?" „Wie stehen die Eltern zu einem behinderten Kind?" Im Falle ausländischer Schwangerer mit Sprachproblemen sollten unbedingt Übersetzer zur Klärung dieser Fragen hinzugezogen werden.

Im Falle der Diagnose einer vorgeburtlichen Erkrankung des Kindes, welche vor, während oder kurz nach der Geburt zum Tode führen wird ,müssen die Eltern ausführlich über die häufig gegebene Möglichkeit aufgeklärt werden, dass sie die Schwangerschaft nicht künstlich beenden lassen müssen. Die Trauerarbeit der Eltern nach dem natürlichen Tod eines Kindes im Mutterleib oder nach der Geburt ist, da als schicksalsbedingt erlebt, weniger von Schuldgefühlen belastet als die Trauerarbeit nach der aktiven Tötung eines ungeborenen Kindes. Es sollte den Eltern, wenn medizinisch möglich, Raum und Zeit zur Entscheidungsfindung im Umgang mit dem zu erwartenden Tod eines schwerkranken ungeborenen Kindes gelassen werden. Sie sollten Rahmenbedingungen haben, das Kind nach der Geburt in Würde in Empfang zu nehmen und, wenn möglich und erwünscht durch einen Geistlichen taufen oder segnen zu lassen. Eine seelsorgerische sowie therapeutische Begleitung auch über den Tod des Kindes hinaus sollte den Eltern angeboten werden.

Es ist dringend notwendig, außer der erfolgten Einführung einer Gesetzgebung mit Wartefrist eine Beratungspflicht vor der Spätabtreibung unter Integration von betroffenen Familien und Vertretern von Behindertenorganisationen in die Beratungsgespräche bei genetischer Verschiedenheit fest zu etablieren. Wenn der Tod als Risiko im Prozentbereich als Folge der Untersuchung und die nahezu vollständige Auslöschung von diagnostizierten ungeborenen Kindern mit Trisomie 21 die Folge der pränatalen Diagnostik sind, sei zur ethischen Abwägung an Matthäus 7,16 erinnert: „An ihren Früchten sollt ihr sie erkennen."

In der Stunde voll Dunkelheit

In der Stunde voll Dunkelheit,
dann, wenn es einsam wird.
In der Erfahrung von Krankheit und Not,
dann, wenn es schmerzvoll wird.
In der Tiefe der Angst,
dann, wenn es finster wird,
kommt
Dein Licht,
kommt
Deine Nähe,
kommt
Dein Zuspruch,
kommt

Dein großer Engel
und trägt
auf seinen Armen zärtlich
unser zerbrechliches Sein.
Kommt
Deine Liebe zu uns,
um uns für Dich zu befrei'n.
Kommt Deine Ruhe zu uns
und holt uns endgültig heim.

Gedicht 22: In der Stunde voll Dunkelheit

Vortrag: Die Verletzung der Gottesbeziehung

Abtreibung als Trauma an Körper, Geist und Seele

Seit der Antike wird der Mensch als Einheit von Körper, Geist und Seele verstanden. Gesundheit lässt sich als ein Fließgleichgewicht zwischen diesen drei Komponenten in Interaktion mit der sozialen und ökologischen Umwelt verstehen. Ein die Gesundheit beeinträchtigendes Ereignis kann über eine der drei Ebenen oder mehrere der drei Ebenen bis hin zu einem alle Ebenen traumatisierenden Vorgang geschehen. Die Gesundheit der Frau wird durch die traumatische Erfahrung der Abtreibung auf allen drei Ebenen der menschlichen Existenz erheblich belastet und verletzt. Ich möchte als gläubige Ärztin und Psychotherapeutin in diesem Vortrag die physische und psychische Ebene der Folgeerkrankung nach Abtreibung, dem Post-Abortion-Syndrom, vorstellen. Einen Schwerpunkt möchte ich auf die selten beleuchtete Bedeutung der Verletzung der seelischen Ebene und die Gottesbeziehung legen. Die Heilung dieser Beziehung spielt für eine effiziente und nachhaltige Gesundung eine wesentliche Rolle.

Beispiele für eine primär physische Beeinträchtigung wäre die Fraktur (der Bruch) einer Extremität. Eine psychosomatische Beeinträchtigung wäre zum Beispiel im Prüfungsstress gegeben, wo sich sowohl eine Störung des Magen-Darm-Traktes (physisch) als auch eine Schlafstörung durch nervliche Anspannung (psychisch) manifestieren können. Wird der Mensch durch eine schicksalhafte Entwicklung, beispielsweise durch einen Autounfall, körperlich geschädigt, leidet psychisch unter den Folgen der Traumatisierung und gerät auf Grund dieser Erfahrung in eine spirituelle Krise, welche sein bisheriges Selbst- und Weltbild belasten, ist die seelische Ebene mit involviert. Sollte die Sinnkrise zur Glaubenskrise werden, könnte sich dies in einer tiefen Störung des Gottesbezuges und der religiösen Interaktion äußern.

Je umfangreicher die eingetretene Störung die körperliche, psychische und seelische Ebene belastet, desto wahrscheinlicher wird eine krankhafte Dekompensation auf einer, zweien oder allen drei Ebenen der menschlichen Existenz mit den sich daraus ergebenden Folgen. Der Mensch wird ganzheitlich durch eine Störung seines inneren Gleichgewichtes immer auf allen Ebenen seiner Existenz betroffen sein, nur der Schwerpunkt unterscheidet sich. Eine Störung aller drei Ebenen macht eine krisenhafte Entwicklung im Sinne einer schweren Krankheit wahrscheinlicher, da die Ressourcen der Kompensation an ihre Grenzen kommen können.

Typische Situation nach einer Abtreibung

Welche Faktoren erschweren die Situation einer Frau nach einer Abtreibung auf körperlicher, psychischer und seelischer Ebene? Ich möchte aus meiner Behandlungserfahrung auf einige typische Aspekte hinweisen.

1. Die Probleme, welche zur Abtreibung führten, werden durch den Tod des Kindes nicht gelöst, sondern durch den Tod eines wehrlosen Menschen vertieft.
2. Die Wegbegleiter zur Abtreibung hin lassen die Frau nach der Abtreibung mit den nun vorhandenen Konflikten oft allein.
3. Die Frau setzt sich oft selbst unter Druck, wieder „zu funktionieren“, da sie sich häufig keine emotionale Reaktion auf den Verlust des Kindes zugesteht.
4. Je nach physischer, psychischer und seelischer Stabilität kann die Frau mit den Folgen der Abtreibung auf den drei Ebenen im Sinne des Verdrängens ihren Alltag fortsetzen oder sie beginnt, auf einer oder mehreren Ebenen zu dekompensieren.
5. Wenn die Frau dekompensiert, werden Symptome von Krankheitswert auf einer, zweien oder auf allen drei Ebenen zu Tage treten.

6. Die Frau kann je nach Gesamtsituation und Verdrängung den Zusammenhang mit der Abtreibung selbst erkennen oder nicht selbst erkennen. Sie sucht nach Hilfe am Symptom orientiert.
7. Bei fehlender Erkenntnis des Zusammenhanges zwischen dem Trauma Abtreibung und möglichen Traumafolgen ist eine am Symptom orientierte statt kausaler Behandlung die Folge. Ein jahrzehntelanges „Doktorhopping" kann daraus resultieren.
8. Die Chronifizierung des Krankheitsbildes belastet die Partnerschaft, geborene Kinder, die Arbeitsfähigkeit der Frau, ihre gesellschaftliche Kompetenz, die Gottesbeziehung, das Glaubensfundament der betroffenen Frau und ihrer Familie. Das Umfeld gerät in einen depressiven Sog und die psychosozialen Folgen der nicht behandelten Traumatisierung.
9. Die fehlende Ausbildung der Mediziner, Psychologen und Theologen über die möglichen Folgen der Abtreibung, das „Post-Abortion-Syndrom" lassen chronisch kranke Frauen und hilflose Helfer zurück. Das ist der Preis der kollektiven Verleugnung und Verdrängung dessen, was nicht sein soll, da es politisch nicht erwünscht ist.
10. Neben der menschlichen Tragödie für die chronisch kranke Frau und ihr soziales Umfeld wird auch die Gesellschaft durch die Folgekosten der Chronifizierung ökonomisch und gesundheitspolitisch stark belastet. Die psychosozialen Folgeschäden des Systems Familie belasten wiederum die Gemeinschaft auf allen Ebenen.

Eine effiziente Behandlung der Abtreibungsfolgen muss die Wunden, Belastungen und Entstellungen auf allen drei Ebenen der menschlichen Existenz wahrnehmen und zu behandeln versuchen.

Im Kapitel „Diagnostik und Therapie des Post-Abortion-Syndroms" bin ich auf dieses Krankheitsbild bereits näher eingegangen. Im dort vorgestellten Fallbeispiel (Käfigbild) kamen die psychischen Störungen schon zur Sprache. Nun stelle ich die Frage nach den Verletzungen der Seele, also der uns innewohnenden Gegenwart Gottes. Ich verdeutliche zunächst die Folgen für die Frau aus dem schon vorgestellten Fallbeispiel.

Seelische Symptomatik

Die schwerste Verletzung ist im seelischen Bereich zu verzeichnen. Die Patientin hat den Glauben an einen Gott, welcher ihr ihre Schuld vergibt, verloren. Sie kann auch nach mehreren Beichten nicht Gottes Freispruch von ihrer Schuld im Namen Christi annehmen. Das lässt die Frage nach dem Gottesbild der Patientin stellen. Sie hat über viele Jahre ihrer Ehe, wie sie sagt, Gott nicht mehr als lebendige Mitte empfunden. Das Leben war oberflächlich geworden. Beide Ehepartner verdienten gutes Geld, beide freuten sich auf Urlaube. Beide stammen aus zerbrochenen oder schwer belasteten Familien. Die Mutter der Patientin hatte ihr drittes Kind abgetrieben, um arbeiten gehen zu können. Die Familie mit Migrantenhintergrund hatte sich sozial mühsam emporgearbeitet. Emotional war die Familie zerbrochen. Gott gehörte zur Tradition der Herkunftsfamilie, aber Glaube wurde nicht aktiv gelebt. Die Gottesbeziehung der Patientin war verstummt und stellte keine Ressource dar. Aggressionen wurden auf Gott projiziert. Das verletzte Selbst lässt Vergebung und Neubeginn nicht zu, sondern bläht sich auf in seiner grausamen Bestrafungssucht. Schuld und Scham stehen im Vordergrund.

Die seelische Traumatisierung beim PAS, kollektive und individuelle Aspekte

Ich möchte versuchen zu verdeutlichen, was dieser substanzielle Verlust an Gottesbeziehung mit der Schwere des Krankheitsbildes zu tun hat. In vielen Veröffentlichungen lesen wir über den Zusammenhang zwischen körperlichen (physischen) und psychischen Störungen. Es ist gut und wichtig, auf diese lange vernachlässigten psychosomatischen Zusammenhänge von Krankheitsbildern hinzuweisen. Eine immer mehr säkularisierte Gesellschaft steht aber in der Gefahr, den noch tieferen Zusammenhang zwischen physisch-psychischen Erkrankungen und seelischen Störungen zu ignorieren. Es scheint nicht in ein aufgeklärtes Verständnis von Wissenschaft zu passen, dass da mehr ist als unser sichtbarer Körper und die psychisch messbaren oder skalierbaren Reaktionen. Aus der Sicht der globalen Entwicklung des Zeitgeistes muss es geradezu als anachronistisch erscheinen, von Seele zu sprechen.

Tiefenpsychologisch möchte ich so weit gehen, von ängstlicher Abwehr und von narzisstischer Kränkung der im Machbarkeitswahn Befangenen und Gefangenen zu sprechen. Die Allmachtsfantasien einer egomanen Gesellschaft gehen nicht mit der Unterordnung unter einen Schöpfergott zusammen. Viele Zeitgenossen fühlen sich durch einen Herrn über Leben und Tod in ihrer verschwiegenen Begrenztheit entlarvt. Die Seele als tiefste Ebene des Menschen, von welcher Teresa von Ávila in der Seelenburg als Wohnung Gottes spricht, wird verleugnet und verdrängt, weil nicht sein kann, was nicht sein darf.[93]

Biblische Aspekte zum Thema Seele

Was sagt die Bibel zum Thema „Seele“? Paulus schreibt, dass der Herr Jesus Christus „in unzugänglichem Licht wohnt“ (1 Tim 6,16). Wir, so Paulus, „sind aus der Finsternis in sein wunderbares Licht gerufen

[93] Hl. Teresa von Ávila, Die Seelenburg.

worden." Christus bezeichnet sich als „Licht der Welt" (Joh 9,5) und er fordert auch seine Jünger auf, ihr Licht vor den Menschen leuchten zu lassen (Mt 5,15f.). Eine Eigenschaft Gottes ist es, Licht zu sein, und die mit ihm verbunden sind, haben Anteil an dem Licht und sollen leuchten. Paulus fordert uns auf, als „Kinder des Lichts zu leben" (Eph 5,8). In Psalm 104,2 lesen wir: „Du hüllst Dich in Licht wie in ein Kleid." Im Apostolischen Glaubensbekenntnis bekennen wir, dass Christus" „Gott von Gott, Licht vom Licht, wahrer Gott vom wahren Gott" ist. Seele wird als Licht vom Licht verstanden, welches in uns als Funke Gottes wohnt. Nach katholischer Lehre kommt das Licht der Seele zum Menschen im Moment der Zeugung und verlässt ihn im Augenblick des leiblichen Todes. Die hl. Hildegard von Bingen (1098–1179), Kirchenlehrerin, hört in einer visionären Schau Gott sprechen: „Ich, die höchste und feurige Kraft, habe jedweden Funken von Leben entzündet und nichts Tödliches sprühe ich aus … Mit Weisheit habe ich das All recht geordnet … Und so ruhe ich in aller Wirklichkeit verborgen als feurige Kraft … Denn alles Leben erglühet aus mir. Das ewig sich gleichbleibende Leben bin ich, ohne Ursprung und ohne Ende."[94] Sie beschreibt in ihren Werken den Zusammenhang zwischen der inneren Welt der Seele und der äußeren Welt bis in kosmische Dimensionen. Sie warnt, dass das Chaos im Inneren des Menschen, im Verlust der Gebundenheit seiner Seele an Gott das Chaos in der kosmischen Ordnung zur Folge haben wird. Wenn wir in die zunehmende Entwicklung von Naturkatastrophen in unserer Gegenwart blicken, sehen wir ihre Warnung leidvoll bestätigt. Gott antwortet: „Ich werde die Menschen so lange heimsuchen, bis sie sich wieder zu mir wenden … doch nun speit die Luft Schmutz aus, sodass die Menschen nicht einmal mehr recht ihren Mund

---

[94] Hildegard Strickerschmidt, Heilige Hildegard, Heilung an Leib und Seele, Econ Verlag 1996, S. 16.

aufzumachen wagen. Auch welkte die grünende Lebenskraft durch den gottlosen Irrwahn der verblendeten Menschenseelen … Jegliches Geschöpf strebt hin zu seinem Schöpfer … nur der Mensch ist ein Rebell …"[95] Hildegard Strickerschmidt zitiert in ihrem Buch „Heilung an Leib und Seele"[96] Karlfried Graf Dürckheim. Er sieht einen Zusammenhang zwischen der „religiösen Bodenlosigkeit des heutigen Menschen" mit den vielen Existenzängsten und dem Nichtheil-Sein. „Er leidet nicht an seinen Symptomen, sondern letztlich an der Trennung von seiner ureigentlichen Heimat … freilich, ohne sich dessen bewusst zu sein."

Die seelische Traumatisierung bei PAS, theologische Aspekte

Wir müssen zunächst verstehen und akzeptieren, dass es eine offensichtliche Erkrankung nach Abtreibung geben kann, nicht geben muss. Erkrankung nach Traumatisierung tritt dann ein, wenn entweder die Traumatisierung selbst zu massiv war oder die Kompensationsmechanismen auf körperlicher, psychischer und seelischer Ebene überfordert wurden. Unabhängig von dem Eintreten einer sichtbaren Folgeerkrankung stellt jede Abtreibung für die betroffene Frau eine Traumatisierung dar. Jede Abtreibung hinterlässt lebenslang Spuren in Körper, Geist und Seele der Frau und kollektiv im Bewusstsein ihrer Familie und der Gesellschaft. Als gläubige Ärztin sage ich: Jede Abtreibung verletzt Gott in Seinem liebenden Schöpferwillen, welcher uns alle zum Sein gerufen hat. Jede Abtreibung birgt die Gefahr der tödlichen Verletzung der Gottesbeziehung und somit die Gefahr, das ewige Leben nach dem physischen Tod bei Gott zu verlieren, den zweiten Tod sterben zu müssen, wie er in der Offenbarung des Johannes beschrieben wird. (Offb 20,6).

[95] S. Fußnote 13, S. 33.

[96] S. Fußnote 13, S. 33.

Ich denke, es steht keinem Menschen zu, Aussagen über das endgültige Urteil Gottes über das Tun und Lassen eines Menschen vorwegzunehmen. Christus selbst sprach davon dass wir nicht richten sollen, damit wir nicht gerichtet werden (Mt 7,1). „Denn wie ihr richtet, so werdet ihr gerichtet werden, und nach dem Maß, mit dem ihr messt und zuteilt, wird euch zugeteilt werden“ (Mt 7,2). Es steht uns nicht zu, zu richten. Es ist aber unsere Pflicht, die Wahrheit zu benennen. Im Falle der Abtreibung ist es ärztlich und therapeutisch ethisch geboten, das Ausmaß der Belastung durch diese Traumatisierung deutlich zu machen und die möglichen Folgen dieser Belastung ins Bewusstsein zu bringen. Es geht darum, die Gefahr nicht zu verharmlosen, in welche Frauen, die ihr ungeborenes Kind töten lassen, geraten. Es ist von individueller und kollektiver Bedeutung, nicht die Augen vor der immensen Belastung zu verschließen, welche die Seele der Frau niederdrückt. Nur wenn ich, ohne zu richten, in innerer Liebe und Anteilnahme auf die Belastungen schaue, die Wunden betrachte, die Entstellungen wahrnehme, kann ich zur Heilung beitragen.

Welche Folgen hinterlässt nun das Trauma der Abtreibung auf der seelischen Ebene, der Beziehungsebene zu Gott als Ursprung und Ziel des Lebens?

Durch die Tötung eines absolut wehrlosen, existenziell von Liebe und Zuwendung abhängigen ungeborenen Kindes gefährden die Eltern die ureigene Heimat ihrer Seelen im Lichte Gottes. Diese Gefahr des Verlustes der Gottesbeziehung beunruhigt und traumatisiert die Seele im Tiefsten ihrer Existenz. Aus dieser existenziellen Erschütterung resultiert in letzter Konsequenz das Chaos des gesamten Krankheitsbildes des Post-Abortion-Syndroms auf allen drei Ebenen von Seele, Psyche und Körper. Erschwerend kommt häufig hinzu, dass diese tiefste Verletzung zwar atmosphärisch von den Betroffenen als innere Dunkelheit,

Kälte und Fremdheit in sich selbst und zu sich selbst wahrgenommen, aber im ursächlichen Zusammenhang nicht erkannt oder verdrängt wird. Der Hintergrund dieser Wahrnehmungsblindheit für den Beziehungsverlust der Seele zu Gott durch die Tötung eines ungeborenen Kindes liegt in der häufig schon vor der Tötung gestörten Beziehung zu Gott begründet. Wäre diese Beziehungsstörung nicht gegeben, hätte die von Ignatio Carrasco beschriebene Auslöschung der moralischen Sensibilität (Fußnote 9) nicht geschehen können. Die Psychodynamik des Verlustes der Gottesbeziehung der Seele ist den gleichen Rahmenbedingungen unterworfen, welche für den Verlust einer personalen Beziehung von Mensch zu Mensch gelten: Sprachlosigkeit, Entfremdung, Abwertung sind Schritte der inneren Distanzierung. Auf dem Weg der Heilung der Beziehung zu Gott, zum abgetriebenen Kind, zum sozialen Umfeld und zu sich selbst müssen genau diese Schritte rückgängig gemacht werden.

Die Kommunikation der Seele mit Gott

Wie kommuniziert die Seele mit Gott? Wissen wir etwas darüber? Schauen wir auf Maria, die jungfräuliche Gottesmutter, bei ihrem Besuch bei Elisabet. Maria ist gesegneten Leibes, einem alten und, wie ich finde, in seinem Gottesbezug besonders schönen Bild für Schwangerschaft. Bei ihrem Gruß hüpft Elisabets Kind vor Freude in ihrem Leibe und sie grüßt Maria mit den Worten: „Selig ist die, die geglaubt hat, dass sich erfüllt, was der Herr ihr sagen ließ.“ Da sagte Maria: „Meine Seele preist die Größe des Herrn“ (Lk 1,44–46). Die Seele kommuniziert mit ihrem Schöpfer und Ursprung im Lobpreis. Die Größe des Herrn zu preisen, ist der tiefste Sinn unserer Existenz. Gott ist die Liebe und möchte, dass wir wie Maria in freier Entscheidung unser „fiat“ zu unserer Gotteskindschaft sprechen und „Gott lieben von ganzem Herzen und ganzer Seele, mit all unserer Kraft und unserem ganzen Denken“ (erster Teil des Doppelgebotes der Liebe, Mk 12,28–34). Was bewirkt dieser Lobpreis auf der Ebene des Geistes, der psychischen Ebene? Maria beschreibt es: „Mein Geist jubelt über Gott, meinen Retter“ (Lk 1,47) .Wenn wir die Liebe Gottes erwidern und unsere Seele im Lobpreis lebt, jubelt unser Geist. Lobpreis ist eine zutiefst wirksame Hilfe bei jeder Dunkelheit der Seele und des Gemütes. Tägliches Gebet, täglicher Lobpreis Gottes, unabhängig von unserer Tagesverfassung, zur Ehre Gottes ist ein großartiges Prophylaktikum und Therapeutikum für Geist und Seele. Unsere Seele braucht die Beziehung zu ihrem Schöpfer. Die Gottesmutter Maria sagt es im nächsten Satz des Magnificat: „Denn auf die Niedrigkeit seiner Magd hat er geschaut.“ Gott tritt in Beziehung mit der Jungfrau Maria. Beziehung auf einzigartige, zutiefst schöpferische Weise. Beziehung der Seele zu Gott heißt, Berufung in schöpferischer Fülle leben und zum Lobpreis in Liebe werden, so unser Ziel in Gott. Was sind die Folgen, wenn die Gottesbeziehung von Kind an nicht in der Familie entwickelt wird, wenn die Gesellschaft ihr Fundament im Glauben weitgehend vergisst, wenn der Zeitgeist Gottesbezogenheit zur Karikatur und Ausdruck von Unfreiheit verkommen lässt. Was, wenn als Folge dieser kollektiven Entwicklung die Bindung und der Halt in christlich geprägten ethischen Wertesystemen verloren gehen und Entscheidungen über Leben und Tod möglich werden wie bei Abtreibung und Euthanasie? Was tritt dann an die Stelle der Gottesbeziehung? Welche Ersatzbeziehungen, welche Ersatzgötzen dominieren dann den Einzelnen und die Gesellschaft? Was tritt dann an die Stelle von Lobpreis der Seele und Jubel des Geistes, wenn ich keine oder kaum eine Vorstellung von Gott entwickeln konnte und in Krisen existenzieller Art gerate? Als Ärztin und Psychotherapeutin erlebe ich täglich die Folgen dieser inneren Verlorenheit und Verlassenheit. Ich erlebe sie in körperlichen und seelischen Erkrankungen, in

Depression und Sucht, in Gewaltneigung und Suizid. Die Frage nach der Gottesbeziehung unserer Seele ist eine der am meisten tabuisierten Fragen in einer Gesellschaft geworden, welche in der Verkennung lebt, keine Tabus mehr zu produzieren. Wir haben gesellschaftlich gesehen keine Scham mehr, öffentlich über unser Sexualleben zu kommunizieren, aber wir haben eine kollektive Scham, öffentlich zu beten. Wir erleben, wie es gesellschaftlich korrekt und erwünscht ist, sich heterosexuell oder homosexuell zu „outen", das Bekenntnis zu unserem Glauben ist vielen hingegen peinlich. Auf diesem Hintergrund müssen die inneren und äußeren Blockaden verstanden werden, sich den seelischen Bedürfnissen, sich der Sehnsucht nach einer Heimat in Gott zu öffnen.

Es gilt, die Heilung der Verletzungen nach der Abtreibung in diesem systemischen Gesamtzusammenhang zu sehen und sowohl als eine individuelle als auch als eine kollektive Misere zu begreifen. Kollektiv ist diese Misere, da unser kollektives Bewusstsein zum großen Teil den inneren Gottesbezug aus dem Fokus des Bewusstseins verloren hat. Ersatzgötzen in Geld, Sport, Sex, Jugendzentriertheit und Wellness dominieren das kollektive Bewusstsein und blockieren es weitgehend für die innere Liebesbeziehung der Seele zu ihrem Schöpfer.

Die seelische Traumatisierung beim PAS: Wege der Heilung

Angesichts dieser Situation ist die Frage nach den Heilmitteln zu stellen. Die Seele, nach Beziehung hungernd, muss, um auf den Weg der Heilung zu finden, Beziehung erfahren. Heilung beginnt da, wo ein einzelner Mensch seine Seele einsetzt und Anteil nimmt an der Not des anderen. In diesem Erleben von authentischem, warmherzigem, wertschätzendem Gegenüber kann Heilung ihren Anfang nehmen, kann die Seele im Du die Seele erkennen und erfahren. Diese essenzielle Beziehungserfahrung gilt als Basis sowohl für Begegnungen im geistlichen wie im therapeutischen oder familiären Raum. Alle weiteren Schritte müssen aus der Begegnung in liebevoller Wertschätzung entwickelt werden. Im wissenschaftlichen Kontext bedarf es eines Paradigmenwechsels – weg von der Hybris einer missbrauchten und missbräuchlichen Freiheitsidee mit ihrer Pervertierung in „benefit" und „profit" hin zu einer Integration des logos in die anima, der Erkenntnis in die göttliche Weisheit, die alles Erkennen übersteigt. Wir brauchen betende, anbetende Wissenschaftler, in einem Wertesystem der Nächstenliebe in ihren Aktivitäten verwurzelt. Die Ausbildung der Theologen vor der Priesterweihe sollte den Schwerpunkt auf die Seelsorge legen, denn die Seele ist das kostbarste Gut, welches dem Priester und seiner Fürsorge anvertraut wird. Es ist also nicht weniger als ein revolutionärer Neubeginn, im Umgang der Wissenschaft mit Gott im Allgemeinen und der Theologie im Besonderen zu erbeten. Dies impliziert einen vertieften Dialog zwischen Psychiatrie und Theologie und die Überwindung der Barrieren in der Kommunikation zwischen Natur- und Geisteswissenschaft. Es geht nicht um ein Zurück in mittelalterliche Vorstellungen des „Studium generale", aber es ist von existenzieller Bedeutung, ob der Wechsel hin zur Integration des menschlichen Gottesbezuges in ein christlich fundiertes Denkgebäude und Wertesystem bejaht oder verneint wird.

Wege zur Heilung von Abtreibungswunden

Wie kann praktisch solch ein Gottesbezug in die Heilungsarbeit mit den Abtreibungswunden integriert werden? Der Weg zur Versöhnung schließt ein, das Kind nun geistig anzunehmen und willkommen zu heißen, dem Liebesplan Gottes nachträglich zuzustimmen, welchen Er mit diesem Kind und seinem einmaligen Leben hatte. Der Name des Kindes und die Benennung des Kindes mit seinem Namen heilen den Prozess der

Entmenschlichung, als das Kind zum Abtreibungsobjekt und Zellhaufen degradiert wurde. Dem Kind darf nun gesagt werden, was man ihm noch nie gesagt hat. Das Sprechen mit dem Kind bahnt die personale Beziehung und ermöglicht, Gefühle auszudrücken, die noch nie zugelassen und ausgesprochen wurden. Das Kind kann um Verzeihung gebeten werden. Es hilft ein Gebet, in welchem jene Menschen um Verzeihung gebeten werden, die das Kind behalten wollten oder sich über das Kind gefreut hätten, wie zum Beispiel Geschwister oder Großeltern. In einem weiteren Schritt muss jenen vergeben werden, welche zur Abtreibung geraten, überredet oder genötigt haben. Dann wird das Kind Gott übergeben und im Sinne von 1 Kor 15,29 um die Taufgnade stellvertretend für das Kind gebeten. Das Kind wird der Muttergottes, dem hl. Josef, seinem Schutzengel und seinem Namenspatron anvertraut. Nachdem das Kind bei Gott gut versorgt ist, folgt der oft schwierige Schritt, sich selbst die Abtreibung zu vergeben. Hierzu werden Gebete um innere Heilung und Freisetzung gesprochen. Diese Gebete haben die tiefe, ganzheitliche Heilung der Seele zum Ziel. Diese Heilung strahlt aus und fördert die Heilung des Geistes und des Körpers. Die Heilung der Beziehung zwischen Mann und Frau vor Gott ist ein weiterer Schritt im Dienst der Heilung und Versöhnung. Für Christen steht im katholischen Kontext das Sakrament der Versöhnung im Mittelpunkt der Versöhnung und wird durch die beschriebenen Schritte vorbereitet. Durch diese Vorbereitung kann die versöhnende Liebe Gottes in der Beichte leichter für die Betroffenen angenommen und in das Leben integriert werden. Bei Heilungssuchenden anderer Konfession oder anderen Glaubens ist der beschriebene Weg ebenfalls hilfreich, um zu innerer Heilung und Versöhnung zu finden.[97]

[97] Pfarrer P. Bruno Meusburger COp, Maria vom Siege 3, „Du fehlst mir": Dienst der Versöhnung für Menschen, die Kinder verloren oder nicht angenommen haben. 6. Fassung, Mai 2009; p.bruno@mariavomsiege.at

Das Seminar „Wege zum Schattenkind“ bietet unter Integration geistlicher und psychotherapeutischer Anteile als Wochenendseminar die Chance, mit anderen von Folgeerkrankung nach Abtreibung Betroffenen gemeinsam zu sprechen, zu trauern, zu beten, Trost zu suchen und zu finden.

Was kann der Einzelne tun, wenn Hilfe nach Abtreibung notwendig ist?

Als Hilfe zur ganzheitlichen Heilung an Körper, Geist und Seele bleibt das persönliche Zeugnis, gespeist aus der Quelle der persönlichen Bekehrung und des persönlichen Gebetes. Es bleibt, die heiligen und heilsamen Bilder unseres Glaubens zu vermitteln, welche in der Tiefe der Seele heilen können. Es sind die Bilder, welche ich Ihnen zum Schluss meines Vortrages zeigen werde und die in unseren Kreisen allen bekannt sind. Tragen wir das Bild des Barmherzigen Jesus und das Bild der Mutter von der Immerwährenden Hilfe zu den Menschen! Es sind Bilder, die aus dem Urgrund ihrer göttlichen Heimat Heilung ganzheitlich bewirken können.

Der Herr hat der hl. Sr. Faustina als Botschafterin seiner Göttlichen Barmherzigkeit diesen Weg gewiesen und davon gesprochen, dass er der Menschheit noch einmal die Chance der Hinwendung in Reue an Seine Göttliche Barmherzigkeit schenkt, bevor er als Richter wiederkommt. Werden wir zu Botschafterinnen und Botschaftern dieser göttlichen Barmherzigkeit mitten im Dunkel unserer Zeit! Die Mutter von der Immerwährenden Hilfe kam in der Mitte des 15. Jahrhunderts in die Stadt Rom und immer wieder über die Jahrhunderte an den Ort zwischen den Kirchen Santa Maria Maggiore und Johannes vom Lateran, wo heute die Kirche St. Alfonso steht. Die Gottesmutter lädt uns ein, es ihrem Sohn gleichzutun, welcher angesichts der Schau seiner Passion am Kreuz voll Angst in ihren Armen Trost und Geborgenheit sucht. Er

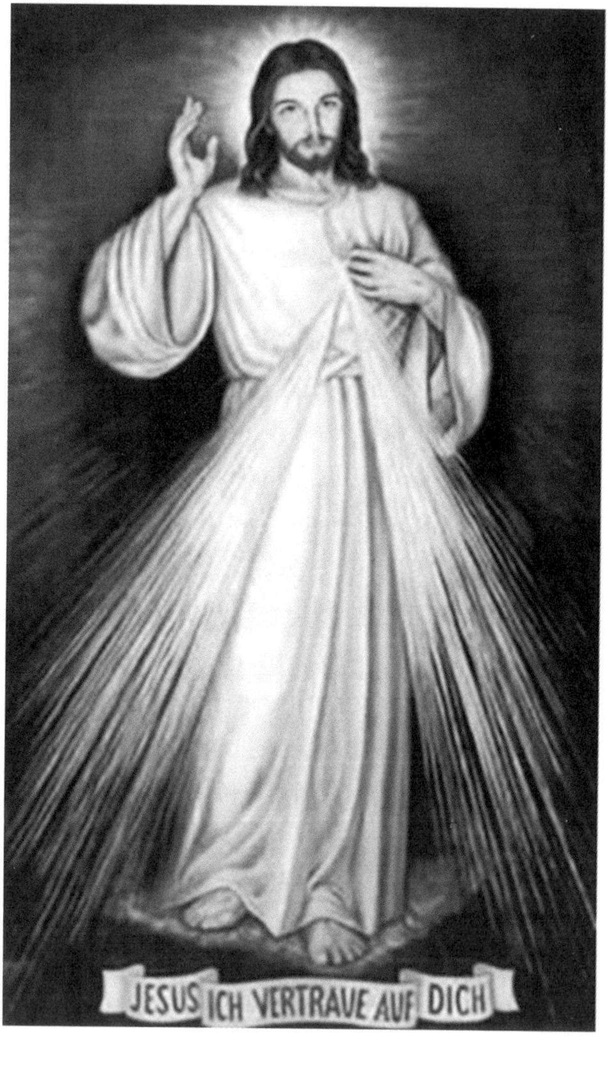

Abbildung 36: Das Gnadenbild der Göttlichen Barmherzigkeit

rennt so schnell, dass er einen Schuh verliert, wie auf der Ikone dargestellt. Weder Schuld noch Zweifel sollen uns von dieser heilsamen kindlichen Hinwendung abhalten. Der Raum des Herzens ist der Raum der Heilung, auf der Ikone nicht vom Kinde Jesus in Anspruch genommen. Das göttliche Kind lässt, durch die halbe Drehung des Oberkörpers dargestellt den Herzensraum des Trostes und der Geborgenheit frei für unsere Herzenswunden bei den Herzen Jesu und Mariä. Die Mutter des Herrn ist unter dem Kreuz zu unserer aller Mutter geworden und hat sich für uns ihr Herz zerreißen lassen. In einer Zeit, wo die mütterliche Liebe und Zuwendung einerseits mit Füßen getreten und andererseits verzweifelt ersehnt wird, sind wir nicht allein. Wir dürfen in ihrem unbefleckten Herzen Schutz und tiefe Heilung erfahren. Sie führt uns zum Sohn, der uns erlöst hat. Sprechen wir für die Menschen, welche an den Folgen der Abtreibungssünde leiden, als erstes und wichtigstes Heilmittel täglich unser Gebet. Was wir darüber hinaus je nach persönlicher Möglichkeit in Wort und Tat wirken sollen, wird einem jeden gezeigt werden. Geben wir in der Begegnung mit an Abtreibungswunden lei-

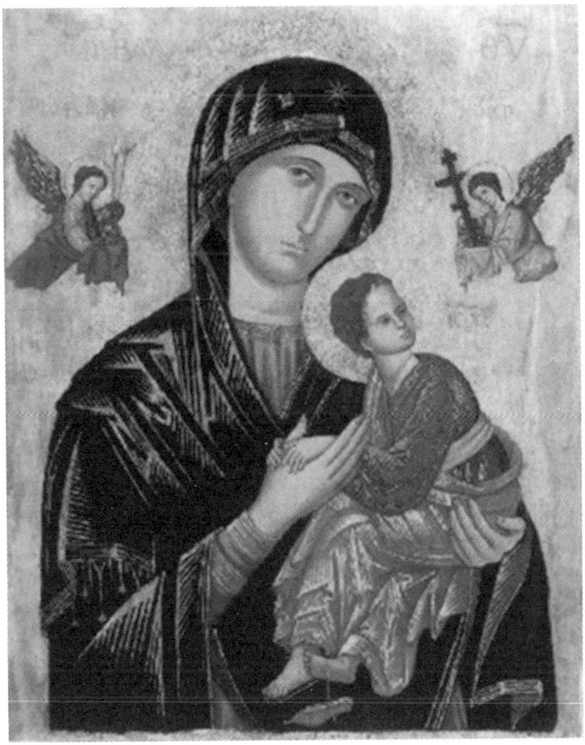

Abbildung 37:
Die Mutter der Immerwährenden Hilfe

denden Menschen Zeugnis von dem Licht, von der Freude, von dem Frieden! Geben wir Zeugnis, wie uns immer wieder mitten im Alltag, mitten in unserem Leben Gott begegnet! Tragen wir die frohe Botschaft vom versöhnenden Gott durch unsere Menschlichkeit und unsere Hilfe zu den Leidenden! Diese Botschaft zeigte Papst Johannes Paul II. in der Enzyklika „Evangelium vitae“ den Frauen, als er ihnen den Weg der Vergebung und Begegnung mit ihren abgetriebenen Kindern wies und ihnen zurief: „Es ist nichts verloren.“[98] Tragen wir diesen lebendigen Gott im eucharistischen Herrn in unseren Herzen zu den Menschen! Sprechen wir mit dem hl. Bonaventura zu den Suchenden und Leidenden, gleich ob wir verlacht, verleumdet oder bedroht werden: „Meine Seele, wie sündhaft Du auch bist, werde froh und vertraue; denn Deine Prüfung, der Ausgang Deines Gerichtes, hängt von Gott ab; aber dieser Gott ist Dein Bruder, wie seine Mutter die Deine geworden ist. Gehe Du durch sie zu Jesus, und Du wirst sicher in den Himmel gelangen.“[99] Tragen wir diese Hoffnung zu den an den Abtreibungswunden leidenden Frauen und Männern, dass ihre Kinder bei Gott Fürbitte halten und in Liebe ihren Eltern verbunden sind! Die Verletzungen der Seele eines jeden Menschen wird Gott, wenn wir darum bitten, auf Seine Weise und zu Seiner Zeit vollständig und vollkommen heilen. An uns ist es, auf das Bedürfnis der Seele nach Gott als tiefste Ebene der Heilung aufmerksam zu machen und durch unser tägliches „ora et labora“ Zeugnis zu geben, dass die frohe Botschaft der Vergebung, der Liebe und des Lebens allen Menschen in Christus geschenkt wurde.

---

[98] Papst Johannes Paul II., Enzyklika Evangelium vitae, 25.3.1995, Verlautbarungen des Apostol. Stuhls, S. 119.

[99] Novene zu Maria, Mutter von der Immerwährenden Hilfe, Fe Medienverlag Kisslegg, S. 8.

Wir vermissen Euch

Wir vermissen Euch
in den Kinderkrippen und Kindergärten,
auf den Spielplätzen und im Haus,
in den Schulklassen und in den Jugendgruppen.

Wir vermissen Euch
als Freundinnen und Freunde,
zum Liebhaben und zum Streiten,
zum Lachen und zum Weinen,
zum Nachdenken und zum Beten.

Wir vermissen Euch
als Brüder und als Schwestern,
als Kinder dieser Erde,
als Menschen in unserer Stadt,
als Fremde und Vertraute.

Wir vermissen Euch
mitten in unserem Leben.

Gedicht 23: Wir vermissen Euch

Eine Ikone für den Lebensschutz: die verbrannte Gnadenmutter von Warendorf

„Ich bin bei euch" – eine Ikone für unsere Zeit

Die Glorreiche Jungfrau von Warendorf, seit Jahrhunderten als wundertätig bekannt, hatte wenige Tage vor der 250-jährigen Jubiläumsfeier gebrannt. In den Jahren 1752 und 1753 war es vor dieser Muttergottesstatue und ihrem göttlichen Kinde zu plötzlichen und unerklärlichen Heilungen gekommen, welche notariell beglaubigt wurden. Weitere Heilungen Kranker und Hilfe bei Tierseuche führten zur Einsetzung von Wallfahrten der dankbaren Pilger, welche 1754 auf „inständiges Bitten des ganzen Rates der Stadt Warendorf" bischöflich genehmigt wurden. Heute findet die feierliche Marientracht zu Mariä Himmelfahrt bzw. am folgenden Wochenende statt. Marienbögen zieren die Innenstadt, festliche Prozessionen, auch zu Pferde, geben Zeugnis von der Verehrung der Gottesmutter. Am 23. Juli 2002 wollte ein junges Mädchen „die Gottesmutter besser sehen" und stellte eine Kerze nahe an das barocke Gewand. Die Kleidung fing Feuer. Ein älterer Mann konnte mit Hilfe von Wasser aus Blumenvasen den Brand löschen. Schon ca. 250 Jahre zuvor hatte ein infolge einer Pockenerkrankung erblindetes 9-jähriges Mädchen die Gottesmutter „besser sehen wollen" und war geheilt worden. Die Gottesmutter besser sehen wollen – nun sah ich die Glorreiche Jungfrau von Warendorf kurz nach dem Brand zum ersten Mal und ich sank auf die Knie. Vor mir stand eine Frauengestalt, vom Brand schwer gezeichnet, in schwarze Tücher gehüllt. Ihre Schlichtheit bewegte mich tief. Auch das Jesuskind trug Spuren des Brandes. Einige Finger der rechten, segnenden Hand waren zerstört und ein Flor von Asche lag auf dem Gesichtchen. Die schwarze Madonna, von Flam-

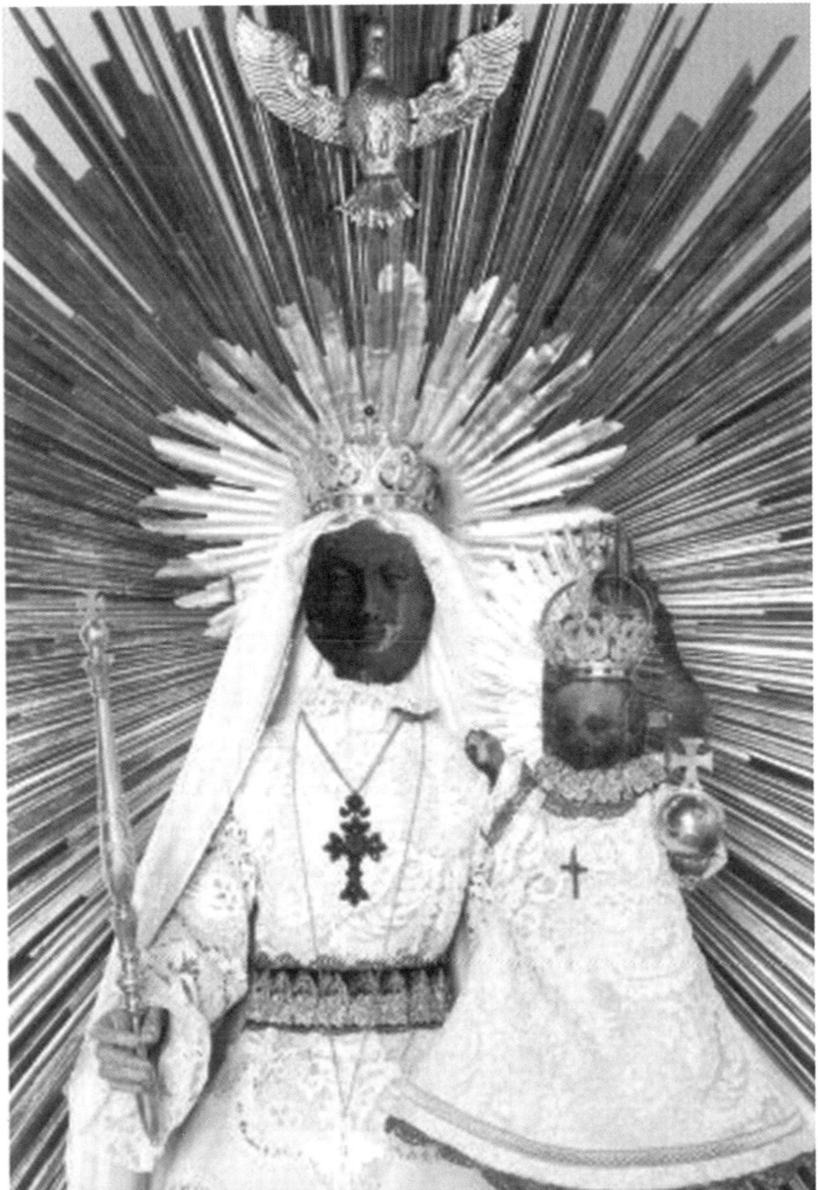

Abbildung 38: Die verbrannte Gnadenmutter von Warendorf, St. Laurentius

men verletzt, schenkt ein zärtliches Lächeln. In seiner Predigt im Gottesdienst zum 250-jährigen Jubiläum sagte Bischof Dr. R. Lettmann (1933–2013): „Das Antlitz der Gottesmutter von Warendorf, es wurde nicht zerstört, sondern gewandelt für unsere Zeit. Es steht für die Würde des Menschen, welche oft mit Füßen getreten wird. Aber diese Würde ist im Kern unzerstörbar, so wie dieses Gnadenbild es uns zeigt. Denn diese Würde hat ihre Wurzel in Gott." Gewandelt, nicht zerstört. Das unzerstörbare Bild. Die Gottesmutter von Warendorf hat ihre äußere Glorie abgelegt. Sie wurde zur Ikone für unsere Zeit. Es ist, als ob sie sagen wolle: „Seht, ich gebe alles für euch. Lasst euch anrühren, kommt, damit ihr besser seht, wer ich für euch bin. Ich führe euch zu meinem Sohn. Kommt und betet für den Wandel der Herzen. Ich habe mich wandeln lassen durch Feuer und Gefahr, um euch ganz nahe zu sein. Kommt und seht mein verletztes Kind, das für euch sein Leben gegeben hat. Schaut, es hebt seine Hand zum Segen. Kommt und kniet nieder und betet an und lasst euch wandeln vom Feuer des Hl. Geistes, von der göttlichen Liebe." Die verbrannte Gottesmutter und ihr göttliches Kind erwarten uns in St. Laurentius in Warendorf. Eine Kopie des barocken Gnadenbildes wird am Wochenende nach Mariä Himmelfahrt durch die Straßen getragen. Mögen neue Wallfahrten entstehen, möge die Schwarze Madonna sich zeigen als Ikone der unzerstörbaren Würde des Menschen. Möge sie Wunder wirken für das Wachstum der Kultur des Lebens in unseren Herzen und in unserem Leben. Am Fest der sieben Schmerzen Mariens versammeln wir uns dort, um in diesen Anliegen zu beten.

Das folgende Gebet lag einige Zeit in St. Laurentius aus.

Ich bin bei euch

Ich bin bei euch –
führt euer Weg
aus Licht in Dunkel,
aus Glanz in Asche.

Schaut mich an
und ihr erkennt
die Spur der Gewalt
auf meinem Gesicht.

Das Feuer aber
zerstörte nicht –
es wandelte mich
zur Mutter für eure Zeit.

Schaut auf mein Kind,
das göttliche Kind –
es ist erblasst unter der Asche
in seinem Lächeln.

Wie viele Kinder
müssen erblassen
in eurem Land
aus Mangel an Liebe,
durch Tötung
vor der Geburt.

Schaut uns an –
die Wunden des Brandes
sind wie ein Spiegel.
Das Unversehrte
ist unsere Botschaft.

Tief in eurer Seele
wohnt der liebende Gott
und will euch führen
durch alle Gefahr.

Kommt zurück
und lest im Verbrannten
die heilende Botschaft
des ewigen Wortes.
Amen.

Gebet 4: Ich bin bei euch

Fragebogen zur Folgeerkrankung nach Abtreibung (PAS)

Dieser Fragebogen richtet sich an jene Frauen, welche nach einer Abtreibung körperliche oder psychische Symptome entwickeln bzw. an Störungen aus beiden Symptombereichen leiden. Die Kategorien 1–4 von Symptomen, welche in Teil A des Fragebogens abgefragt werden, sind typisch für ein Post-Abortion-Syndrom (PAS). Die Fragen dienen als Hilfe bei der Diagnoseerhebung[100] und können zur Selbsteinschätzung hilfreich sein. Zur Klärung einer möglichen depressiven Erkrankung nach einer Abtreibung dient auch der Fragebogenteil B mit typischen Symptomen (Kategorie 5). Die Beschäftigung mit den Fragen kann ein Wiederaufleben der verdrängten Inhalte vor, während und nach einer Abtreibung auslösen. Füllen Sie den Fragebogen gegebenenfalls gemeinsam mit anderen Betroffenen oder mit professioneller therapeutischer Unterstützung aus! Bei Zweifeln hinsichtlich Ihrer emotionalen Stabilität befragen Sie vor dem Ausfüllen zunächst einen Therapeuten/eine Therapeutin.

Jede Abtreibung ist ein Eingriff auf körperlicher, psychischer und seelischer Ebene und kann eine traumatische Erfahrung sein. Eine Traumatisierung kann eine Folgeerkrankung nach sich ziehen, die Posttraumatische Belastungsstörung. Verschiedene Studien sprechen von einer Verbreitung dieser Erkrankung in der Gesamtbevölkerung zwischen sechs und vierzehn Prozent.[101] Die mögliche Folgeerkrankung nach einer Abtreibung, das Post-Abortion-Syndrom, gehört von den vorhandenen Symptomen zur Posttraumatischen Belastungsstörung (PTSD, englisch:

[100] Felix Harder, Werner Tschan, Die posttraumatische Belastungsstörung (PTSD) in der hausärztlichen Praxis, Erkennen–Verstehen–Behandeln (Teil 1), SchweizMedForum 2004,4, S. 392ff., 417 ff.

[101] Rachel Yehuda, Risk factors for posttraumatic stress disorder, American Psychiatric Press, Washington DC 1999.

Post-Traumatic-Stress-Disorder). Nach einer Traumatisierung können sich Symptome, wie im Fragebogen beschrieben, entwickeln und innerhalb von vier Wochen wieder zurückbilden. Dann ist diagnostisch von einer akuten Belastungsreaktion zu sprechen. Wenn die Symptome drei Monate anhalten, spricht man von einer akuten Posttraumatischen Belastungsstörung (PTSD). Persistieren die Symptome länger, spricht man von einer chronischen PTSD. Die Posttraumatische Belastungsstörung mit verzögertem Beginn beginnt frühestens sechs Monate bis Jahre nach dem Trauma und ist entsprechend schwieriger zu diagnostizieren. Falls Sie bei der Beantwortung der Fragen Symptome einer Folgeerkrankung nach Abtreibung (Post-Abortion-Syndrom), eine Depression oder Symptome beider Erkrankungen bei sich feststellen, sollten Sie mit diesem Fragebogen einen ärztlichen oder psychologischen Psychotherapeuten aufsuchen und um weitere Diagnostik und therapeutische Hilfe bitten. Der Fragebogen ersetzt keine persönliche ärztliche oder psychologische Diagnostik. Er kann jedoch als persönliche Orientierungshilfe dienen und zeigt auf, welche Folgen eine Abtreibung auf der psychischen und psychosomatischen Ebene verursachen kann. Er kann bei Probesitzungen für Psychotherapie vorgelegt werden, um die Chance auf eine Behandlung des Post-Abortion-Syndroms (PAS) abzuklären.

Die Skalierung von 1 bis 5 soll bei der Beantwortung eine differenzierte Selbsteinschätzung zwischen 1 = „trifft gar nicht zu" und 5 = „trifft voll zu" ermöglichen.

Teil A

1.1 Körperliche Symptome (neu als Symptom oder Zunahme nach der Abtreibung)

Herzrasen	(trifft gar nicht zu)	1	2	3	4	5	(trifft voll zu)
Beklemmung	(trifft gar nicht zu)	1	2	3	4	5	(trifft voll zu)
Magendruck	(trifft gar nicht zu)	1	2	3	4	5	(trifft voll zu)
Bauchschmerzen	(trifft gar nicht zu)	1	2	3	4	5	(trifft voll zu)
Menstruationsbeschwerden	(trifft gar nicht zu)	1	2	3	4	5	(trifft voll zu)
Schmerzen beim Geschlechtsverkehr	(trifft gar nicht zu)	1	2	3	4	5	(trifft voll zu)
Schmerzempfinden allgemein	(trifft gar nicht zu)	1	2	3	4	5	(trifft voll zu)
Schwindel	(trifft gar nicht zu)	1	2	3	4	5	(trifft voll zu)

1.2 Psychische Symptome

Nach einer Abtreibung können sich immer wieder Gefühle aufdrängen ‚welche durch auslösende Reize in den Vordergrund treten. Solche Gefühle können durch Erinnerungsbilder wie das Bild eines Embryos, die Beratungsstelle, die Abtreibungspraxis, ein Werbespot mit Neugeborenen, Kinderwagen und weitere Reize zu den Themen Schwangerschaft, Abtreibung, Geburt ausgelöst werden (so genannte Triggerreize).

Müssen Sie immer wieder an die Zeit vor der Abtreibung denken?

(trifft gar nicht zu) **1 2 3 4 5** (trifft voll zu)

Müssen Sie immer wieder an die Abtreibung denken?

(trifft gar nicht zu) **1 2 3 4 5** (trifft voll zu)

Dreht sich Ihr Denken, Fühlen und Erinnern ständig um die Zeit vor, während oder nach der Abtreibung?

(trifft gar nicht zu) **1 2 3 4 5** (trifft voll zu)

Leiden Sie neu oder vermehrt an:

Angstattacken	(trifft gar nicht zu)	**1**	**2**	**3**	**4**	**5**	(trifft voll zu)
Panikattacken	(trifft gar nicht zu)	**1**	**2**	**3**	**4**	**5**	(trifft voll zu)
Trauer	(trifft gar nicht zu)	**1**	**2**	**3**	**4**	**5**	(trifft voll zu)
Wut	(trifft gar nicht zu)	**1**	**2**	**3**	**4**	**5**	(trifft voll zu)
Hass auf sich selbst?	(trifft gar nicht zu)	**1**	**2**	**3**	**4**	**5**	(trifft voll zu)

Neigung zu aggressivem Verhalten:

Selbstverletzung	(trifft gar nicht zu)	**1**	**2**	**3**	**4**	**5**	(trifft voll zu)
Suizidale Gedanken	(trifft gar nicht zu)	**1**	**2**	**3**	**4**	**5**	(trifft voll zu)
Selbstmordversuche	(trifft gar nicht zu)	**1**	**2**	**3**	**4**	**5**	(trifft voll zu)

2. Vermeidung

2.1 Vermeidung und Verdrängung von Emotionen im Zusammenhang mit dem Schwangerschaftskonflikt und der Abtreibung

Fällt es Ihnen emotional schwer, sich zu erinnern:

an die Konfliktsituation	(trifft gar nicht zu)	**1**	**2**	**3**	**4**	**5**	(trifft voll zu)
an die Abtreibungssituation	(trifft gar nicht zu)	**1**	**2**	**3**	**4**	**5**	(trifft voll zu)
an die erste Zeit nach der Abtreibung?	(trifft gar nicht zu)	**1**	**2**	**3**	**4**	**5**	(trifft voll zu)

Vermeiden Sie Gespräche, Bilder, Fernseh- oder Filmbeiträge zum Thema Abtreibung? (trifft gar nicht zu) 1 2 3 4 5 (trifft voll zu)

Versuchen Sie, das Geschehene zu verdrängen? (trifft gar nicht zu) 1 2 3 4 5 (trifft voll zu)

2.2 Vergessen (Amnesie) der traumatischen Situation:

Haben Sie die Ereignisse im Zusammenhang mit der Abtreibung vergessen?

(trifft gar nicht zu) 1 2 3 4 5 (trifft voll zu)

Werden Sie plötzlich und unwillkürlich von Bruchstücken dieser Erinnerungen überflutet?

(trifft gar nicht zu) 1 2 3 4 5 (trifft voll zu)

Stürzen Sie sich in neue Beziehungen, um die Abtreibung zu vergessen ?

(trifft gar nicht zu) 1 2 3 4 5 (trifft voll zu)

Gehen Sie immer wieder neue Schwangerschaften ein, um durch Abtreibung den Verlust des vorherigen Kindes ungeschehen zu machen?

(trifft gar nicht zu) 1 2 3 4 5 (trifft voll zu)

2.3 Verlust der Einheit von Wahrnehmung und Empfindung (Dissoziation)

Verlieren Sie bei Gedanken an die Abtreibung manchmal den Kontakt zu Ihrer Körperwahrnehmung?

(trifft gar nicht zu) 1 2 3 4 5 (trifft voll zu)

Verlieren Sie bei Gedanken an die Abtreibung manchmal den Kontakt zu der Wahrnehmung Ihrer Gefühle?

(trifft gar nicht zu) 1 2 3 4 5 (trifft voll zu)

3. Emotional taub, gefühllos sein (numbing)

Neigen Sie neu oder vermehrt an Gefühlszuständen wie:

Emotionaler Abstumpfung

(trifft gar nicht zu) **1 2 3 4 5** (trifft voll zu)

Fühlen Sie sich seelisch seit der Abtreibung wie tot?

(trifft gar nicht zu) **1 2 3 4 5** (trifft voll zu)

Soziale Rückzugsneigung

(trifft gar nicht zu) **1 2 3 4 5** (trifft voll zu)

Möchten Sie neu oder vermehrt Ihre Emotionen betäuben durch:

Alkoholkonsum

(trifft gar nicht zu) **1 2 3 4 5** (trifft voll zu)

Tablettenmissbrauch

(trifft gar nicht zu) **1 2 3 4 5** (trifft voll zu)

Drogenkonsum

(trifft gar nicht zu) **1 2 3 4 5** (trifft voll zu)

4. Emotionale Übererregbarkeit (hyperarousal)

Beobachten Sie neu oder vermehrt Symptome „ inneren Alarms"?

Gefühl der inneren Anspannung

(trifft gar nicht zu) **1 2 3 4 5** (trifft voll zu)

erhöhte Reizbarkeit (trifft gar nicht zu) **1 2 3 4 5** (trifft voll zu)

überwach sein (trifft gar nicht zu) **1 2 3 4 5** (trifft voll zu)

Schlafstörungen (trifft gar nicht zu) **1 2 3 4 5** (trifft voll zu)

Konzentrationsstörungen (trifft gar nicht zu) **1 2 3 4 5** (trifft voll zu)

gesteigerte Schuldgefühle (trifft gar nicht zu) **1 2 3 4 5** (trifft voll zu)

Raum für eigene Notizen

Teil B

5. Symptome bei depressiver Symptomatik[102]

Zur Selbsteinschätzung bei einer Verschlechterung der psychischen Verfassung nach einer Abtreibung dienen die folgenden Fragen zu typischen depressiven Symptomen.

Abnahme der Lebensenergie	(trifft gar nicht zu)	**1**	**2**	**3**	**4**	**5**	(trifft voll zu)
Antriebsstörung	(trifft gar nicht zu)	**1**	**2**	**3**	**4**	**5**	(trifft voll zu)
Abnahme des sexuellen Interesses (Libido)	(trifft gar nicht zu)	**1**	**2**	**3**	**4**	**5**	(trifft voll zu)
Gefühl der Wertlosigkeit	(trifft gar nicht zu)	**1**	**2**	**3**	**4**	**5**	(trifft voll zu)
Angst	(trifft gar nicht zu)	**1**	**2**	**3**	**4**	**5**	(trifft voll zu)
Innere Unruhe	(trifft gar nicht zu)	**1**	**2**	**3**	**4**	**5**	(trifft voll zu)
Schlafstörungen	(trifft gar nicht zu)	**1**	**2**	**3**	**4**	**5**	(trifft voll zu)
Alpträume	(trifft gar nicht zu)	**1**	**2**	**3**	**4**	**5**	(trifft voll zu)
Hoffnungslosigkeit	(trifft gar nicht zu)	**1**	**2**	**3**	**4**	**5**	(trifft voll zu)
Schuldgefühle	(trifft gar nicht zu)	**1**	**2**	**3**	**4**	**5**	(trifft voll zu)
Innere Leere	(trifft gar nicht zu)	**1**	**2**	**3**	**4**	**5**	(trifft voll zu)
Apathie	(trifft gar nicht zu)	**1**	**2**	**3**	**4**	**5**	(trifft voll zu)
Suizidgedanken	(trifft gar nicht zu)	**1**	**2**	**3**	**4**	**5**	(trifft voll zu)
Suizidversuche	(trifft gar nicht zu)	**1**	**2**	**3**	**4**	**5**	(trifft voll zu)

Körperliche und vegetative Störungen:

Morgentief	(trifft gar nicht zu)	**1**	**2**	**3**	**4**	**5**	(trifft voll zu)
Essstörungen	(trifft gar nicht zu)	**1**	**2**	**3**	**4**	**5**	(trifft voll zu)
Schwindel	(trifft gar nicht zu)	**1**	**2**	**3**	**4**	**5**	(trifft voll zu)
Herzrhythmusstörungen	(trifft gar nicht zu)	**1**	**2**	**3**	**4**	**5**	(trifft voll zu)
andere psychosomatische Störungen	(trifft gar nicht zu)	**1**	**2**	**3**	**4**	**5**	(trifft voll zu)

[102] Modifiziert nach Rudolf Klußmann, Psychotherapie, Springer-Verlag, S. 98, 99.

Haben Sie vor der Schwangerschaft, welche abgebrochen wurde, psychiatrische oder psychologische Hilfe gebraucht?

Ja Nein

Anhang

Abbildungsverzeichnis

Gedichte

Gebete

Abbildungsverzeichnis

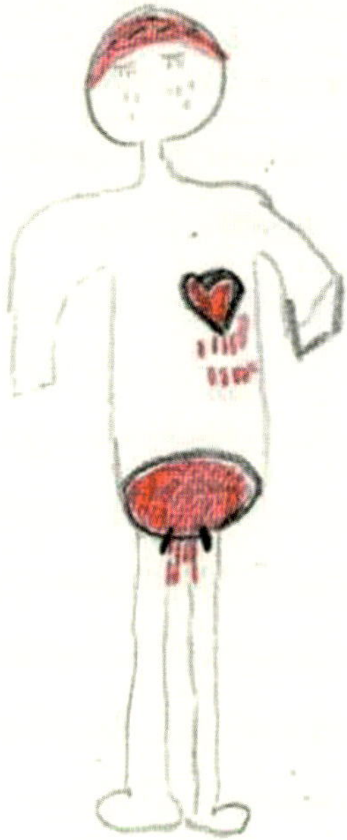

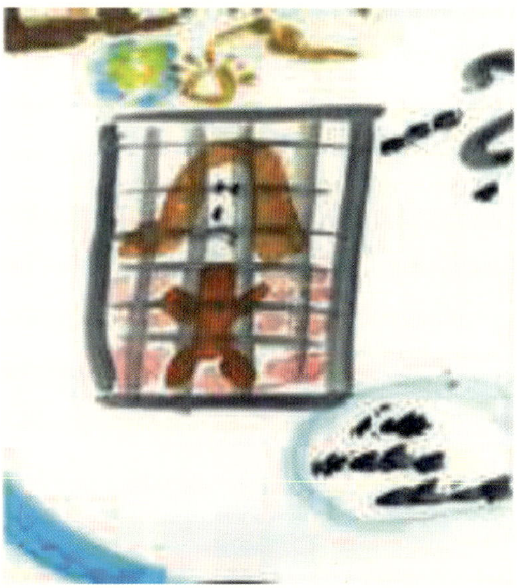

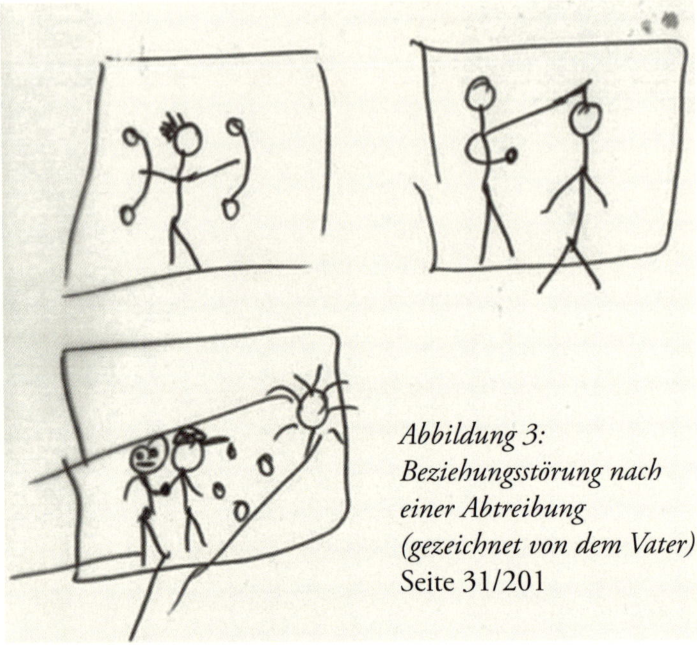

Abbildung 3:
Beziehungsstörung nach einer Abtreibung (gezeichnet von dem Vater)
Seite 31/201

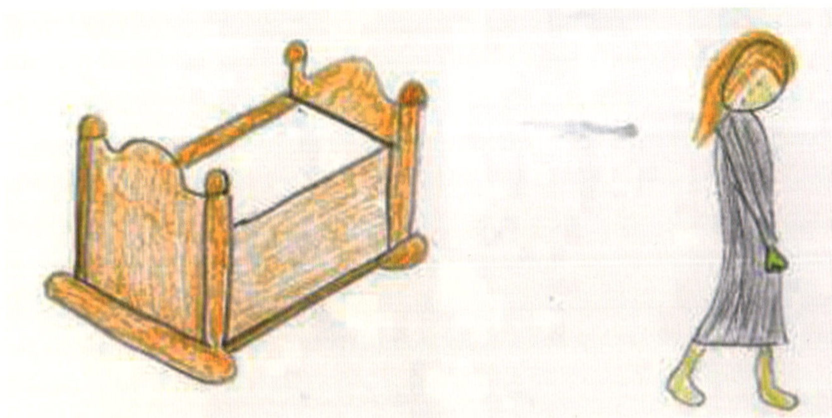

Abbildung 4:
Die leere Wiege
Seite 37

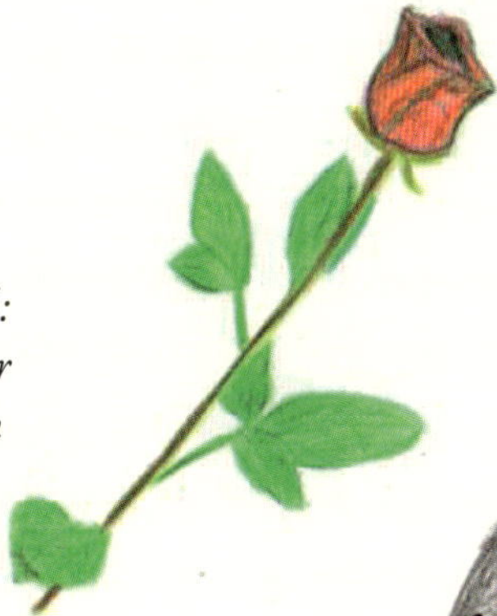

Abbildung 5:
Eine Rose für
Klara Simon
Seite 38

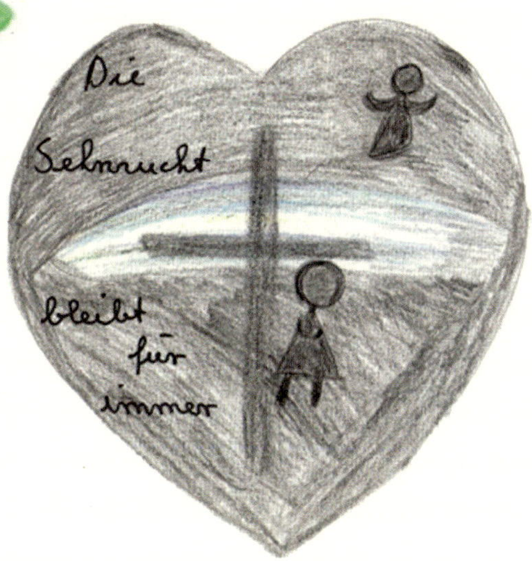

Abbildung 6:
Die Sehnsucht bleibt
für immer
Seite 39

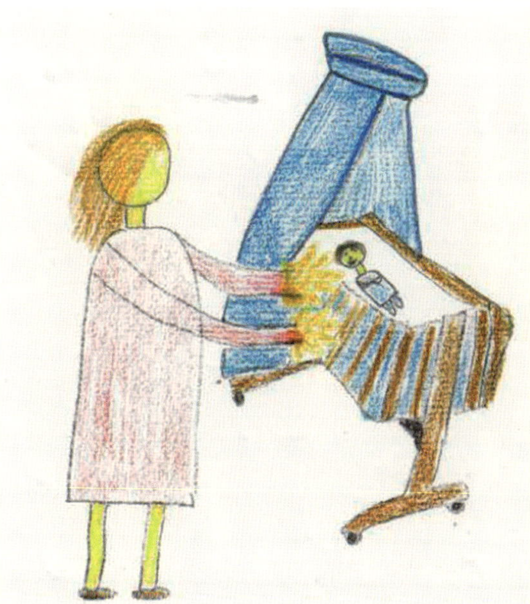

Abbildung 7:
Kontaktstörung zum
geborenen Kind
Seite 40

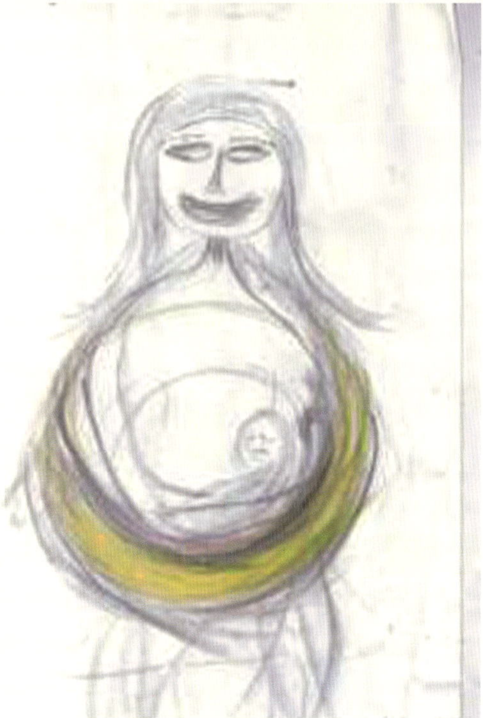

Das verlorene Kind
Seite 51

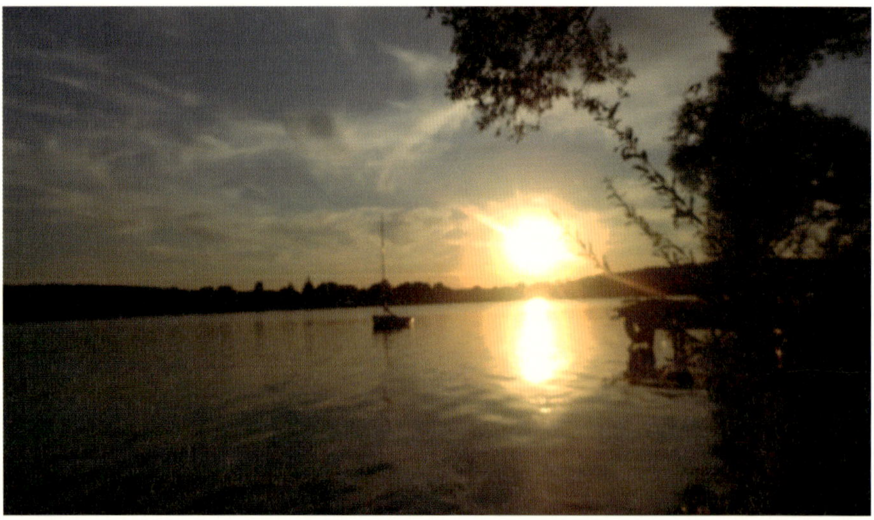

Abendstimmung, A. P-H44 Seite 73

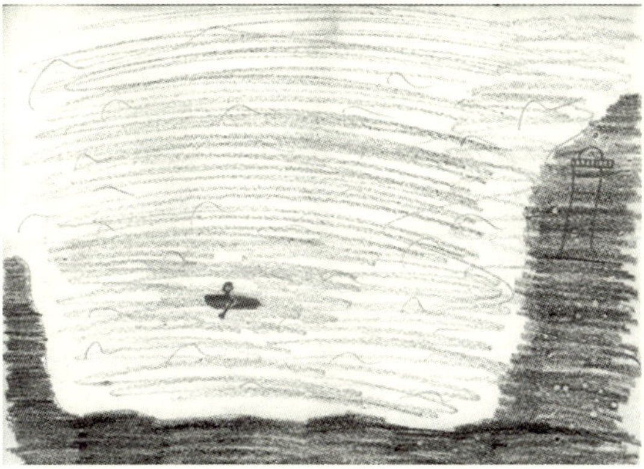

Allein auf dem Meer
Seite 91

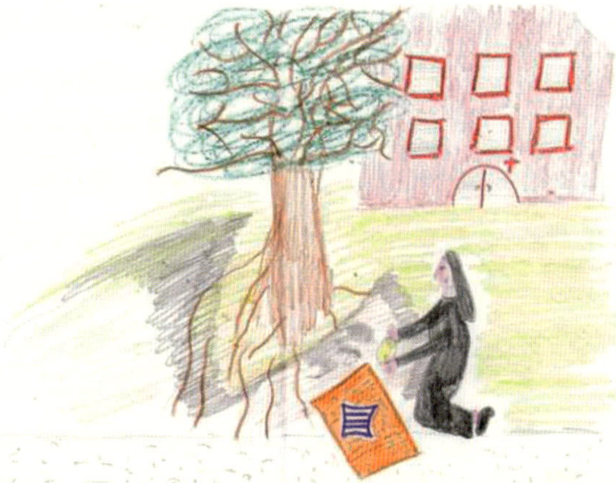

Bergen des inneren Kindes
Seite 97

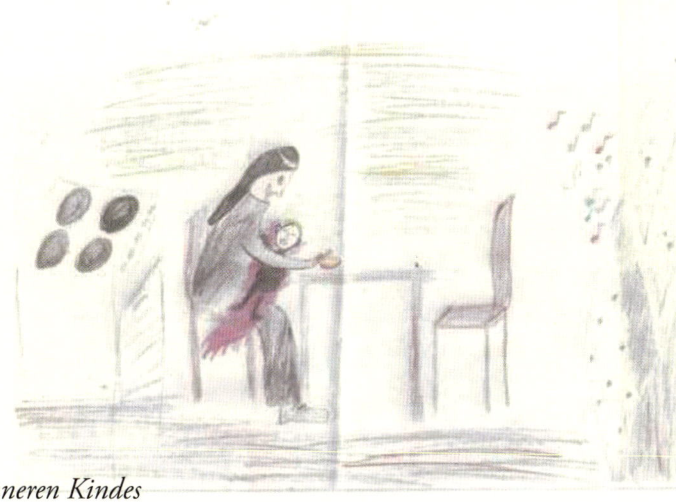

Versorgen des inneren Kindes
Seite 99

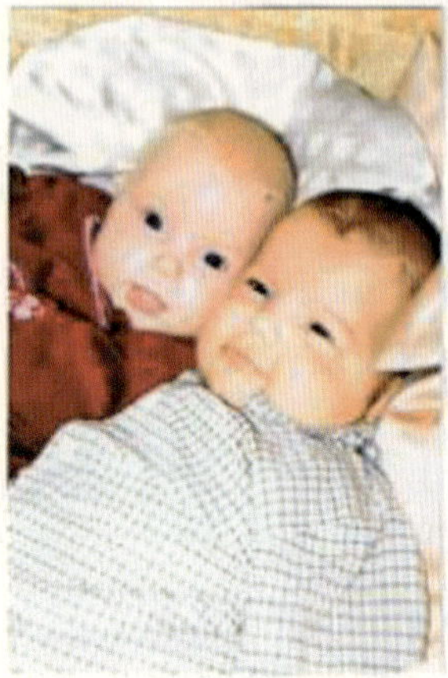

Beten für das Leben

10. November 2012

Hüte mich wie den Stern deines Auges, im Schatten deiner Flügel beschütze mich.

Psalm 17, Vers 8

Titelseite von Beten für das Leben (Johanna und Johannes)
Seite 151

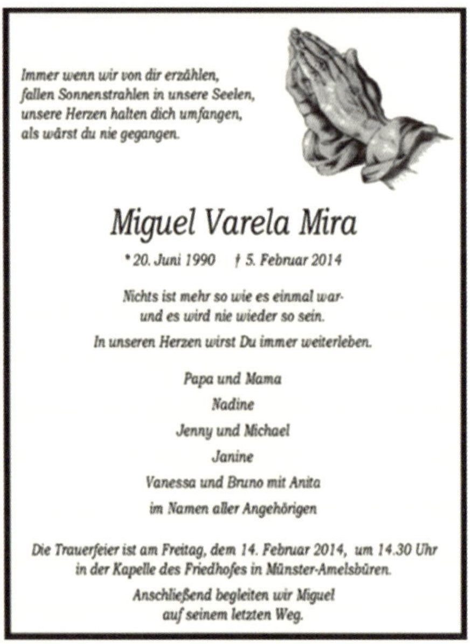

Immer wenn wir von dir erzählen,
fallen Sonnenstrahlen in unsere Seelen,
unsere Herzen halten dich umfangen,
als wärst du nie gegangen.

Miguel Varela Mira

**20. Juni 1990 † 5. Februar 2014*

Nichts ist mehr so wie es einmal war und es wird nie wieder so sein.
In unseren Herzen wirst Du immer weiterleben.

Papa und Mama
Nadine
Jenny und Michael
Janine
Vanessa und Bruno mit Anita
im Namen aller Angehörigen

Die Trauerfeier ist am Freitag, dem 14. Februar 2014, um 14.30 Uhr in der Kapelle des Friedhofes in Münster-Amelsbüren.
Anschließend begleiten wir Miguel auf seinem letzten Weg.

Todesanzeige von Miguel
Seite 168

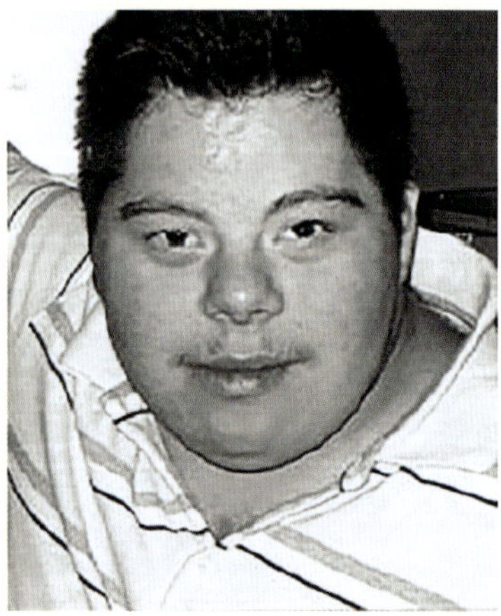

Miguel Varela Mira
Seite 167

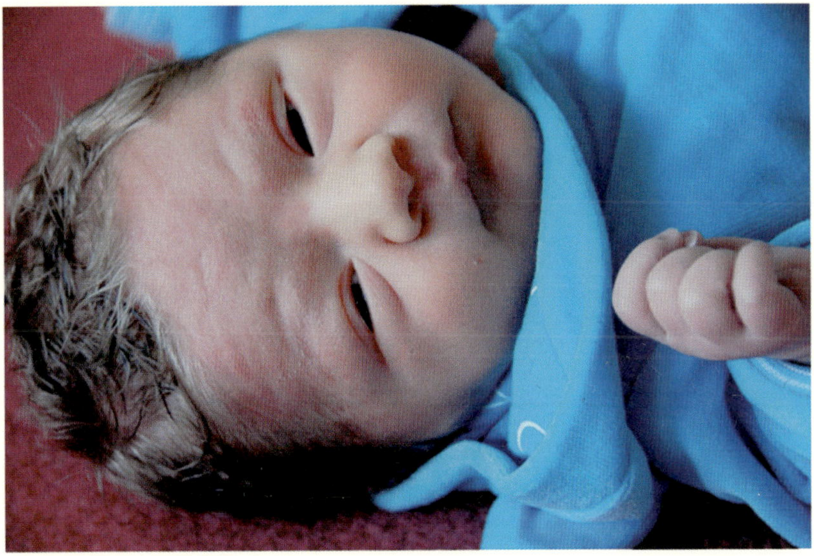

Neugeborenes, Bild: Maria Grundberger
Seite 180

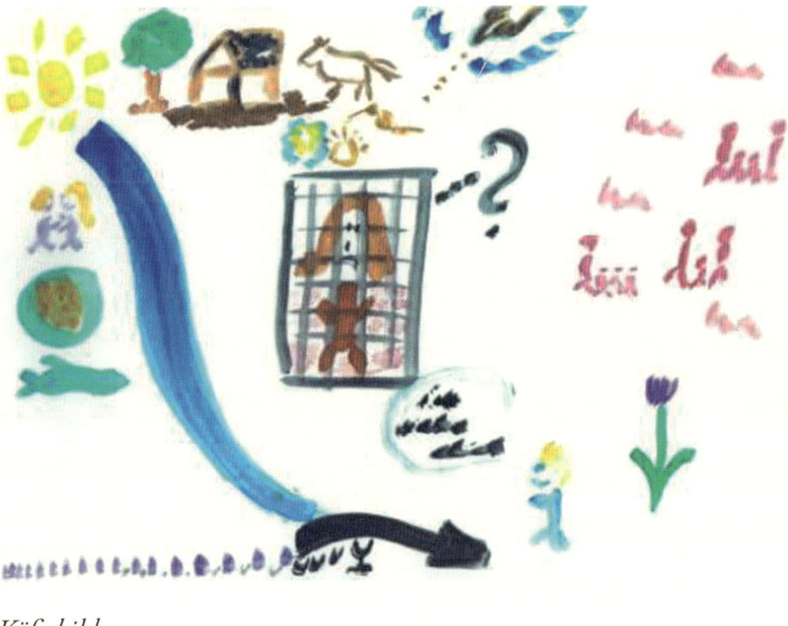

Käfigbild
Seite 198

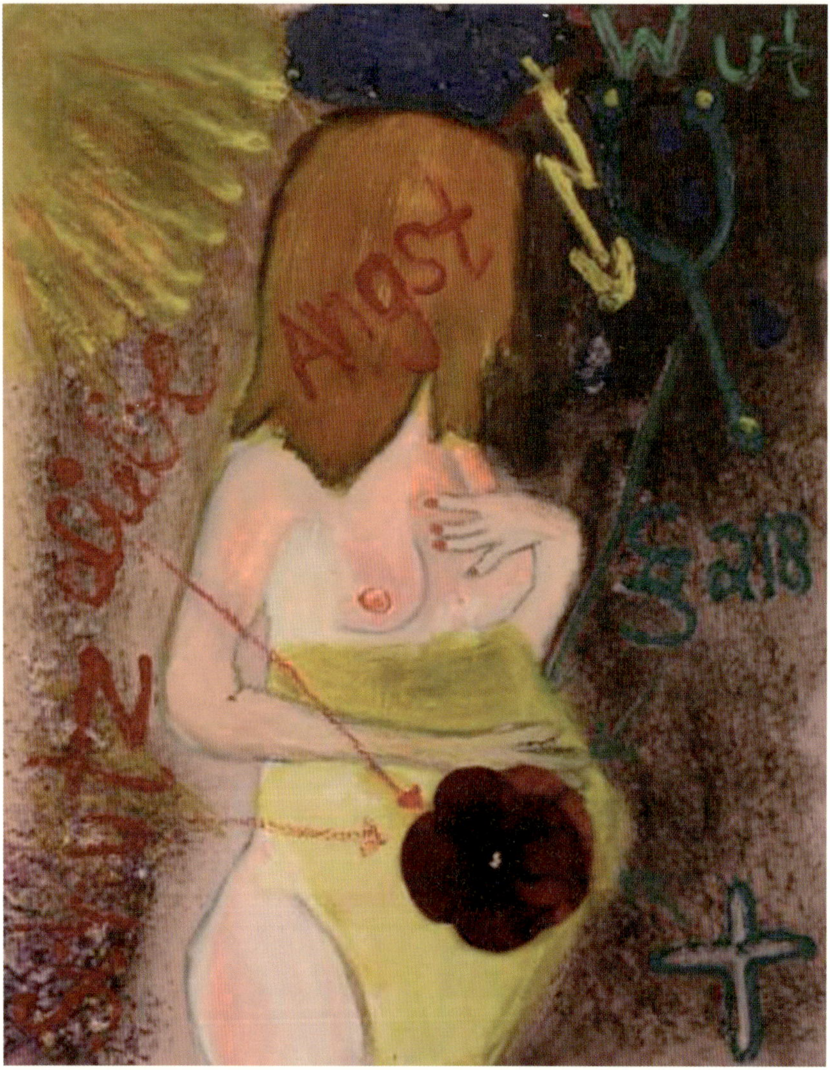

Nach zwei Abtreibungen
Seite 208

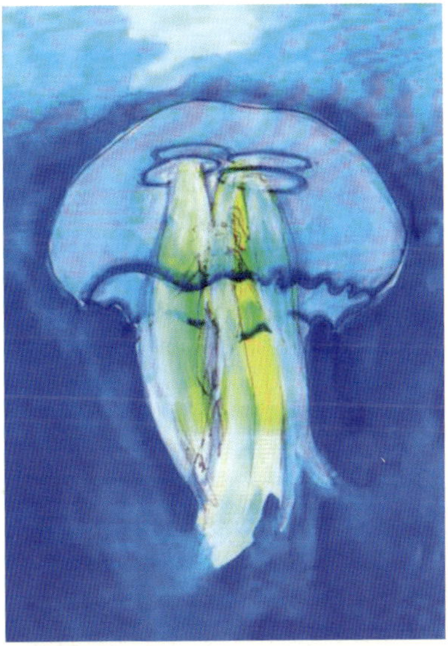

Qualle (Bild 1)
Seite 209

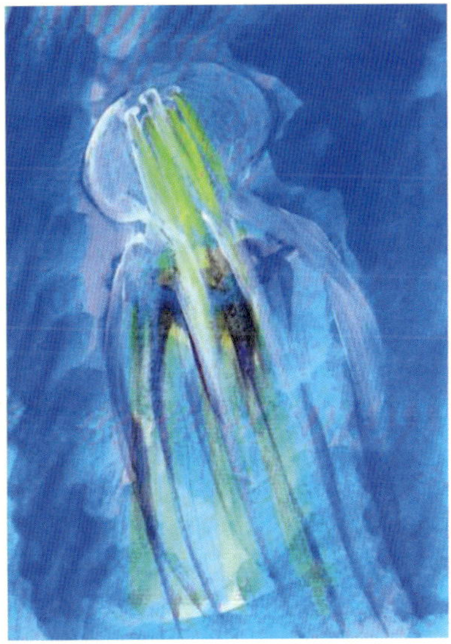

Qualle (Bild 2)
Seite 211

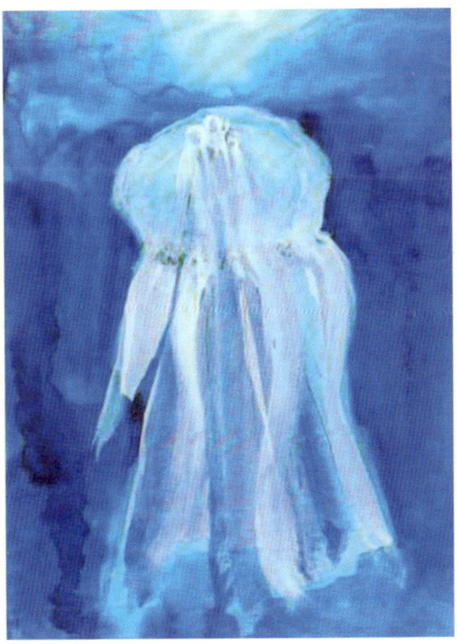

Qualle (Bild 3)
Seite 212

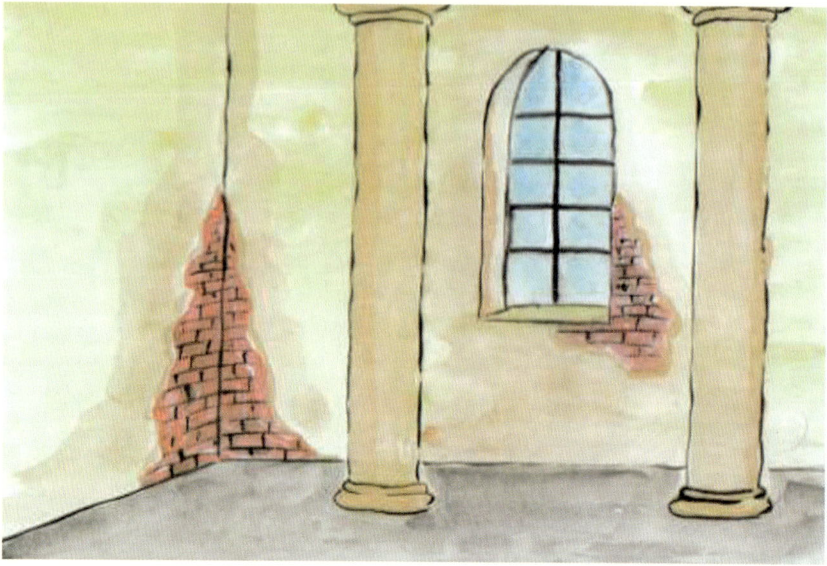

Drei Blutflecken im Haus (Wiederholungstraum nach 3 Abtreibungen)
Seite 213

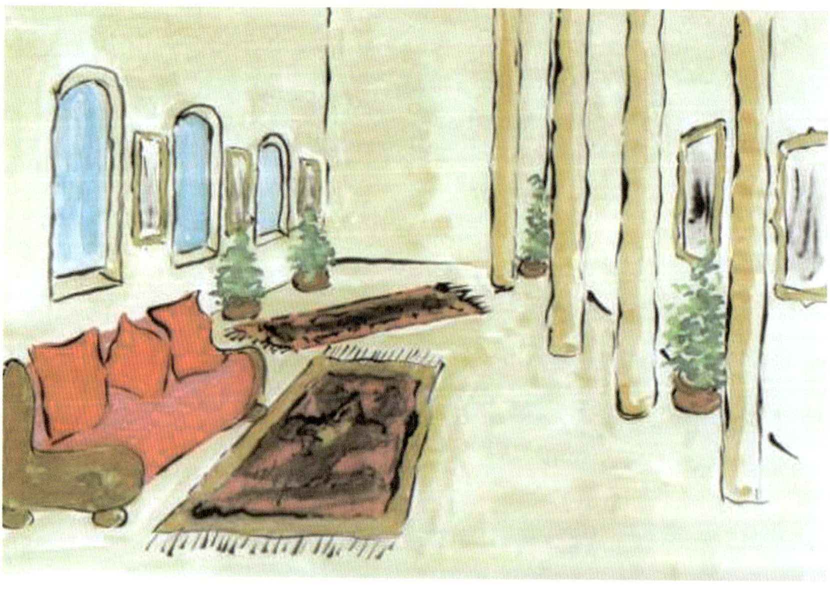

Das bewohnbare Haus (nach Therapie)
Seite 214

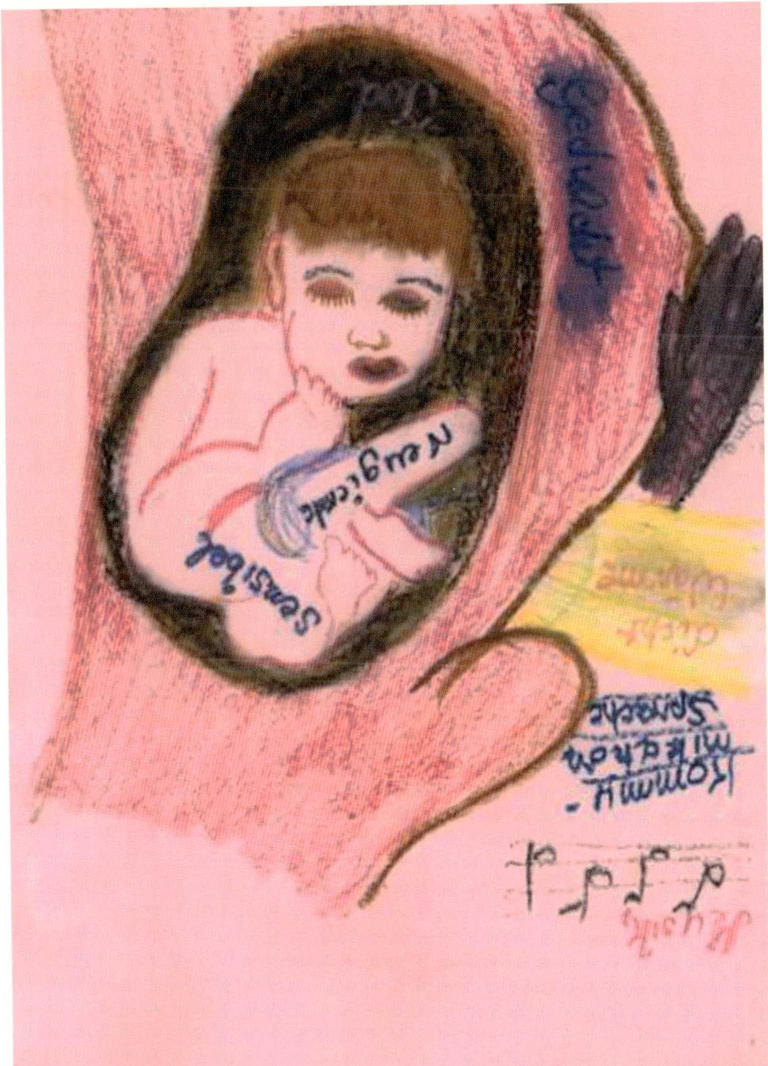

Geduldet im Mutterleib
Seite 223

Zu einem Seminarwochenende

laden ein die

Psychotherapeutin & Ärztin
Dr. Angelika Pokropp-Hippen

und die

Ehe,- Familien- und Lebensberaterin
Adelheid Kentrup

→ von Freitag, den 22.08.14
um 16:30 Uhr bis
Sonntag, den 24.08.14
um 14:00 Uhr

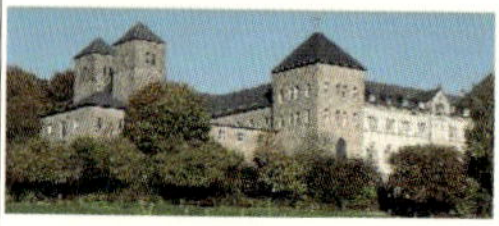

in die
Benendiktinerabtei Gerleve,
Gerleve1,
48727Billerbeck.
Tel.: +49-(0)2541-800-0
www.abtei-gerleve.de/

oder

→ von Freitag, den 14.11.14
um 16:30 Uhr bis
Sonntag, den 16.11.14
um 14:00 Uhr

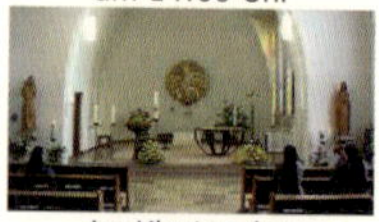

im Kloster der
Katharinenschwestern
Ermlandweg 11
48159 Münster
Tel.: +49-(0)2 51-26 31 329
www.katharinenschwestern.de/

Der Unkostenbeitrag

Er beträgt 88,-€ inkl. Mahlzeiten und Übernachtungen.

Spende?

Da wir ehrenamtlich tätig sind, bitten wir um eine Spende für das benötigte Arbeitsmaterial.

Informationen & Anmeldung

Tel.: 0 25 46 / 76 03 45
oder
Tel.: 0 25 01 / 53 83

Wege zum Schattenkind

Heilung nach frühem Kindsverlust

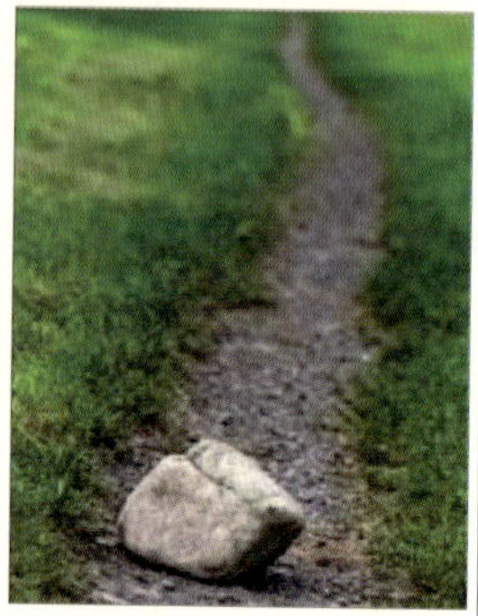

→ Der Tod eines Kindes in der Schwangerschaft sowie vor, während oder nach der Geburt hinterlässt oft tiefe Spuren der Verletzung.

Schattenkind

→ Im Falle einer Abtreibung ist der Zugang zur Trauerarbeit häufig erschwert.

Schattenkind

→ Der Verlust eines Kindes bedarf eines angemessenen Abschieds.

Was erwartet Sie?

Heilung ist ein Geschehen, das Körper Geist und Seele einbezieht. An diesem Wochenende kommen Frauen zusammen,um heilsame Impulse in

→ kurzen Vorträgen
→ Gesprächsrunden
→ Einzelgesprächen
→ geistlicher Begleitung
→ Anbetung
→ Bewegung
→ Bibliodrama
→ Meditationen

u.v.m zu erleben.

Schattenkind

So kann man Schritt für Schritt zu einem Leben in authentischer Beziehung zu dem ungeborenen, verlorenen Kind gelangen.

In diesem Seminar sind Frauen mit und ohne konfessionelle oder religiöse Ausrichtung willkommen.

Die geistlichen Angebote des Seminars sind in der christlichen-katholischen Spiritualität beheimatet.

Flyer des Seminars „Wege zum Schattenkind", Seite 1. Bilder: St. Katharinenkloster Münster, „Steine im Weg" © digital-fineart - Fotolia.com
Flyer des Seminars „Wege zum Schattenkind", Seite 2
Seite 233

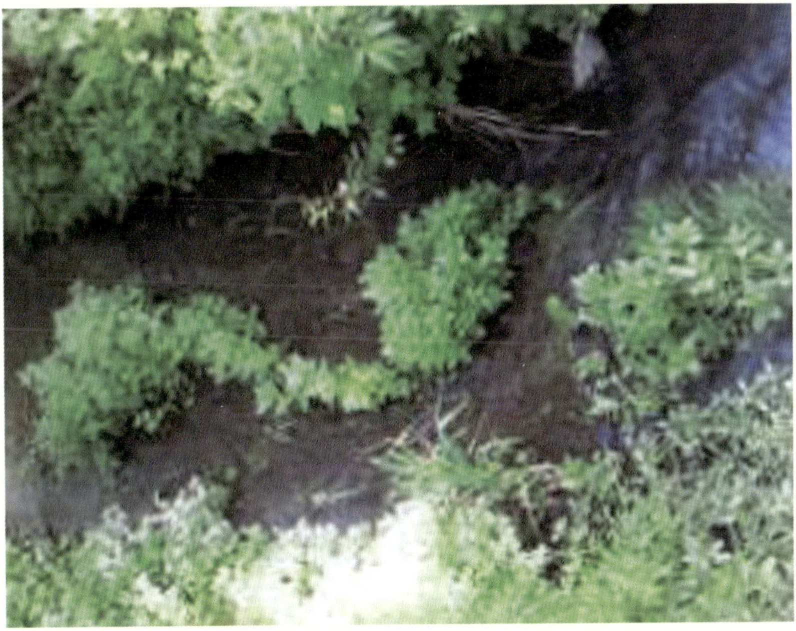

Urbach, Bad Waldsee, Nicole Wirp
Seite 235

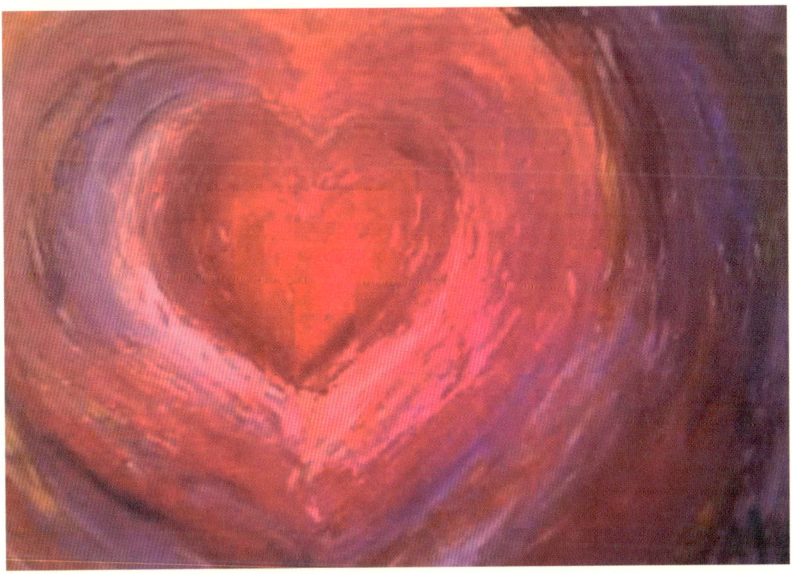

Mutterliebe, Nicole Wirp
Seite 236

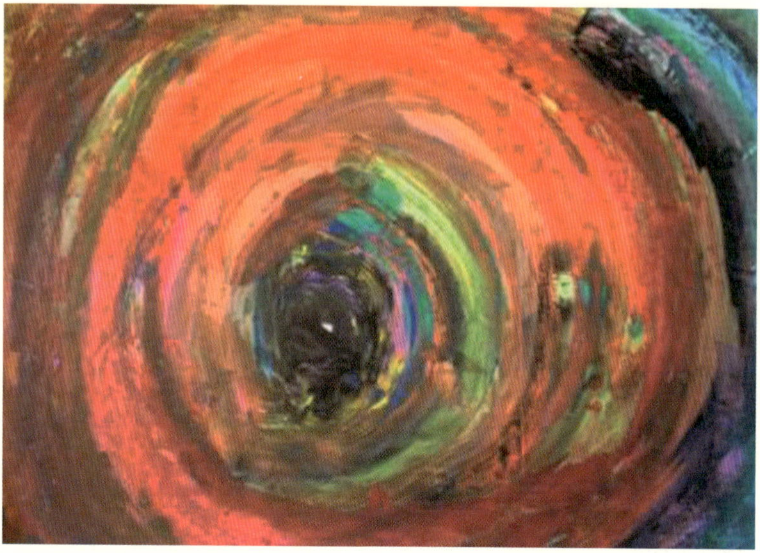

Trauer, Nicole Wirp
Seite 237

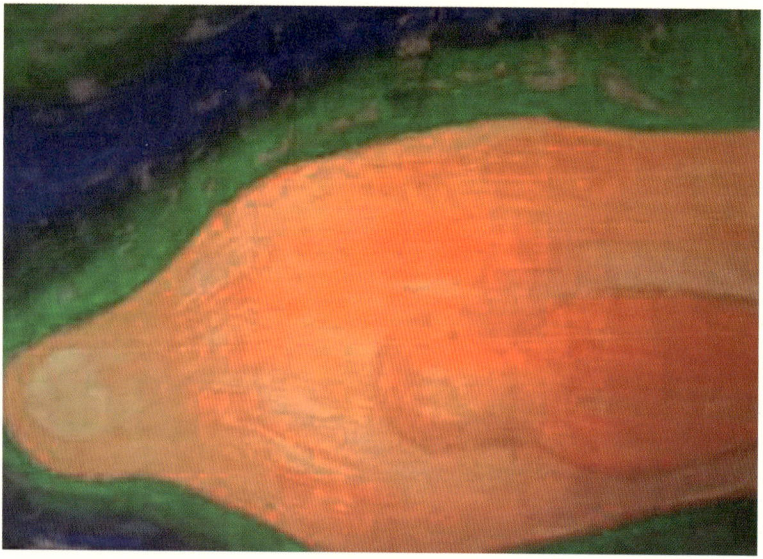

Kind von meinem Kinde, Nicole Wirp
Seite 239

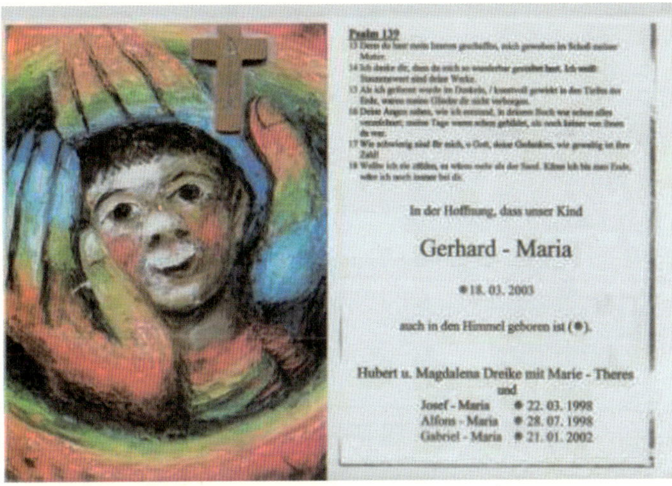

Trauer nach Fehlgeburt, Bild „In Gottes Händen“
von Sieger Köder
Seite 246

Das Logo Gebetsinitiaive
Alpha et Omega
Design Stefanie Krass
Seite 251

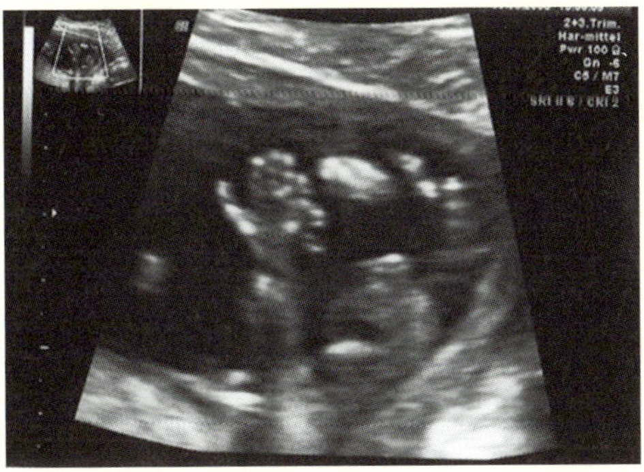

winkendes Kind -
Ultraschall vor Punktion (PND)
Seite 255

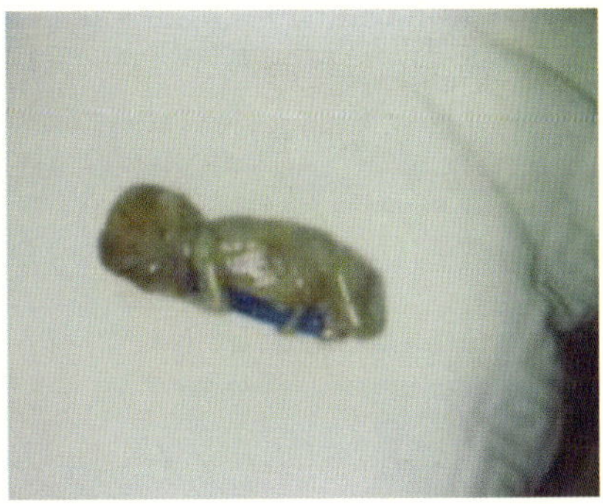

Totgeborenes Kind nach PND
Seite 255

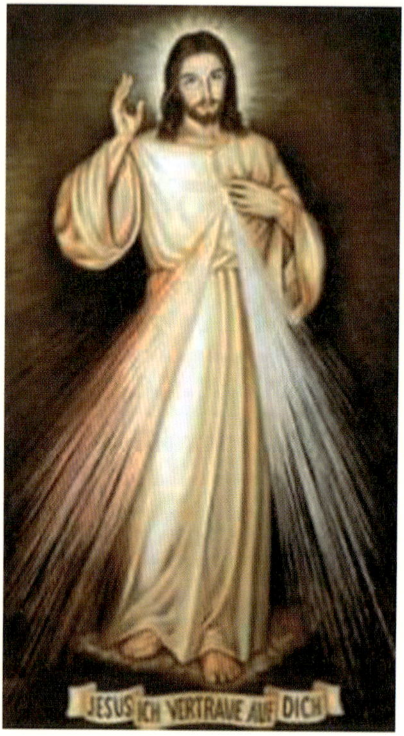

Das Gnadenbild der göttlichen Barmherzigkeit
Seite 276

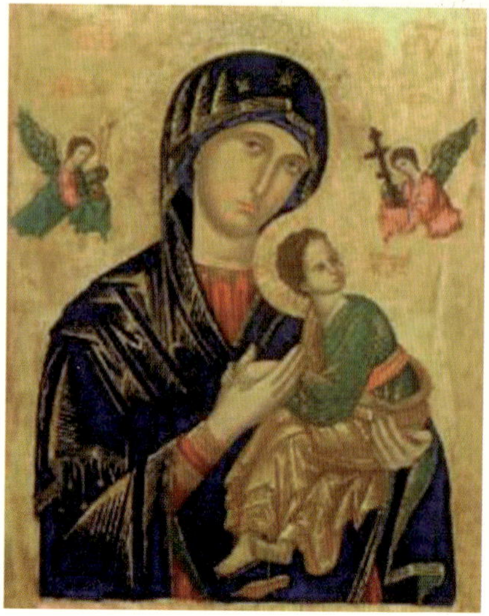

Die Mutter der immerwährenden Hilfe
Seite 277

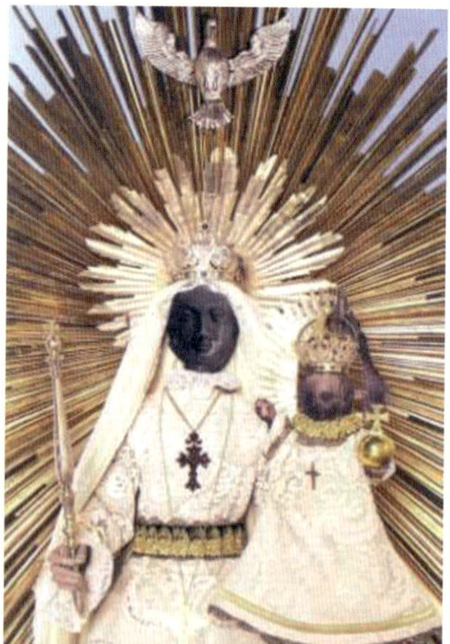

Die verbrannte Gnadenmutter von Warendorf St. Laurentius
Seite 281